理学療法MOOK **23**

回復期・生活期の脳卒中理学療法

責任編集

甲田宗嗣(広島都市学園大学 健康科学部 リハビリテーション学科)

手塚純一(医療法人社団新東京石心会 さいわい鶴見病院 リハビリテーション科)

斉藤秀之(公益社団法人 日本理学療法士協会)

三輪書店

シリーズ編集

福井　勉（文京学院大学大学院　保健医療科学研究科）

神津　玲（長崎大学大学院　医歯薬学総合研究科　医療科学専攻）

大畑光司（京都大学大学院　医学研究科　人間健康科学系専攻）

甲田宗嗣（広島都市学園大学　健康科学部　リハビリテーション学科）

歴代シリーズ編集（五十音順）

黒川幸雄，高橋正明，鶴見隆正

本書に関するご質問・ご意見

本書に関するご質問・ご意見等を電子メールにて受け付けています．ご住所，お名前，お電話番号等をご記入のうえ，理学療法MOOK編集室（ptmook@miwapubl.com）までお寄せください．ただし，本書の内容と関係のないご質問や，本書の範囲を超えるご質問にはお答えできませんので，ご了承ください．個人情報については，適正に管理を行い，他の目的に利用することはありません．

編集にあたって

　脳卒中理学療法において回復期・生活期は，障害回復と生活再建という観点から重要な病期であり，回復期リハビリテーション病棟は要としての役割を担っている．回復期リハビリテーション病棟の制度が創設されたのは西暦 2000 年である．回復期リハビリテーション病棟の変遷は，理学療法などのリハビリテーション提供体制の充実の過程であった．一方，変遷を語るうえで質の評価も見逃せない．2008 年に看護必要度の改善率と在宅復帰率による評価が開始されて以来，改定が繰り返され，2016 年にはアウトカム評価としての実績指数が導入された．単位数の増加などの量的側面の評価は，理学療法士などのリハビリテーション専門職の雇用者数と直結しており，ストラクチャ評価の要素が強い．すなわち，回復期リハビリテーション病棟の変遷はストラクチャ評価の充実に続き，アウトカム評価の充実へ移行してきたといえる．

　ストラクチャ，プロセス，アウトカムという医療評価のドナベディアン・モデルにおいてプロセス評価は難しいが，今後は回復期・生活期の脳卒中理学療法でも注目される可能性が十分ある．例えば，他職種連携による委員会設置の推進，地域連携を推進させるためのカンファレンスや退院前・後訪問の推進などである．エビデンスが確立された介入を確実に実施することもプロセス評価に取り入れられるかもしれない．

　本書は，このような時代の変化を捉えた内容を盛り込むよう企画した．第 1 章では，脳卒中回復期における理学療法の定義として，回復期リハビリテーション病棟の特徴とそのマネジメント，また，脳卒中機能回復の理論を解説した．第 2 章では，回復期における理学療法とエビデンスとして，上下肢の機能回復，動作の再学習の方法論とエビデンスを解説し，上述したような医療のプロセス評価にも耐えうるような視点を得るため，多方面で現在ご活躍の先生に執筆していただいた．第 3 章では，回復期における機器利用として，rTMS，ロボティクス，車いすや福祉用具などについて解説していただいた．第 4 章では，認定理学療法士・専門理学療法士の思考過程として，若手の理学療法士に向けて，回復期・生活期の脳卒中理学療法における中堅の理学療法士の思考過程を見える化して解説していただいた．第 5 章では，生活期につなげる回復期理学療法として，それぞれの病期の連携について示唆をいただいた．本書は，全体を通して脳卒中理学療法の具体的な方法や臨床的な考え方が示されており，臨床現場で働き始めた若手理学療法士ばかりでなく，脳卒中理学療法の視野を広げたいと考えられている中堅理学療法士にも満足いただける内容と考える．

　最後に，ご多忙な中，本企画にご賛同いただき執筆してくださった先生方に心より感謝する．

　2018 年 8 月吉日

甲田宗嗣

目次

第1章　回復期における理学療法の理論と定義

1. 回復期理学療法の定義 ……………………………………………………… 甲田宗嗣　2
2. 脳卒中の機能改善と回復理論 ……………………………………………… 大畑光司　12
3. 回復期における職場マネジメント ………………………………………… 斉藤秀之　17

第2章　回復期における理学療法とエビデンス

1. 回復期における機能回復①─座位バランスと移乗動作 ……………… 岡安　健　26
2. 回復期における機能回復②─歩行と歩行関連動作 …………………… 田中惣治　40
3. 回復期における機能回復③─下肢装具 ………………………………… 髙木治雄　50
4. 回復期における機能回復④─上肢 ……………………………… 飯野和徳, 他　59
5. 回復期における ADL ①─排泄機能とトイレ動作 …………… 平林弦大, 他　67
6. 回復期における ADL ②─食事動作と摂食嚥下 ………………………… 吉田　剛　76
7. 回復期における疼痛管理 ……………………………………………………… 信迫悟志　86
8. 回復期における転倒・転落 ………………………………………………… 渡邊亜紀　101
9. 回復期における理学療法時間外アプローチ ……………………………… 田中重成　109

第3章　回復期における機器利用

1. 回復期理学療法と rTMS ……………………………………………………… 渡邉基起　124
2. 回復期理学療法と車いす ……………………………………………… 青木克久, 他　133
3. 回復期理学療法と福祉用具 ………………………………………………… 藤井　智　143
4. 回復期・生活期理学療法とロボティクス ……………………… 北島昌輝, 他　152

第4章　認定理学療法士・専門理学療法士の思考過程

1. 回復期における成功例①
　─重度の身体機能障害により座位保持困難であった症例の実用歩行獲得
　　……………………………………………………………………………………… 甲田宗嗣　162
2. 回復期における成功例②─若年脳卒中者に対する復職 ……………… 片山　旭　171
3. 回復期における難渋例①
　─脳血管障害：重度麻痺・高次脳機能障害合併例 …………… 松田雅弘, 他　177
4. 回復期における難渋例②─重症例の在宅復帰 …………………………… 山下浩樹　185

第5章　生活期につなげる回復期理学療法

1．回復期からの提言……………………………………………友田秀紀　198
2．生活期からの提言……………………………………………飯島弥生　206

〔脳卒中理学療法士に期待すること〕

1．患者家族の立場から………………………………佐々木良勝・正枝　23
2．医師の立場から………………………………………………橋本茂樹　120
3．看護師の立場から……………………………………………菊池由香　160
4．医療ソーシャルワーカーの立場から………………………河宮百合恵　195
5．ケアマネジャーの立場から…………………………………能本守康　213

第 1 章

回復期における理学療法の理論と定義

　よりよい脳卒中理学療法を提供するにはどうしたらよいだろうか？　個人として優れた理学療法技術を持つことだけでなく，脳の機能解剖や脳内の経時的変化を知り，日本の医療制度を理解し，優れた理学療法技術を最大限に発揮できる組織体制を構築することが重要である．本章ではこれらの回復期理学療法を行ううえで前提として知るべき条件を紹介していく．

1 回復期理学療法の定義

甲田宗嗣[*1]

> **Key Questions**
> 1. 脳卒中の病期別理学療法とは
> 2. 脳卒中回復期における理学療法士の役割とは
> 3. 脳卒中理学療法における病期間連携の重要性について

はじめに

脳卒中回復期の理学療法は，主に回復期リハビリテーション病棟が役割を担っている．本稿では，脳卒中患者の一般的な身体機能と活動レベルの回復過程を紹介し，理学療法士の果たすべき役割を検討する．また，保険制度や医療政策からみた回復期について考察するため，回復期リハビリテーション病棟の変遷を取り上げ，現在，整備が進められている地域包括ケアシステムの観点からみた理学療法士の役割についても検討する．

医療保険制度からみた回復期リハビリテーション病棟

回復期リハビリテーション病棟が創設されたのは2000年（平成12年）であり，創設当初は全国で約4,000床であった病床数は，2015年現在では約74,000床までほぼ直線的に増加してきた[1]．回復期リハビリテーション病棟の創設により，急性期，回復期，生活期という病期別リハビリテーションの整理が進み，効率的で途切れないリハビリテーションを実現するための役割の一翼を理学療法士が担うよう求められてきた．2008年から，回復期リハビリテーション病棟の充実を促すため，質の評価が診療報酬で規定されたことは特筆すべき点である．この質の評価は重症患者の受け入れ率，重症患者の改善率，リハビリテーション（理学療法，作業療法，言語聴覚療法）の提供量と提供体制，在宅復帰率によって規定され，2年ごとの診療報酬改定で見直されてきた（**表1**）．

回復期リハビリテーション病棟の入院料は，2006年の時点では1段階であったのに対し，2008年には2段階，2012年には3段階へと細分化された．この段階づけには，前述した質の評価が用いられている．着目すべきは，理学療法などのリハビリテーションの提供「量」が質の評価として用いられたことであり，このことは，理学療法士の診療に対する思考過程に少なからず影響を与えたものと思われる．

また，重症患者の規定が重症度，医療・看

[*1] Munetsugu Kota／広島都市学園大学健康科学部リハビリテーション学科

表1 診療報酬による回復期リハビリテーション病棟の「質の評価」に関する変遷（文献2）を一部追加して引用）

年度	入院基本料	リハ提供量・体制	重症者の受け入れ	改善率	在宅復帰率
平成18（2006）	1段階	1日上限6単位→9単位へ	—	—	—
平成20（2008）	2段階	—	看護必要度B項目10点以上が15％以上	重症者（看護必要度B項目10点以上）の3割が3点以上改善	60%
平成22（2010）	2段階	休日体制（365日）加算 充実体制（1日6単位以上）加算	看護必要度B項目10点以上が20％以上	—	—
平成24（2012）	3段階	—	看護必要度B項目10点以上が30％以上 看護必要度A項目1点以上が15％以上	重症者（看護必要度B項目10点以上）の3割が4点以上改善	70%
平成26（2014）	3段階	休日体制（365日）加算（回リハ病棟入院料Iは包括） 充実体制（1日6単位以上）加算	看護必要度B項目10点以上が30％以上 看護必要度A項目1点以上が10％以上	—	—

看護必要度B項目＝日常生活自立度

表2 回復期リハビリテーション病棟における質の評価としての重症度，医療・看護必要度

「一般病棟用の重症度，医療・看護必要度」の評価項目　平成26（2014）年	
A項目（モニタリング及び処置など） 1　創傷処置 2　呼吸ケア 3　点滴ライン同時3本以上の管理 4　心電図モニターの管理 5　シリンジポンプの管理 6　輸血や血液製剤の管理 7　専門的な治療・処置 （抗悪性腫瘍剤の使用，麻薬の使用，放射線治療，免疫抑制剤の管理　など）	B項目（患者の状態など） 8　寝返り 9　起き上がり 10　座位保持 11　移乗 12　口腔清潔 13　食事摂取 14　衣服の着脱

護必要度によって評価されたことも着目すべき点である（**表2**）．患者の状態などの評価であるB項目は7項目それぞれ2〜3段階の評価であり，活動レベルの大まかな評価にとどまっている．A項目は医学的処置の多さを評価する指標であり，入院時にA項目1点以上の患者を10％以上受け入れることが回復期リハビリテーション病棟の質の評価として求められるようになったことから，回復期においても急性期の視点が必要になるケースも増えてきている．

脳卒中の回復過程からみた理学療法

脳卒中者の身体機能の改善について，**図1**に重症度別運動麻痺の回復過程を示す．このグラフは，アテローム血栓性脳梗塞患者104名を対象に，重症度別（最重度障害：0〜35，重度障害：36〜55，中等度障害：56〜79，軽

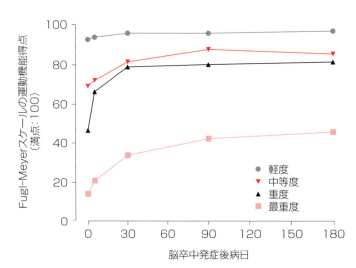

図1　脳卒中発症後の運動麻痺の回復（文献3）より引用）

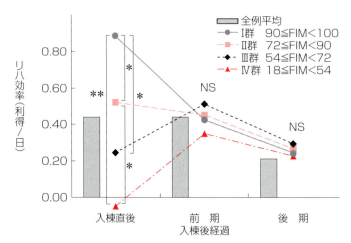

入院日からの期間（日）　入院直後：10.6±8.4，前期：31.4±8.8，後期：41.4±29.0
Kruskal-Wallis検定，Post-hoc Scheffe test
*p＜0.05　**p＜0.01，NS　有意差なし

図2　重症度別，時期別FIM効率（文献4）より引用）

度障害：80以上）にFugl-Meyerスケールの縦断的経過が示されている．中等度障害と重度障害では発症後30日間で劇的な回復を確認できるが，一方で，最重度障害では発症後30日以降も回復を続け，発症後90〜180日の間でも軽微ながら回復を確認できる．回復期リハビリテーション病棟の入院期間は重症例で最大180日であり，入院期間の後半においても麻痺などの身体機能が回復し続ける可能性がある．

活動の改善率〔1日あたりの機能的自立度評価法（FIM：Fanctional Independence Measure）利得〕を重症度別に分析した報告では（**図2**），入院直後は活動レベルが高いほど効率よく改善することが示されている一方で，入院直後は改善率が低い比較的重症の者でも，入院期間が経過するにつれ改善率が向上することが示されている．

これら2つの報告から，身体機能の改善と活動の改善は，時期的に必ずしも一致しないことが示唆される．そのため，身体機能と活動レベルの両方の評価を経時的に行うことが求められる．

また，身体機能の改善がごく軽微になった後も活動は改善し続けることが示されており，回復期リハビリテーション病棟入院期間の後半は活動の改善に主眼を置いた介入が求められる．特に，回復期リハビリテーション病棟入院時に重度の運動麻痺がある者は長期間の運動麻痺の改善が期待されているため，長期間にわたり活動の改善を図る必要性は高い．回復期リハビリテーション病棟の入院期間が最大で180日しかないことを考慮すると，退院後の継続した理学療法が求められる．

リハビリテーション提供量とFIM改善効果

これまで回復期リハビリテーションの質の評価として，リハビリテーション提供量や体制加算が重視されてきた．先行研究においても，リハビリテーション提供量とFIMの改善効果についての検討が多くなされている．例えば，回復期リハビリテーション病棟入院患者のリハビリテーション提供量上限が6単位から9単位に変更されたことによる効果の報告[5]，休日体制加算による効果の報告[6]，年齢が70～75歳以上の高齢であっても提供量増加に伴う効果が認められるという報告[7,8]がある．また，リハビリテーション提供量だけでなく，施設間での効果の差の影響があると指摘しながらも，多くの施設でリハビリテーション提供量が多いほど効果が高いという報告もあった[9]．リハビリテーション量が類似していても施設によりFIM改善効果が異なるという報告は，理学療法をはじめとするリハビリテーションの質の違いから生じている可能性がある．実際，理学療法士の経験年数が多いほうがわずかではあるがFIMの改善効果が高いことを示した報告[10]もある．今後は提供量だけでなく，理学療法の内容とFIMの改善効果の関係についても，さらに研究が望まれる．

地域包括ケアの視点からみた脳卒中回復期

急性期，回復期でのリハビリテーションを終えた者が住み慣れた地域でリハビリテーションを継続し，再発などにより集中的なリハビリテーションが必要になった場合にも，再び地域に戻れるよう社会資源を整備する地域包括ケアシステムの構築が始まっている（図3）．地域包括ケアシステムでは，地域（在宅）が中心となるため，回復期における理学療法は，医療の効率化に寄与することが期待されている．

本稿を執筆している段階では，平成28年度診療報酬改定内容の議論が行われている最中であるが，回復期リハビリテーション病棟でのリハビリテーションでは一部で厳しい指摘もある．これらの指摘では，10日あたりの日常生活動作（ADL：Activities of Daily Living）（FIMで評価）の向上が効率の指標として用いられている．図4は，1日あたりのリハビリテーション提供量が3～6単位の中密度の施設と6単位超の高密度の施設との効率の違いを示すグラフであり，6単位超提供ではやや効率が低いことが示されている．これは，6単位超提供している施設は重症患者を多く受け入れていることから，ADL向上の効率が悪いためと推察される．一方で，1日6単位超提供する高密度提供施設のみでADL向上の効率を比較したところ，1日3～6単位を提供する中密度施設の効率中央値より低効率の施設と高効率の施設の2群間の比

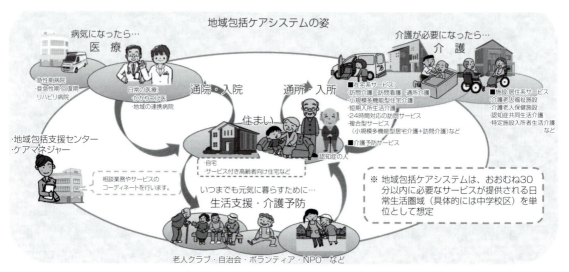

図3　地域包括ケアシステムの姿（文献11）より引用）

・回復期リハビリテーション病棟で1日平均3単位を超えてリハビリテーションを提供している医療機関において，10日あたりのADLの向上には大きなばらつきがあった．
・回復期リハビリテーション病棟で1日6単位を超えるリハビリテーションを行っている医療機関であっても，10日あたりのADLの向上が3単位超6単位未満の医療機関を下回っている場合があった．

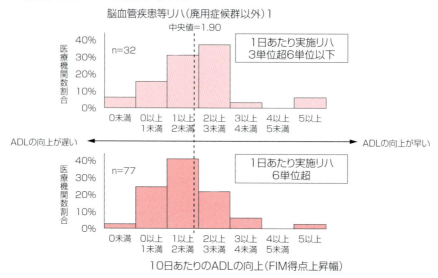

・1つの医療機関に回復期リハビリテーション病棟が複数ある場合は，1病棟を抽出して調査した．
・当該疾患別リハビリテーションを行った患者が4名未満の回復期リハビリテーション病棟は集計から除外した．

図4　回復期リハビリテーションにおけるリハビリテーションの効果・効率（文献12）より引用）

・中密度（1日平均3単位超6単位以下）にリハビリテーションを実施する医療機関におけるリハビリテーションの効率（10日あたりのADLの向上）の中央値を境として，高密度（1日平均6単位超）にリハビリテーションを実施する医療機関を効率上位と下位に分けて比較したとき，回復期リハビリテーション病棟入院患者の特性（年齢，認知症を有する患者の割合，入棟時のADL）に有意な差はみられなかった．

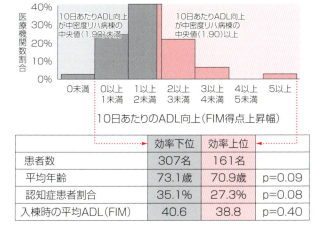

・1医療機関に回復期リハビリテーション病棟が複数ある場合は，1病棟を抽出して調査した．
・当該疾患別リハビリテーションを行った患者が4名未満の回復期リハビリテーション病棟は集計から除外した．
・認知症患者割合の計算においては，認知症高齢者の日常生活自立度がⅢa以上の者を認知症とした．

図5 回復期リハビリテーションの効果・効率に関する施設間比較（文献13）より引用）

較では，年齢，認知症患者の割合，入院時のFIMにおいて差は認められなかったと報告されている（**図5**）．この分析において，6単位超提供する高密度施設の中での比較に，なぜ高密度施設の中央値ではなく中密度施設の中央値が用いられたのか疑問はある．しかし，これらの資料から，重症患者を多く受け入れている施設であっても，ADL改善の効率が社会的に求められていることが理解できる．

また，首相官邸が設置している社会保障制度改革推進会議のワーキンググループにおいて，地域包括ケアシステム構築にあたり，2025年の医療機能別必要病床数の推計が示されている（**図6**）．この推計結果によると，現状では，急性期病床58.1万床，回復期病床11.0万床であるのに対し，2025年には，急性期病床40.1万床，回復期病床37.5万床程度を目標にすると報告されている．注意すべきことは，ここで使われている「回復期病床」は回復期リハビリテーション病床のみを指しているわけではないということである．議事録の中でも，「回復期は単に回復期リハビリをやるだけではなく，地域の医療を総合的に基盤から支える重要な機能である」と記され

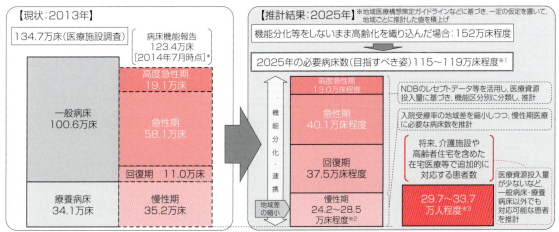

図6 2025年の医療機能別必要病床数の推計結果（文献14）より引用）

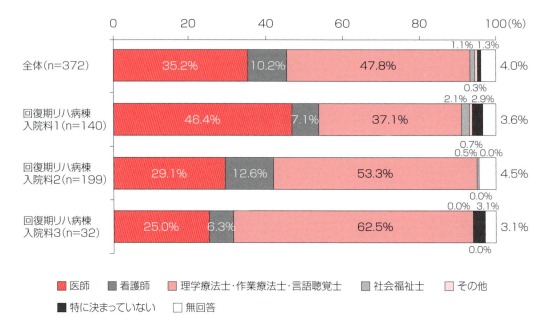

図7　誰が身体機能やADLの予後の見通しを説明するか（文献15）より引用）

ており，回復期リハビリテーション病棟に加え，地域包括ケア病棟などの急性期・亜急性期機能の一部も回復期に含む構想が読み取れる．脳卒中回復期の理学療法の将来像を考えるうえでも，このような社会情勢に注目する必要がある．

脳卒中回復期における理学療法士の役割

脳卒中回復期における理学療法士の役割は，個別評価の実施と個別リハビリテーション計画の立案，そして実行のプロセスを行うことである．理学療法の具体的な実践については他稿に委ねるが，ここでは患者の身体機能と活動を広い視野で評価し，予後予測できる能力の重要性を強調する．実際，中央社会保険医療協議会に提出された資料[15]によると，回復期リハビリテーション病棟において「身体機能やADLの予後の見通しを患者の予後説明に加えるか」との質問に，約6割の施設が「ほとんどの場合で加える」と回答し，「どちらかといえば加える」と回答した施設を合わせると，約9割の施設に至っている．しかも，身体機能やADLの予後の見通しを説明する者が理学療法士・作業療法士・言語聴覚士と回答した施設は約5割もあり（**図7**），理学療法士は相当な責任ある役割を担っていることが示されている．

患者の個別評価に際しては，標準化された評価法の使用に慣れ，患者の障害に合わせて適切な評価法を選択するスキルが必要とされる．また，評価結果や経時変化の意味を論理的に理解し，患者や他職種にわかりやすくプレゼンテーションする能力も求められる．

病期間連携による情報共有

地域包括ケアシステムが構築されると，回復期に携わる理学療法士も地域と関わる機会が増えると思われる．病期間連携は，理学療法士の間だけでなく，理学療法士とケアマネジャーなど他職種との間での連携も重要になる．なかでも，個別地域ケア会議では理学療

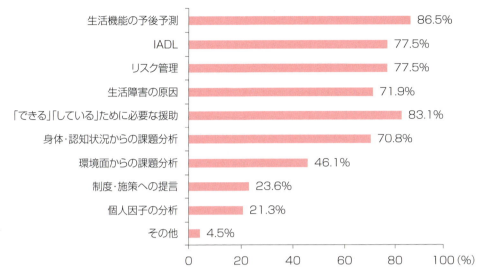

図8 地域ケア会議において最もリハビリテーション専門職に期待すること（文献16）より引用）

法士などの出席が求められる場であり，多くの職種が参加することからも重要な連携の場となる．日本公衆衛生協会による134市町村を対象にした調査[16]（回答数89市町村）では，個別地域ケア会議への出席依頼先のうち，最も多いのは地域の医療機関（32.6％）であり，次いで通所系事業所（22.5％）であったと報告されている．回復期リハビリテーション病棟を併設する医療機関においても個別地域ケア会議への出席が求められる機会は，今後も増える可能性がある．

また，この調査で個別地域ケア会議において，理学療法士などのリハビリテーション専門職に期待することとして（図8），生活機能の予後予測が最も多く（86.5％），次いで，「できそう」なことを「できる」「している」にするために必要な援助内容について助言してほしいとの回答が83.1％と多かった．個別地域ケア会議においても，回復期リハビリテーション病棟での業務と同様に身体機能やADLに関する予後予測が求められていることがわかる．また，介護士や家族が行う援助に対する助言も求められており，理学療法士の視点を他者にわかりやすく伝えるスキルも必要とされている．

おわりに

脳卒中回復期の理学療法は，提供量を増やすことで身体機能や活動レベルが向上することが診療報酬体系からも示されてきた．一方で，効率化を図る必要性も議論され始めている．脳卒中の回復は，重症であるほど長期間継続することで身体機能面の回復が期待でき，活動面の回復はさらに長期間続くことが期待できる．脳卒中回復期は，回復期リハビリテーション病棟を中心として行われることは間違いないが，今後，回復期の場は地域での医療・介護保険にも広がることが予測される．そのため，病期間の連携はさらに重要になるものと思われる．標準化された評価指標で患者の状態を的確に申し送るとともに，患者個々の生活様式に合わせた活動レベル回復の取り組みも重要になるものと思われる．

Conclusion

　現状において，脳卒中の病期別理学療法は診療報酬体系により定義される部分が大きく，その定義は時代の変化に伴い変遷してきた．脳卒中回復期では，回復期リハビリテーション病棟での理学療法などの提供量の充実と重症患者のADL改善が主なアウトカム指標として取り入れられてきた．

　脳卒中回復期における理学療法士の役割は，効果的な理学療法の実践だけでなく，患者の状態を的確に評価し，将来の見通しについて，患者やほかの医療スタッフにわかりやすく説明することも含まれる．これらのことを実現するために，標準化された評価指標の使用に慣れることは不可欠である．

　脳卒中理学療法における病期間連携の重要性について，個別地域ケア会議を例にあげて論じた．理学療法士の果たすべき役割として，生活機能の予後予測，介助者や家族の援助に対する助言があげられた．

文　献

1) 回復期リハビリテーション病棟協会：年度毎病床届出数及び累計数．回復期リハビリテーション病棟協会．(http://www.rehabili.jp/source/201503/2015_1.pdf　2015年12月閲覧)
2) 岡本隆嗣，他：回復期の現状と今後の行方—平成24年度実態調査結果から．回復期リハビリテーション　**12**：22-30，2013
3) Pamela W, et al：Measurement motor recovery after stroke：Outcome assessment and sample size requirements. Stroke　**23**：1084-1089, 1992
4) 戸島雅彦，他：回復期脳卒中症例のリハビリテーション効率の検討（第2報：入院後の経時変化）．J of Clinical Rehabilitation　**18**：659-662，2009
5) 川原由紀奈，他：6単位から9単位への一日あたりの介入時間増加が脳卒中患者のFIM帰結に与える効果．理学療法科学　**26**：297-302，2011
6) 永井将太，他：脳卒中リハビリテーションの訓練時間と帰結との関係：全国回復期リハビリテーション病棟連絡協議会調査（第2報）．Jpn J Cmpr Rehabil Sci　**2**：77-81，2011
7) 渡邉　誠，他：回復期脳卒中患者における訓練単位増加と年齢別のADL改善との関係．脳卒中　**34**：383-390，2012
8) 徳永　誠，他：75歳以上の高齢脳卒中患者における訓練単位数とFIM改善との関係．Jpn J Compr Rehabil Sci　**5**：79-86，2015
9) 徳永　誠，他：脳卒中回復期における訓練時間とFIM利得との関係—日本リハビリテーション・データベースの分析．総合リハ　**42**：245-252，2014
10) 川崎靖範，他：脳卒中回復期リハビリテーションにおけるセラピストの臨床経験年数とFIM利得・効率との関連性．Jpn J Compr Rehabil Sci　**4**：55-60，2013
11) 社会保障制度改革国民会議：第15回社会保障制度改革国民会議 資料1 地域包括ケアシステムについて．首相官邸（https://www.kantei.go.jp/jp/singi/kokuminkaigi/dai15/gijisidai.html　2016年1月閲覧）：1，2013
12) 中央社会保険医療協議会総会：中央社会保険医療協議会総会（第316回）：個別事項（その5：リハビリテーション）について．厚生労働省（http://www.mhlw.go.jp/stf/shingi2/0000105567.html　2016年1月閲覧）：16，2015
13) 中央社会保険医療協議会：中央社会保険医療協議会総会（第316回）：個別事項（その5；リハビリテーション）について．厚生労働省（http://www.mhlw.go.jp/stf/shingi2/0000105567.html　2016年1月閲覧）：17，2015
14) 社会保障制度改革推進本部：第5回医療・介護情報の活用による改革の推進に関する専門調査会「資料1　必要病床数等の推計結果について」．首相官邸（https://www.kantei.go.jp/jp/singi/shakaihoshoukaikaku/chousakai_dai5/siryou.html　2016年1月閲覧）：3，2015
15) 中央社会保険医療協議会：中央社会保険医療協議会総会（第313回）：平成26年度診療報酬改定の結果検証に係る特別調査（平成27年度調査）の速報について（中医協 総-5-2）．厚生労働省（http://www.mhlw.go.jp/stf/shingi2/0000104129.html　2016年1月閲覧）：69，2015
16) 一般財団法人日本公衆衛生協会：平成26年度地域保健総合推進事業「地域保健に関わる理学療法士・作業療

法士の人材育成に関する調査研究」．(公社) 日本理学療法士協会 (http://www.japanpt.or.jp/activity/investigation/list/ 各種調査・結果：平成26年度各種調査・結果 2016年1月閲覧)：16-17, 2015

2 脳卒中の機能改善と回復理論

大畑光司[*1]

> **Key Questions**
> 1. 脳卒中の運動機能改善の理論とは
> 2. 回復理論に基づいた理学療法とは
> 3. 脳卒中回復期に求められる理学療法とは

回復期の理学療法における機能改善モデル

　回復期は文字どおり，機能回復を促す時期であり，運動機能の最大化がこの時期の大きな目標である．機能改善を最大化するために，特に重要な概念が「使用依存性の回復」であり，脳の神経学的再建を得るためには，改善したい運動機能を対象にして，課題指向的に取り組むことが求められる．しかし，単に課題特異的に反復練習を行ったとしても，代償的な運動が生じてしまうことも事実である．経験的に代償的な運動が生じた場合，その運動を矯正することは非常に困難だと考えられていることが多い．本稿では，運動回復過程における変化を，「回復」と「代償」に分け，それぞれの理論的背景についてまとめることを目的とする．

機能障害の改善に対する「回復」と「代償」

　脳損傷に伴う機能障害の改善は，神経可塑性（neural plasticity）による機能的再組織化を促すことによる．しかし，可塑的変化の過程は一様ではなく，大きくは「回復（recovery）」と「代償（compensation）」に分類される[1]．回復とは損傷前の状態へと復元（restoration，もしくは restitution）することを指し，運動が健常なときの状態に戻ることを意味する．一方で「代償」とは，障害された運動の代替もしくは迂回手段を用いることである．

　回復期の理学療法によって達成される運動機能の改善は，この回復と代償が混在した状態であることが多い．しかし，それが問題であるというわけではない．現在の脳卒中研究においては，回復が正しく代償が悪いというような単純な善悪論を取っていない．運動課題遂行能力の改善（歩行自立や立位安定）が得られるのであれば，回復であっても代償であってもかまわないと考えられるからである．しかし，たとえそうであっても機能障害からの改善を考える際に，われわれは可能な

[*1]Koji Ohata/京都大学大学院医学研究科人間健康科学系専攻

限り回復を促すことが求められる．代償的な運動は短期的に課題達成に有効であっても，長期的には関節拘縮や痛み，さらには学習性不使用が生じる可能性があるからである．

ここで注目すべきことは，可塑的変化の根幹を担う神経メカニズム自体も，回復と代償がモザイク状に入り混じった状態であることが近年，明らかになってきている．

「回復」のメカニズム

運動回復のメカニズムを考える際に重要になるのは，一言でいうと神経機構の可塑的変化である．しかし，ここで考えなければならないのはそのような変化がどこで，さらに何によって生じているかということであろう．

まず，解剖学的位置関係を考えると，神経機構の再組織化の過程の多くは，損傷によって失われた神経組織の近傍で生じる．残存する神経細胞の軸索の再生から始まり[2]，新しい神経の樹状突起と結合してシナプス接続を形成する．この時，単に神経細胞だけでなく，グリア細胞や血管配置も調整される[3]．しかし，このような変化は，損傷された神経に接続を有する多くのさまざまな領域で，さまざまなタイミングで起こるとされる[4]．つまり，接続性の高い近傍の組織だけでなく，遠隔の領域であっても接続性を有する組織では再組織化がなされるといえる．つまり，この接続は皮質内だけでなく皮質間（反対側の半球）においてもなされていることを意味している[5]．

では，どのような神経細胞でこのような変化が多く見られるのであろうか．この答えは神経機構の活動依存的に生じることが知られている．樹状突起やシナプス，グリア細胞や血管のリモデリングに至るまで，関連するすべての変化が，神経活動の活動依存的に行われているのである[1]．この現象は機能的再組織化の原則である「使用依存性の回復」を裏づける結果である．

「回復」と「代償」のアラベスク

回復のメカニズムを考慮して，理学療法においてはより多くの運動の反復が推奨される．特に目的とする運動を反復させることに重点を置いてトレーニングプログラムが立案されるだろう．しかし，脳損傷後の運動は，健常者の運動とは異なり，以前の運動プログラムのままでは動作を遂行することが困難となる．この困難さが代償的な運動を生む基盤となる．事実，代償的運動の使用は重症者であるほど多くなる．このような代償運動の是非が臨床的な議論のポイントになっている．

上述の問題を考えるために，代償の種類を定義しておきたい．例として，片麻痺症状を主とした脳卒中患者を想定してみる．片麻痺は皮質脊髄路損傷に伴う運動機能の低下であり，特に遠位関節の運動制御が困難となる．したがって，この場合に生じる代償の手段は，①非麻痺側の上肢を使用した代償（非麻痺側代償）と②麻痺側の近位関節を使用した代償（麻痺側代償）とに分けられる．この患者に対して，非麻痺側上肢抑制療法（CIMT：Constraint-Induced Movement Therapy）を行ったとする．CIMTは，①非麻痺側代償を制約した練習であり，麻痺側の上肢機能の改善が得られる方法である．しかし，一方で麻痺側でのリーチングを行わせた場合の体幹の動きは増加することが報告されている[6]．つまり，CIMTは，①非麻痺側代償を防ぐ目的で行われるが，その結果として，②麻痺側代償を増加させる可能性があることを意味している．

非麻痺側代償は麻痺側の運動を悪化させる可能性が指摘されている[7]ので，CIMTのように非麻痺側使用を矯正し，麻痺側の使用頻度を上げる方法は合理的であるといえる．しかし，それに伴って麻痺側の代償が起こるとしたら，それは避けるべきであろうか．ここ

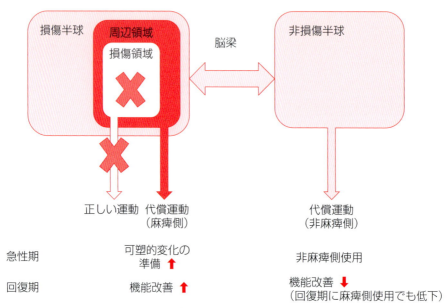

図1　非麻痺側代償の回復への影響

で，回復と麻痺側代償の構造は，対立構造ではなく，相互に補完する構造であると考えるべきであろう．非麻痺側代償と麻痺側代償は明確に区別すべきである．

「代償」と機能的再組織化

それでは，代償と機能的再組織化の関係について整理してみたい．まず，脳卒中後に最も多く利用される「非麻痺側代償」について考える．脳卒中後の運動においては，損傷半球の支配する肢の存在感が低下する一方で，非損傷半球が支配する肢の存在感が増大する．これは，使用されている非損傷半球において樹状突起やシナプスの増殖が起こるためであり[8]，一方で損傷側半球からの脳梁を介した接続が減少する結果となる．このため麻痺側の回復という観点から見ると，このような非麻痺側による代償的な使用は好ましからざるものである可能性が高い．事実，急性期に非麻痺側による代償を用いた新しい運動を獲得してしまった場合，その後に麻痺側を中心とした運動を再獲得するためには，非麻痺側を使用する新しい神経ネットワークを破壊し，さらに新しくネットワークを構築する必要があると考えられる[1]（図1）．

次に「麻痺側代償」について考えてみる．例えば，急性期のトレーニングでは正しい運動パターンで行えないことが多い．しかし，この練習は無駄ではなく，損傷部位の周囲の神経細胞に再組織化に至るための準備的な変化を生じさせる[9]．急性期のトレーニングによって形成されたこの基礎的変化が，3カ月以降の変化を可能にし，運動機能の改善に寄与すると考えられる．この点を踏まえると，急性期の critical time window が存在する時期に十分な回復の準備を行うことは非常に重要な意味をもつ．たとえ正しい運動でなかったとしても，麻痺側の使用は神経学的な視点で有用であるといえる．

さらに付け加えると，現在の神経生理学的方法では，起こっている機能的再組織化が正しい運動パターンによるものなのか，代償的な運動パターンによるものなのかを区別することはできない．これは反対にいうと，臨床的に正常，異常に区別される2つのパターンは神経生理学的には非常に似ているというこ

とである[1].

「代償」から生じる「回復」

　一方で麻痺側代償であったとしても，例えば近位関節の過剰使用などが生じることにより，運動コストが増大する問題がある．これは現実的に日常生活機能を改善するうえで大きな問題である．また，近位関節を過剰に使用することにより，遠位関節が改善する可能性を阻害するかもしれない．事実，研究室で麻痺側が高い運動機能を見せたとしても，日常生活ではほとんど使っていないものもいる[10]．重症者の運動を考えると代償運動は現実的に必要な手段であるといえるが，軽症者に対しては代償的運動が大きな問題となる．このため，代償的な運動を獲得するよりも以前の健常なパターンでの運動に回復したいと望むのは当然であろう．

　古典的な理学療法では，異常運動パターンと呼ばれていた代償運動を避けて正しい運動を行うように指導していた．これは結局，運動そのものの頻度を下げることにつながり，明確な効果の発揮を妨げる結果となった．ここで考えなければならなかったのは，代償的な運動（いわゆる異常パターン）は本当に避けるべきであろうかということであろう．

　これについてはサルを対象とした非常に示唆的な研究がある[11]．一次運動野を損傷させた後に握り動作課題を反復させた場合，初め代償的な握り方により動作課題を達成したが，その動作課題をさらに反復していくことで徐々に正常な握り方に変化していった．対照的に練習を行わなかった場合には握り動作の回復は見られなかったとしている．

　つまり，代償運動を行っていたとしても，その練習を続ける中でこそ健常者に近いパターン（いわゆる正常パターン）での運動が獲得されるのであり，古典的な理学療法が示唆してきた「異常パターンを避ける」ことは運動改善を阻害してしまっていたと考えられる．

Conclusion

　回復期の理学療法において神経生理学的に重要な視点は，古典的な理学療法（皮肉にも神経生理学的アプローチと呼ばれたような方法群）が目指してきたスキームとは対極であるといえる．麻痺側を使用するのであれば，それが異常であったとしても代償であったとしても使用頻度に基づいた再組織化が生じるというものである．この代償的な運動を再び健常者の行うような運動パターンに近づけるために，リハビリテーションロボットなどの新しいトレーニングの枠組みが重要になる可能性が高い[12].

文献

1) Jones TA：Motor compensation and its effects on neural reorganization after stroke. *Nat Rev Neurosci* **18**：267-280, 2017
2) Liu Z, et al：Remodeling of the corticospinal innervation and spontaneous behavioral recovery after ischemic stroke in adult mice. *Stroke* **40**：2546-2551, 2009
3) Murphy TH, et al：Plasticity during stroke recovery：from synapse to behaviour. *Nat Rev Neurosci* **10**：861-872, 2009
4) Hinman JD：The back and forth of axonal injury and repair after stroke. *Curr Opin Neurol* **27**：615-623, 2014
5) Grefkes C, et al：Cortical reorganization after stroke：how much and how functional? *Neuroscientist* **20**：56-

70, 2014
6) Wu CY, et al：Kinematic and clinical analyses of upper-extremity movements after constraint-induced movement therapy in patients with stroke：a randomized controlled trial. *Arch Phys Med Rehabil* **88**：964-970, 2007
7) Allred RP, et al：Maladaptive effects of learning with the less-affected forelimb after focal cortical infarcts in rats. *Exp Neurol* **210**：172-181, 2008
8) Jones TA：Multiple synapse formation in the motor cortex opposite unilateral sensorimotor cortex lesions in adult rats. *J Comp Neurol* **414**：57-66, 1999
9) Krakauer JW, et al：Getting neurorehabilitation right：what can be learned from animal models? *Neurorehabil Neural Repair* **26**：923-931, 2012
10) Dromerick AW, et al：Relationships between upper-limb functional limitation and self-reported disability 3 months after stroke. *J Rehabil Res Dev* **43**：401-408, 2006
11) Murata Y, et al：Temporal plasticity involved in recovery from manual dexterity deficit after motor cortex lesion in macaque monkeys. *J Neurosci* **35**：84-95, 2015
12) 大畑光司：歩行再建―歩行の理解とトレーニング．三輪書店，2017

3 回復期における職場マネジメント

斉藤秀之[*1]

🔒 Key Questions

1. 回復期理学療法における職員の管理（マネジメント）とは
2. 回復期理学療法における職種間連携とは
3. 回復期理学療法における今後の展望とは

はじめに

現在の診療報酬体系において，「回復期」には「回復期リハビリテーション病棟」と「地域包括ケア病棟」が位置づけられる．「回復期」とは，デジタル大辞泉では「病気治癒に向かいつつある期間」[1]とある．看護用語辞典ナースpediaでは，「患者の容態が危機状態（急性期）から脱し，身体機能の回復を図る時期のことである．合併症などを予防しつつ，リハビリを行っていく」[2]とある．以上から，「回復期の脳卒中」とは，「回復期リハビリテーション病棟の脳卒中」と考えることが妥当である．もちろん，脳卒中理学療法の回復期と考えた際には，回復期リハビリテーション病棟のみではなく，地域包括ケア病棟，介護老人保健施設，通所事業所，訪問事業所，保険外事業所などでも理学療法は提供できるが，本稿「回復期における職場マネジメント」の「回復期」は，「回復期リハビリテーション病棟」と定義して，「回復期リハビリテーション病棟における職場管理（マネジメント）」として以後論述する．

回復期理学療法における職員の管理（マネジメント）とは

1. 管理の定義と機能

管理（management：マネジメント）とは，統制（control）や人を通じて仕事を成し遂げることではなく，その部門に課せられた使命をベースにして，部門目標を達成するために，手のうちにある経営資源を最大限使って，部門としての成果（目標達成）をあげることである．言い換えると，組織や職場の目標を達成するために，ヒト・モノ・カネ・情報・知識・時間・空間などの経営資源を，最も効率的，効果的，経済的に活用することである．つまり，仕事や部下を上手にやりくりして，また職場や組織を効率的に運営して，期待する成果や業績をあげることである．

こうした管理を業務として円滑に進め，その業務を継続的に改善するために管理の8機能を周期的に絶えず考えることが必要である（図1）．管理の8機能とは，①予測：的確な情報の収集と処理を行うこと，②計画：予測に

[*1] Hideyuki Saito／公益社団法人日本理学療法士協会

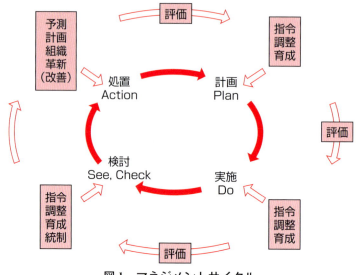

図1 マネジメントサイクル
周期的なサイクルをなしている管理の8機能を「マネジメントサイクル」という．さらに簡略化したものを「Plan（計画）」→「Do（実施）」→「See〔またはCheck（統制・検討・評価）〕」の基本サイクルといい，「Action（改善・反映・対策）」を加えてPDCAサイクルという．

基づいて，目標を設定し，それを達成するために，具体的な計画・制度・行動・基準などを設定すること，③組織：目標達成のために業務の分割と分担の決定をし，協力の仕組みづくりを行うこと，④指令：目標や計画に向けての意思や情報の伝達を正しく，指示，命令の形で行うこと．また方向づけや意欲づけを行うことにより，行動を促すこと，⑤統制：活動の結果が計画どおりにいっているかどうか測定し評価すること，⑥調整：①から⑤までの機能が円滑にいくように，協力の促進を図ること，⑦革新：目標遂行にあたっての改善・適応・創造開発につとめること，⑧育成：後継者や代行者の確保のための，指導・育成にあたること，と定義される．

したがって，回復期理学療法における職員の管理（マネジメント）においては，「チーム医療」「ADL向上」「在宅復帰」の回復期リハビリテーション病棟の使命・目標を達成するために，理学療法士やその仕事を最も効率的，効果的，経済的になるように，彼らや彼らの仕事を上手にやりくりし，理学療法部門を効率的に運営して，リハビリテーション部門や病院組織が期待する成果や業績をあげることが重要となる．

2．管理の役割と技能

求められる理学療法部門管理の実際は，トップや上長の意思決定を受けて，その目標・方針の実現のために，理学療法部門で果たさなければならない役割を見いだし，それを具体的な作業指示にして部下に伝達することであり，場合によっては，他部門との折衝や会議を通じて実施に移すことである．

そのために管理の基本的役割を理解する必要がある．「仕事の管理」「仕事の改善」「職場の人間関係」「部下の育成・指導」の4つである．「仕事の管理」とは，仕事を計画し，組織化し，割りあてし，指令し，統制し，調整すること，「仕事の改善」とは，職場でいろいろ

な問題点を発見し，これを改善し工夫して成果をあげること，「職場の人間関係」とは，動機づけによって部下のやる気を起こさせ，よりよい職場づくりをすること，「部下の指導・育成」とは，部下の能力開発による育成と活用を図ること，である．この4つの中で最も重要な役割は，「部下の指導・育成」であり，「仕事の管理」「仕事の改善」「職場の人間関係」のすべてが「部下の育成・指導」にかかってくることが「管理」あるいは「職員の管理」の要諦である．

多くの理学療法士が従事することで目的が達成できる回復期リハビリテーション病棟の職員の管理においては，「部下の育成・指導」が「職員の管理」の視点からもより一層重要となる．この役割を管理者が怠ることで，部門の生産性が下がるばかりか，職員が烏合の衆と化し，その部門の社会的評価は一定以上にあがることはない．そのことに気づかない管理者が職員の管理をすることで，組織人として働けない，専門職としては未成熟な職員を養成することになる．このことで一番不幸になるのは，患者自身である．回復期リハビリテーション病棟のように，社会から一定の評価を得ている職場に従事する多くの理学療法士は，いわゆる下駄をはかせてもらっている状態である．管理者は，「茹でガエル症候群」に陥らないように，自らが絶えずアップデートする気がまえをもって目の前の課題に真摯に取り組む覚悟が必要である．

そこで管理者がアップデートする能力・技能を明示する必要がある．一般的には，「テクニカル・スキル」「ヒューマン・スキル」「コンセプチュアル・スキル」の3スキルである．「テクニカル・スキル」とは，営業，人事，経理，開発など，それぞれの業務を遂行するうえで必要な基礎的実務的技能，「ヒューマン・スキル」とは，リーダーシップ，コミュニケーション，モチベーション（意欲づけ，動機づけ）などの技能，「コンセプチュアル・スキル」とは，複雑な状況や階層の中から本質を探り，問題を把握し，判断を下して意思決定をしていく能力をいう．総合的判断能力・意思決定能力である．管理者に限らずどの職位階層でも，「ヒューマン・スキル」は同等に求められるが，一般社員やロワーマネジメントでは「テクニカル・スキル」が重視され，管理階層が昇進するにつれ「コンセプチュアル・スキル」が必要とされる．

さらに，管理者の管理能力に必要となる細目的な能力・技能として，「ヒューマン・スキル（対人関係能力）」としてのリーダーシップ，説得力，柔軟性，感受性，「コミュニケーション・スキル（意思疎通能力）」としての理解力（傾聴能力・要点把握力），口頭表現力・発表力，「マネジメント・スキル（業務処理能力）」としての計画・組織・統制力，人材の活用（権限の委譲），問題分析力（創造力），判断力，決断力，「パーソナリティ（個人的能力）」としての対面影響力，バイタリティ（イニシアティブ），リスク・テーキング，ストレス耐性がある．いずれも職員管理においては必要となる技能であり，もって生まれたものではなく，努力することで獲得できる技能である．

3．回復期リハビリテーション病棟における職員の管理

さて，回復期リハビリテーション病棟における実際の職員の管理について重要なことは，まず「自己管理」と「患者管理」ができる人材に育成することにつきる．図2に管理の階層を示すが，「自己管理（セルフマネジメント）」と「患者管理（ペイシェントマネジメント）」が十分であることが，その上位に位置づけられる「集団あるいは同職種管理（グループマネジメント）」「中・大集団あるいは他職種管理（チームマネジメント）」「病棟管理（フロアマネジメント）」「地域管理（コミュニティ

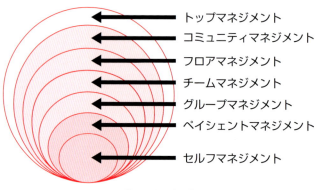

図2　階層別マネジメント

マネジメント）」「経営管理（トップマネジメント）」の必要条件と考えても過言ではない．

「自己管理」については，社会人として，医療人としての要素がウェイトを占める．勤怠や体調管理，人間関係，公私の区別など社会人としての自己管理能力は理学療法士だから関係ないとはならない．また，医療関連法，生命倫理，医療倫理，医療安全管理，感染管理，個人情報管理，守秘義務，他職種協働，療養規則，報酬体系など医療人としての能力も理学療法士は習得する必要がある．これを獲得し，理学療法士として固有の基本的臨床技能と理学療法プロセスを習得し，それを自律的に管理できるようにすることが重要となる．こうした基盤が不十分な理学療法士は，患者の健康に最大限寄与する理学療法プロセスと，その結果であるアウトカムを引き出すことは未熟となる．

回復期リハビリテーション病棟協会では，「PT・OT・ST 5か条（第1版）」[3]を発表している．これは「セラピスト10か条（第1版）」[4]の中にマネジメントの部分とセラピストの固有の行動指針が混在していることから，「セラピスト10か条（第2版）」[3]と「セラピストのマネジメント5か条（第1版）」[3]に整理したものである（図3）．さらに，理学療法士の専門業務の指針として「PT 5か条」（2018年）を策定した．「筋力，関節可動性，姿勢バランスなどの運動機能を回復させよう」「全身の部位・状態などを観察し，不動による疼痛・虚血を予防しよう」「呼吸・循環機能を高め，社会生活に必要な体力の向上を図ろう」「課題にそった運動学習を促し，実際的な基本動作を高めよう」「ADLの自立に向けて運動療法，物理療法などを駆使しよう」の5項目である．このように，「セラピスト10か条」「セラピストのマネジメント5か条」「PT 5か条」は回復期リハビリテーション病棟における理学療法士の管理目標の根拠となり，「自己管理」「患者管理」の管理について標準化できる有用な指標である．

回復期理学療法における職種間連携とは

広辞苑では「連携」とは「同じ目的を持つ者が互いに連絡を取り，協力し合って物事を行う事」とある．連携の前提条件として，①人としての信頼関係，②対等でよい人間関係，③互いの専門性と特性を尊重しあえる関係，が必要である．

回復期の理学療法においては，チーム医療が必須であり，共通の目的は「ADL向上」と「在宅復帰」であることが明確である．この目的を達成するために，そこで働く専門職は職種間連携を実践することになる．そのために

セラピスト10か条（第1版）[4]

1. 心身機能の改善を図ろう
2. ADLの獲得に向けて適切な装具・車椅子・福祉用具を導入しよう
3. 疾病のリスクと危険行動を見逃さず，安全管理や感染予防に努めよう
4. 生活場面でのADL向上を促進しよう
5. カンファレンスは，定期的に多職種で開催し，今後の方向性を検討・一致させよう
6. 病棟や在宅で介護を担う家族や介護者とともに，ケア方法を検討しよう
7. 退院に向けての環境調整は，過不足なく行い，地域スタッフにつないでいこう
8. 記録や情報伝達は他職種が理解できる内容，言葉で表現しよう
9. 適正なリハサービスの向上のために，データの蓄積・検証に努めよう
10. 教育体制を充実し，質の高いリハサービスを提供しよう

セラピスト10か条（第2版）[3]

1. リハビリテーションマインドをもって専門職の使命を果たそう
2. 心身機能の改善を図ろう
3. 生活場面でのADL向上を促進しよう
4. ADLの獲得に向けて適切な装具・車椅子・福祉用具を導入しよう
5. 患者の行動と疾病の危険徴候を見逃さず，事故や感染を予防しよう
6. カンファレンスは，定期的に多職種で開催し，今後の方向性を多職種で検討・一致させよう
7. 記録や情報伝達は多職種が理解できる内容，言葉で表現しよう
8. 病棟や在宅で介護を担う家族や介護者とともに，ケア方法を検討しよう
9. 退院に向けての環境調整は，過不足なく行い，地域スタッフに繋いでいこう
10. 患者に寄り添い，その人らしい社会参加を支援しよう

セラピストのマネジメント5か条（第1版）[3]

1. チーム組織・業務体制を整え，改善活動を推進しよう
2. 専門性・協働性・主体性のある人材を育てよう
3. データを収集・分析し，質向上に活用しよう
4. 収益・費用を健全化し，適切なサービスを維持・向上しよう
5. 機器・備品を設備し，安全で衛生的な病院環境をつくろう

図3　回復期リハビリテーション病棟協会における業務指針
「セラピスト10か条（第1版）」の中にマネジメントの部分とセラピストの固有の行動指針が混在していることから，「セラピスト10か条（第2版）」と「セラピストのマネジメント5か条（第1版）」に整理した

は，「連携」にはあらゆる職種と関係し合うので，自分の立ち位置を確認し，互いの職域を理解し，障害の程度，年齢，病期により，専門職の関わりの濃淡があることを肝に銘じ，「どのような人も切り捨てない」という認識を共有すべきである．そして，できないことではなく，協力し合えばもっとできることを提案し合うべきである．そのためには，日ごろから顔を知ることが必要である．顔が見えない人とは連携できないからである．

回復期理学療法における今後の展望とは

　回復期理学療法は今後，量的にも質的にもさらに発展していくものと思われる．基本的には，より早く急性期の患者を受け入れ，1日でも早く在宅に帰すための理学療法の品質管理が絶えず必要になる．そのためには生産性を高め，その標準管理を徹底的に実施することになると推測する．したがって，理学療法士の病棟配置がさらに進み，病棟管理者として必置となる時代がくると考える．

おわりに

　理学療法士はどんなに大きく前提条件が変わってもその底流にある変化の本質を読み取り，基本的臨床技能を駆使して誰よりも能力を発揮できることに自信をもつことが今日的課題である．さらに，回復期の脳卒中理学療法において「障害学・動作学の専門家として，他病期や他機関における医療・介護・福祉・教育・職業的リハビリテーションや地域のコミュニティまで把握することは理学療法士の役割である」という意識を啓発しなければならない．確固たる理学療法マネジメントのできる臨床技能を有し，視野が広く，社会的価値の創造に寄与する理学療法士への原点回帰が，回復期の脳卒中理学療法の大きな課題である．

> **Conclusion**
>
> 　回復期理学療法における職員の管理は，人材育成が要諦であり，理学療法の基本的診療技能と理学療法プロセスの成熟が標準管理目標となる．さらに，チーム医療の根幹である職種間連携のできる，とりわけ利用者本位の目標を達成するためにどうするかが肝である．そして，リサーチマインドとイノベーションマインドの両者を備えた真のプロフェッショナな理学療法士の養成が必要である．

文献

1) デジタル大辞泉．小学館．(http: www.daijisen.jp/digital/)
2) 看護用語辞典ナース pedia．(http: www.kango-roo.com/word/) 2018 年 7 月閲覧
3) 回復期リハビリテーション病棟協会：回復期リハビリテーション病棟協会の活動内容，5．10 か条宣言．(http://www.rehabili.jp/active.html) 2018 年 7 月閲覧
4) 回復期リハビリテーション病棟協会：セラピスト 10 か条（第 1 版）．(http://www.rehabili.jp/active_data/sera10.pdf) 2018 年 7 月閲覧

脳卒中理学療法士に期待すること

1

患者家族の立場から

佐々木良勝・正枝[*1]

　2014年8月4日夜勤明けの朝，夫は仮眠ベッドで発症した右内頸動脈閉塞症による脳梗塞で救急搬送され，2度の開頭手術と体外ペースメーキング手術で命をつないでもらった．

　意識も戻らぬときから理学療法士，歯科衛生士さんは毎日HCU室に通ってくださり，一般病室に変わるとリハビリテーション（以下，リハビリまたはリハ）室での座位立位の訓練が始まった．同伴の妻である私にも小さな介助の手伝いをさせてくださり，病院通いに張りと希望を持たせてもらった．

　左片麻痺がひどく正面の認識ができない状態のまま回復期病院へ転院．直後のテスト〔「BIT（ビット）行動性無視検査　日本版」〕では，人の絵も花の絵も時計もまるきり左半分がないもので家族には大きなショックだったが，日曜祝日年末年始も毎日，理学・作業・言語のリハビリをしていただき，薄紙を剥ぐように少しずつできることが増えていく喜びを味わった．リハビリベッドに一人で座ることもできなかった夫が支えなしで座れたこと，装具をつけて平行棒の中を歩けたこと，リハビリ室から出て病棟廊下を歩いたこと，麻痺側の足で風船バレーができたこと，院内の庭で坂道を上り下りできたこと，とろみのない普通のお茶が飲めるようになったこと…．

　その間，リハビリの先生方からは否定的な言葉は一切言われず，ただただ「すごい，すごい．上手，上手．そうそう！　その調子」と褒めて伸ばす子育ての原則を貫いてくださった．リハビリに付き添う私にも介助のヒントを授けていただき，疑問・不安・悩みには丁寧に答えてくださる病院スタッフの存在は本人にも家族にも大きな希望を与えてもらった．

　8カ月後自宅に戻ってからの訪問リハ，通所リハは，ケアマネジャーの目標設定が具体的かつわくわく感を持たせてくださる内容で，夫に合ったリハビリを途切れることなく続けてもらっている．夫婦二人三脚でモチベーションが下がらないような工夫をチームとして提案してもらい，恵まれたよいご縁に感謝している．

　入院中真面目に治療を受ければ，退院後の生活が全く不安のない普通一般の病気と違い，退院後からが正念場…リハビリを続けなければ動けなくなる不安はぬぐえないが，今も続く急性期病院の療法士さん，回復期病院のリハビリの先生方との交流も，私たち夫婦の日々の大切なエネルギーになっている．

　『〜に期待すること』との題をもらって改めてこれまでのリハビリが理想的なものであったことを確信している私たちです．ご縁に感謝の一念で拙文を終えます．

[*1] Yoshikatsu・Masae Sasaki

第2章

回復期における理学療法とエビデンス

　脳卒中回復期では理学療法士の多岐にわたる関わりが求められており，機能回復やADLの回復，患者教育，病棟マネジメントまで理学療法士の活躍の場が拡がっている．回復期では脳障害にともなう病態理解，機能回復を促す手法，機能障害とADLの障害との関連の理解，患者が主体的に，かつ安全に回復に取り組むことができる環境づくりなどさまざまなスキルが必要である．本章ではこれらの具体的な方法とエビデンスについて紹介していく．

1 回復期における機能回復①
―座位バランスと移乗動作

岡安 健[*1]

🔒 Key Questions

1. 静的，動的座位バランスの障害とは
2. 座位バランス練習
3. 移乗動作練習

はじめに

　数々の先行的な文献や参考書において「立位」は多く議論されており，静的および動的立位に関しての定義や姿勢制御は解明されつつある．しかし，脳卒中の回復過程において「座位の獲得」はその後の日常生活動作を左右する重要な因子であるにもかかわらず，座位に関する姿勢制御やバランスに関して議論されることは立位と比較しても多くないと思われる．

　「座位の獲得」を多角的に検討すると，座位とは単純に「座っている」という意味に加えて「座って動作ができる」という意味にとらえることができ，このような考え方を持つことがリハビリテーション医療に携わる者にとって重要であることは言うまでもない．

　脳卒中回復期における移乗動作は静的座位姿勢から動的座位姿勢，立ち上がりや立位保持，方向転換など座位姿勢制御に加えて立位姿勢制御が必要となるため，身体に障害を有する者にとって高度な姿勢制御とバランス能力を要する動作である．脳卒中回復期において理学療法士が移乗動作の獲得を目標とした理学療法を展開する際に，特徴的な座位姿勢やバランス特性を熟知し，動作を細分化して指導することが移乗動作獲得や介助量の軽減につながり，日常生活の質を高めることになると思われる．

　本稿では臨床において重要である脳卒中回復期における座位バランスと移乗動作について検討し，エビデンスの認められる評価，治療などの知見を踏まえて述べる．

静的，動的座位バランスの障害とは

1. 静的，動的座位の定義

　座位は臥位や立位など複数存在する姿勢の一つである．身体を構成する頭部，体幹，四肢の位置関係である「構え」，各身体部位が床面に対してどのような位置関係にあるかを示す「体位」，各身体部位の位置する方向を示す「アライメント」が姿勢を構成する要素となる．

[*1] Takeshi Okayasu／東京医科歯科大学医学部附属病院リハビリテーション部

また，姿勢としての座位は静的座位と動的座位に分けられ，それぞれが臨床評価や治療において重要な手がかりとなりうる．静的座位とは文字とおり「静かに動かずに座っている」状態で，重心の移動がほとんどみられない座位姿勢である．動的座位とはリーチ動作に代表される「座った状態で動く」状態を指し，支持基底面内に重心は収まってはいるが動作に伴い重心の移動がみられる状態を指す．静的，動的にかかわらず安定した座位を保持するためには正常な姿勢制御システムが機能することが必要となる．

2．静的姿勢制御と動的姿勢制御

　静的姿勢制御は空間において安定して姿勢の定位を保つための制御であり，主に静的姿勢保持に関与する．姿勢の定位は運動課題に関係する複数の四肢・体幹関節の位置関係や身体と周辺環境との関係を適切に維持する能力と定義されている．姿勢の定位を保つためには身体と環境を適切につなぐ視覚系，皮膚や関節など身体における体性感覚系，重力などを認知する前庭系の感覚系と最低限の運動機能，脊髄や脳幹，大脳皮質の関与する姿勢反射中枢などが共同して働くことが必要となる．

　一方，動的姿勢制御はバランスともいわれ，動作における姿勢の安定性を保つことに関与する．動的バランスは大きく分けて質量中心（COM：Center Of Mass），重心点（COG：Center Of Gravity），支持基底面（BOS：Base Of Support），圧力分布中心（COP：Center Of Pressure）の4つの要素が関係して構成され，基底面に対してCOMやCOG，COPを相対的に制御する．静的姿勢制御と動的姿勢制御はどちらか単独で働くことはなく，お互いの姿勢制御が働き合うことでさまざまな動作を可能とする．

表1　座位の種類

・端座位
・椅子座位
・長座位
・横座り
・割り座
・胡座（あぐら）
・正座

3．座位の種類

　一般的に座位は複数の種類からなる．基本的には端座位，椅子座位，長座位，正座などが知られているが，横座りや割り座，胡座（あぐら），なども座位の種類として認知されている（表1）．それぞれの座位で姿勢保持の難易度は異なると思われるが，静的，動的にかかわらず各座位での姿勢保持能力や座位バランスを検討することが重要である．

4．静的座位バランス障害と動的座位バランス障害

　障害とは，ものごとの達成や進行のさまたげとなること，また，さまたげとなるもののことと定義されている．つまり静的座位バランス障害とは，さまざまな原因（もしくは障害）により座位姿勢を保持することが困難になることや，座位姿勢の保持はできるものの安定感が欠如していることを意味している．一方，動的座位バランス障害とは，静的座位姿勢で動作を行った際に何らかの原因により支持基底面となる臀部の設置面内に質量中心，重心点，圧力分布中心を収めておくことが難しくなり，動作時の安定した座位保持が困難になる障害である．静的座位バランス障害や動的座位バランス障害を引き起こす原因は加齢や脳血管障害，パーキンソニズムなどであり，各項目でそれぞれ静的および動的座位バランス障害の特徴がみられる．

1）高齢者の座位姿勢（図1）

　高齢者は加齢による筋力低下に加えて，脊

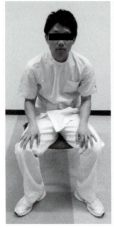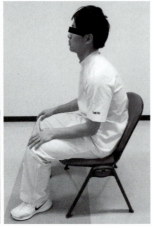

図1 高齢者の座位姿勢
・頸部伸展
・円背
・脊椎後弯
・体幹前傾
・骨盤後傾
・股関節外転
・股関節外旋

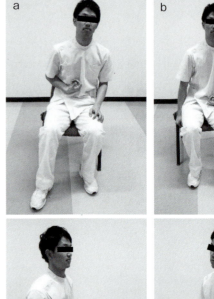

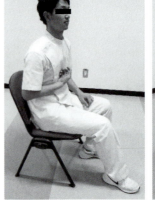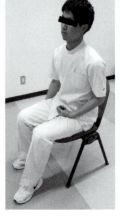

右片麻痺患者　　　　　　左片麻痺患者

図2 片麻痺患者の座位姿勢

柱の後弯などのアライメント変化により長時間の安定した座位姿勢は困難となる．また，体幹，四肢の関節可動域低下や視覚および聴覚を含めた感覚機能の低下により姿勢が崩れても戻すことができない．

2）脳卒中患者の座位姿勢

　脳血管障害は筋緊張の異常や運動麻痺，感覚障害，協調運動障害などの身体症状に加えて失語症や失認，失行など多彩な高次脳機能障害を呈する．脳血管障害は静的座位姿勢制御を司る中枢神経の損傷を意味しており，運動系，感覚系，認知・知覚系などの障害が原因となり静的座位姿勢におけるさまざまな異常パターンが出現する．このため，左右大脳半球，小脳，延髄など損傷部位別それぞれの座位姿勢に特徴がみられる．

a．片麻痺

　片麻痺患者の座位姿勢は合併している身体症状や高次脳機能障害に加え，急性期から慢性期までの病期によりその特徴は異なる．回復期における片麻痺患者の座位姿勢では低緊張や亢進などに代表される筋緊張の異常や運動障害，感覚障害，環境との適応などを起因とした座位重心の正中保持困難を呈する．また，外乱刺激時，動作時の立ち直り反応の欠如など姿勢反射障害による麻痺側への易転倒傾向や，麻痺側座面への荷重困難が原因となる非麻痺側への重心偏倚などが特徴として現れる．片麻痺患者の典型的な座位姿勢を**図2**に示す．

b．半側空間無視患者の座位姿勢（図3）

　半側空間無視は主に損傷半球と反対側の視覚的，身体的情報に対して注意や反応が低下したり，損傷半球側からの情報に対する易反応性を示す現象である．このため，身体の中心軸が偏倚し,麻痺側方向へ体幹が傾く「プッ

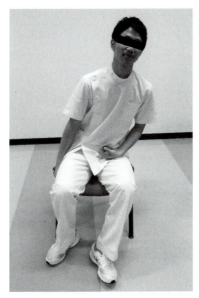

図3 半側空間無視患者の座位姿勢
・頸部の右回旋
・麻痺側への重心偏倚
・非麻痺側上下肢での押し付け
・非麻痺側下肢外転位

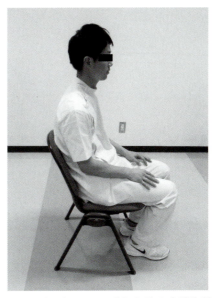

図4 パーキンソニズム患者の座位姿勢
・重心の後方偏倚
・頸部伸展，前方突出
・左右方向への重心偏倚（左右非対称）
・脊椎後弯

シャー現象」を呈する座位姿勢となることが広く知られている．座位姿勢においてプッシャー現象が出現すると非麻痺側上肢や非麻痺側座面での過活動や異常努力により麻痺側へ体軸がずれるために座位保持が困難となることがある．

c．失調症

失調症とは重篤な運動麻痺や不随意運動などを認めないにもかかわらず，動作時に四肢・体幹の円滑性や協調性が低下した状態を指す．主に小脳の損傷（小脳半球・虫部）においては四肢や体幹に失調症を呈することが知られている．小脳の損傷において失調症が出現するのは大脳皮質からの感覚情報や運動の入力，脊髄からの体性感覚，前庭感覚および視覚情報などの感覚入力などの入力系と大脳基底核からの運動制御系の統合がなされなくなることが原因としてあげられる．失調症を呈している患者は静的座位姿勢でも姿勢調節における協調性が失われるため，体幹が揺れる現象がみられる．また，リーチ動作など動作を伴う座位においては姿勢制御を司る四肢や体幹の筋収縮タイミングが一定せずに動揺がさらに大きくなることが特徴的である．

d．パーキンソニズム

パーキンソン症候群（パーキンソニズム）はパーキンソン病で出現する4大徴候（安静時振戦，固縮，無動，姿勢反射障害）に似た症状を示す．また，前記の4大徴候に自律神経症状や精神症状，易疲労性などの症状が加わり，特徴的な座位姿勢をとる（**図4**）．なかでもパーキンソン症候群を呈している患者の静的座位姿勢は，姿勢反射障害としての立ち直り反射や平衡反応の減弱と消失，固縮による体幹可動性（特に回旋可動性）低下の影響を大きく受ける．

5．静的および動的座位の評価と推奨グレード

脳卒中に対する理学療法においてはエビデ

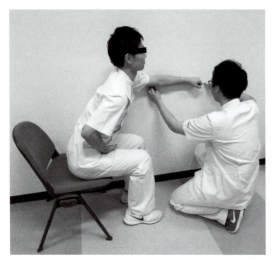

図5　FRT変法

ンスに基づいた診療を行うことが必須であり，治療の基礎となる評価も例外ではない．日本理学療法士協会が発行している「脳卒中理学療法診療ガイドライン」によると脳卒中回復期患者の静的座位姿勢や動的座位バランスの評価においては，エビデンスレベルの高い研究論文から検討された推奨グレードの高い評価法がいくつか存在する．

1) Functional Reach Test (FRT) ［推奨グレードA］

バランス能力の評価指標として信頼性が高く，Duncanら[1]の提唱した座位による変法が広く使用されている．FRT変法は座位で体幹を直線的に前屈し，前方へのリーチ距離を測る方法であり，重心動揺計との相関を示し，再現性の高い簡便な検査法である（**図5**）．また，FRT変法は回復期脳卒中患者を対象にした研究において信頼性および妥当性が高いとされている．そのほか，FRT変法は前方へのリーチ動作による検査法であり，体幹の側屈や回旋を伴う実際のADL（Activities of Daily Living）動作場面においての実質的な評価とは言い難いという意見もあるが，これに対して，側方へのFRTが諸家により発案され，麻痺側間での動作特性に関する差異や身体機能との関連に関する報告も散見される．このことから，FRT変法は臨床において左右片麻痺患者の静的座位特性や動的座位特性についての簡易評価となりうる．

2) Postural Assessment Scale for Stroke Patients (PASS) ［推奨グレードA］

わが国においてPASSは「脳卒中姿勢評価スケール」と訳され，脳卒中片麻痺患者のバランス能力を反映した評価法として注目されている．評価項目は臥位，座位，立位，歩行と各姿勢を網羅しており，Functional Independence Measure（FIM）との相関を認め妥当性があるとされている．また，発症後90日経過した脳卒中患者のFIMとも高い相関を認めたことからも機能的予後予測の簡便な指標となることが判明している．

3) Berg Balance Scale (BBS) ［推奨グレードA］

BBSは14項目，0～4点の5段階評価によるバランステストである．47点をカットオフ値として転倒の可能性を予測する評価として知られている[2]．BBSは脳卒中の機能あるいは運動遂行能力と強い関係がみられるとされ，21の研究から，BBSは検者間および再テストの再現性が高く，Barthel Index（BI），PASS，FRT，Fugl-Meyer Assessment（FMA），FIM，Rivermead Mobility Index（RMI），および歩行速度との相関がみられ，その信頼性と妥当性が確認されている．

4) Trunk Control Test (TCT) ［推奨グレードB］

1990年にCollin C, Wade DT[3]が発表した簡易的体幹機能評価法．4項目の評価からなり，臨床で簡便に使用できるだけでなく妥当性も確立している．

5) Scale for Contraversive Pushing (SCP) ［推奨グレードB］

SPCは脳卒中急性期に出現するプッ

表2 SPC (Scale for Contraversive Pushing)

SPCは自然な姿勢で垂直性,非麻痺側上下肢の外転・伸展,抵抗の3項目を座位と立位で評価し,Pushingがない場合は0点,最重症の場合は6点となるスケール		
①姿勢(麻痺側への姿勢)	傾きが強く転倒する	1点
	転倒しないが大きく傾いている	0.75点
	軽度傾いている	0.25点
	傾いていない	0点
②外転と伸展(Pushingの有無)	姿勢を保持している状態で押す	1点
	動作に伴い押してしまう	0.5点
	押さない	0点
③修正への抵抗	正中位へと修正すると抵抗する	1点
	抵抗しない	0点

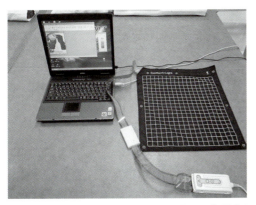 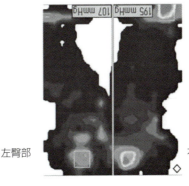

図6 座圧センサーと画像

シャー現象の重症度を客観的に示す評価法として Karnath ら[4]によって開発された(**表2**).高い信頼性が検証され,BIやFMA Scaleと相関を示すことが知られている.

6. 機器を使用した静的および動的座位の評価

評価機器を使用して座位バランス能力を数値化することが可能となる.また,前述の評価尺度などと組み合わせて使用することによって患者の問題点の把握や治療の目標設定,治療効果判定などがより客観的に可能となる.

1) 重心動揺計

主に静的姿勢でのバランス能力を計測する機器として医療現場において広く使用されている.安定した座位姿勢での計測では立位バランスとの相関があるとされる報告も散見される.計測面であるフォースプレートに台座などを設置して座位姿勢での評価が可能になる.

2) 座圧分布測定システム

座圧分布計測システムは多数の薄型圧力センサーを内蔵したシートで座面の圧力や重心位置の測定を行う機器であり,静的座位姿勢の簡便かつ安全な評価指標となりうる機器として注目されている(**図6**).一般的に座圧分布計測システムは立位姿勢が不可能な者にも適応となるため,幅広い臨床応用が期待できる.

座位バランス練習

発症から一定期間を経過した脳卒中回復期

においては，エビデンスレベルの高い座位バランス練習に関する報告は少ない．しかし，座位バランス能力は体幹機能や歩行能力，ADL能力との関連がみられることが示唆されており，立位や歩行，ADL練習を積極的に「繰り返し」施行することが座位バランスの向上につながると思われる．また，座位バランス能力の向上を目指すためには痙性や筋短縮による可動域制限や非麻痺側上下肢，体幹の筋力低下などの動作阻害因子に対するアプローチも重要である．

表3　リーチ動作を構成する要素

1) 運動の大きさ
2) 運動の方向
3) 重量
4) 物体の大きさ
5) 目標物の高さ
6) 動員する関節の自由度
7) 筋の収縮様式（求心性収縮，遠心性収縮，等尺性収縮）
8) 筋収縮の速度
9) 関節可動域
10) 重力との関係
11) 左右上肢の同時使用
12) 左右上肢の交互使用

1．痙性や短縮筋に対するストレッチと筋収縮の促通　[推奨グレードB]

脳卒中回復期の患者は体幹や各肢節においては，筋緊張の亢進および低下など，筋収縮のアンバランスによる関節可動域の低下が出現することがある．また，静的および動的座位保持では転倒に対する恐怖心から非麻痺側へ重心が偏倚したり，逆に体幹の筋緊張が低下することにより麻痺側へ重心が偏倚する現象がみられる．一方，体幹・下肢の筋緊張が亢進することにより後方へ反りかえる傾向が認められる場合がある．

いずれの現象が現れている場合でも，痙性や短縮筋に対しては静的ストレッチを施行することで各関節の可動性向上，姿勢保持に関して重要な固有受容器である筋の感受性を維持向上させることが期待できる．また，筋緊張が低下している場合は筋収縮を促し，筋緊張を上げていく作業が必要となる．緊張が低下している筋に対しては反復関節運動や重力に抗した状況での四肢体幹肢節運動が有効である．

2．課題指向型練習　[推奨グレードB]

課題指向型訓練（task-specific training）はリハビリテーション医療において一つの方法論であり，そのエビデンスは高いといえる．課題指向型訓練は，患者の問題となる動作課題を集中的に反復して行うことで動作能力の向上が日常生活動作へ反映されていくことが特徴的であり，かつ重要である．つまり，座位での課題指向型訓練は多様性のある効率的な動作技術を再獲得する意図をもって，実生活で行う課題を訓練することになる．座位での課題はそれを行う患者の座位能力と比較しても挑戦的で難易度が漸進的に増減され，結果として自動的に遂行される動作であることが望ましい．また，課題を細分化し，細分化された課題を反復して行うボトムアップアプローチを組み合わせることによって課題指向型訓練はさらに効果的なものになりうる．

座位における課題指向型訓練で効果があるとされる方法は，監視または介助の中で，上肢の長さ以上のリーチ動作を全方向に対して実施することである．一言でリーチ動作といっても動作を構成する要素は多数存在しており，これらの要素を細かく分析し，組み合わせて難易度を調整したうえで反復して練習することが求められる（**表3**）．

3．早期理学療法　[推奨グレードA]

視覚的フィードバックを用いた座位練習などである．座位バランスの不良な脳卒中回復期の患者に対しては，発症早期からのフィー

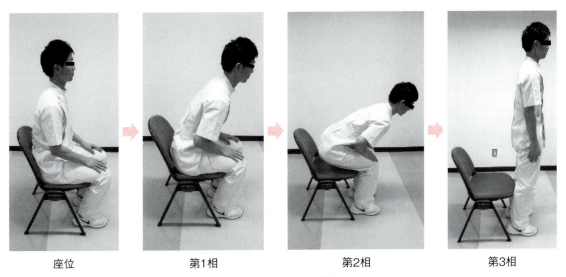

座位　　　　第1相　　　　第2相　　　　第3相

図7　立ち上がり動作

ドバック制御を用いた座位バランス練習が有用である．フィードバック制御には，治療者の口頭指示や姿勢鏡，評価機器などを使用するなど，自己以外から得られた情報をもとにして静的および動的座位姿勢を修正する外的フィードバック制御と視覚や聴覚，皮膚などの感覚器に代表される固有感覚などから得られる情報をもとに静的および動的座位姿勢を修正する内的フィードバック制御が存在する．

　座位バランスが不良な患者に対しては通常，外的フィードバックを用いて自身の身体軸を認知する「手がかり」を付与して，姿勢の自己修正を促し，徐々に手がかりを軽減して内的フィードバックをもとにした座位姿勢保持へ変換していく方法がとられる．

移乗動作練習

1．移乗動作とは

　移乗動作とは「立ち上がり」・「方向転換」・「座る」という3要素の複合動作である．各要素に必要な全身の筋力や可動域はもちろんのこと，総合的なバランス能力の基礎となる重心移動や下肢・殿部荷重感覚が一定以上備わっていることが移乗動作の獲得に必要となる．また，動作対象がベッド，車いす，トイレなど2カ所以上になるため，複雑な動作手順に加えて，動作目的などを的確に理解する認知能力も動作に影響する因子となりうる．本稿では認知機能に対する練習法は省くが，高次脳機能障害に対する対処法などを踏まえて移乗動作に関して述べる．

2．立ち上がり動作（図7）

　一般的に立ち上がり動作は3相に分けることができる．第1相（前進相）は静的座位姿勢～足部への荷重までの間を指す．頭部および体幹は視線が膝関節より前方に位置するまで股関節中心で屈曲を続ける．これにより重心は前方へ移動し，大腿四頭筋や大殿筋，ハムストリングスの緊張が高まり，体幹に対して下腿がまっすぐ床面に位置される．これにより，床面から殿部が離床する．

　第2相は殿部離床～足関節が最大背屈位までの区間を指す．

　次に，第3相で膝の伸展が起こり，殿部が座面から離床する．左右の足底は全面接地し，

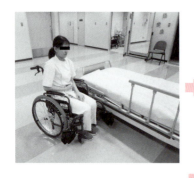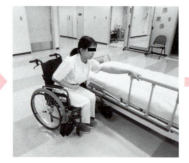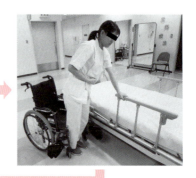
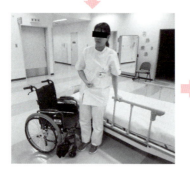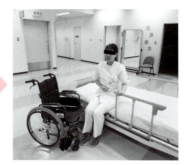

図8 片麻痺患者の移乗動作

踵でしっかり荷重した状態になる．

その後，体幹・股関節・膝関節の伸展動作出現し，立位となる．

3．方向転換

移乗動作において方向転換は立ち上がり動作完了後に必要な動作であり，床面に対して水平面上で身体方向を60°～90°変換することが望まれる．方向転換の際には支持基底面に身体重心を収めておく能力とともに左右下肢への十分な重心移動が重要である．脳卒中回復期の患者においては左右四肢・体幹機能の左右差や高次脳機能障害により左右への十分な重心移動がみられなくなるだけでなく，重心が支持基底面を越えてしまう現象もみられる．

4．座り動作

立ち上がり動作と同様に，座り動作には支持基底面内に身体重心を収めた状態で十分な重心の前方移動が必要となる．重心の前方移動が不十分な場合は移乗動作後の座位保持が困難となり後方へ転倒する危険性が生じる（図8）．

5．脳卒中患者の移乗動作練習

脳卒中片麻痺患者の動作は損傷半球や損傷局所によって異なるため，各症状によって治療方法や対処方法は多種多様である．いずれにしても，疾患にかかわらず，移乗動作能力向上を目標とした練習は，移乗動作を「細分化」して問題点を抽出することから始まる．そして，問題点に対する理学療法を反復して行うことが推奨される（ストレッチ・筋収縮促通・課題指向型練習・フィードバックなど）．以下に脳卒中患者に出現する症状別に起こる問題点と対応する練習法および代償手段を示す．

1）片麻痺患者の移乗練習

立ち上がりにおいて非麻痺側上下肢の過剰努力や麻痺側上下肢の筋緊張低下により重心の左右偏倚がみられる．運動麻痺の認知がな

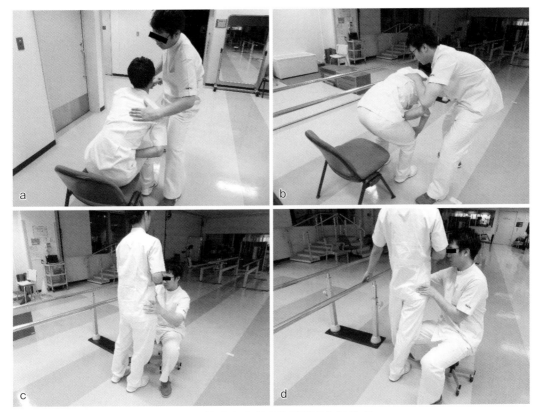

図9 片麻痺患者の移乗練習と注意点
a：体幹の前方屈曲誘導
　・同時に麻痺側への傾斜を防ぐ
　・麻痺側への重心移動誘導
b：立ち上がり誘導
　・麻痺側下肢の支持が不十分な場合は膝を押さえてロックする
　・体幹の重心偏倚を是正する誘導
c：立位での重心移動
　・体幹の傾斜に注意
　・少ない移動範囲から開始
d：立位での方向転換
　・麻痺側，非麻痺側下肢のステップ練習
　・体幹の傾斜に注意
　・足底の接地位置も練習

されている場合は転倒を回避するため麻痺側下肢への荷重を避けるようになることが多く，感覚障害や失認などの高次脳機能障害を呈している場合は麻痺側下肢の支持が不十分であるにもかかわらず過剰に荷重をする傾向がある．いずれにしても，自身の機能に合わせた麻痺側下肢への適切な荷重練習を行うことが重要となる．このためには，立ち上がり動作の際に麻痺側下肢への適切な荷重を介助し，反復して立ち上がり練習を進めていくことから開始する．このとき，手すりなどの補助具や自身の体重心位置の認知を賦活するために姿勢鏡などを用いて立ち上がり練習を行うとより効果的である．立ち上がり後は安定した立位を保つために，立位で両下肢への重心移動練習を行うことで，麻痺側下肢の筋緊

張や随意性の向上を目指す．

麻痺側下肢単独での荷重がなされるようになると，方向転換の獲得を目的とした両下肢のステップ練習やターン練習を進めていく．また，方向転換後は一連の動作においては患者の能力に合わせた動作難易度を設定することが必要であり，麻痺が重度である場合などは手すりの形状（横手すり・縦手すり・L字手すりなど），座面の高さ調整（重度である場合は座面を高くする），移乗対象物の位置調整（ベッド・車いす・トイレなどの移乗目標物の位置調整）を行うことが推奨される．移乗動作を細分化して，これに対応する練習と注意点を以下に示す（**図9**）．

a．立ち上がり時

ⅰ）練習法

- 体幹の十分な前方への屈曲を誘導する．
- 麻痺側下肢への荷重を促すために体幹を麻痺側方向へ誘導する．
- 重症例の場合は，あえて非麻痺側下肢への荷重を促し，非麻痺側下肢優位での立ち上がり動作を指導する．
- 重症例では車いすのアームレストを跳ね上げて完全な立位をとることなく殿部を側方移動（スライド）することで移乗動作が円滑に施行される．

ⅱ）工夫および注意点

- 殿部の離床から立位までの一連の動作を反復して行うことが重要である．
- 身体機能の状態により，座面高の調整や手すりの有無および位置の調整を行う．

b．方向転換時

ⅰ）練習法

- 立位にて麻痺側下肢への荷重練習を施行し，麻痺側下肢抗重力筋の筋収縮を促す．
- 立ち直り反応が低下し体幹傾斜が出る場合は体幹を正中位に保持するようにする．
- 麻痺側下肢での体重支持が可能となったら非麻痺側下肢のステップ練習を行う．
- 麻痺側下肢足底接地位置の安定化を図る目的で振り出し練習を行う．

ⅱ）工夫および注意点

- 方向転換の際に必要な移動距離を患者自身の目で確かめてもらう．
- 患者の重心位置が偏倚している場合は姿勢鏡などを使用して重心位置の学習から開始するとよい．
- 麻痺側振り出しの際，足底接地位置が定まらない場合は接地位置を「目視」するなど，視覚的な情報を与えるとよい．
- 手すり位置や高さの調整を行う．

c．座り時

ⅰ）練習法

- 体幹の十分な前方への屈曲を誘導する．
- 座る際に麻痺側へ重心が傾かないように誘導する．

ⅱ）工夫および注意点

- 身体が十分に方向転換したことを確かめてから座る．
- 座った後，直ちにその場を離れず，座位の安定性を確認する．

2）半側空間無視およびプッシャー現象を呈する患者の移乗練習

多くの場合，左方向の空間認知や身体イメージの欠如，遂行障害に加えて右方向からの刺激に反応しやすい現象が現れる．また，非麻痺側である右上下肢の「過剰活動」，「過剰努力」により，麻痺側方向へ床面を押す「プッシャー現象」が現れるため，麻痺側方向への易転倒性を認めることがある．移乗動作の際には，左方向の空間認知や身体イメージを高めるために姿勢鏡などを使用して視覚的な身体軸の是正を図ることに加えて，手すりの位置などを含めた環境調整を行うなど，プッシャー現象を防ぐための工夫が重要になる（**図10**）．

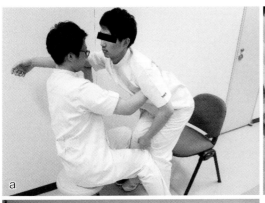
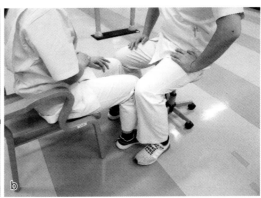
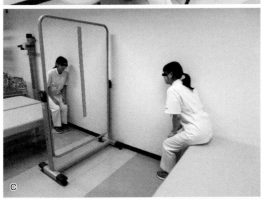

図10 プッシャー現象を呈している患者の移乗動作練習における工夫と注意点
a：上肢での支持をしない
　　右側からの情報を遮断
b：右下肢の過剰活動を抑える
c：姿勢鏡での視覚情報や垂直軸の提示

a．立ち上がり時

i）練習法

- 軽度のプッシャー現象であれば非麻痺側への重心移動練習を行う．
- 体幹の前方屈曲時に非麻痺側方向へ誘導する．
- 重度のプッシャー現象であれば非麻痺側方向の壁などに寄りかかりながら立ち上がり練習を反復する．

ii）工夫および注意点

- 動作開始時より「過剰活動」による非麻痺側下肢の外転を防ぐ．
- 非麻痺側上肢の支持位置を「押せない」高い位置にすることや上肢支持をあえてしないことなどが有効．
- 姿勢鏡にテープなどを床面に対して垂直に張り，身体の垂直軸を表示した状態で立ち上がり練習を行う．
- 壁際など，右方向からの刺激が少ない状況で立ち上がり練習を行う．

b．方向転換時

i）練習法

- 麻痺側下肢への荷重練習．
- 軽度のプッシャー現象であれば非麻痺側下肢への重心移動練習を行う．
- 両下肢のステップ練習．

ii）工夫および注意点

- 重度のプッシャー現象の場合はあえて麻痺側下肢を支持脚として移乗を行うようにすると方向転換が円滑に行えることがある．
- 過剰活動による非麻痺側下肢の外転を防

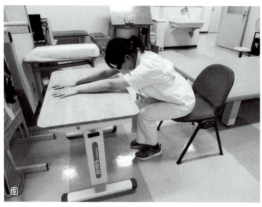 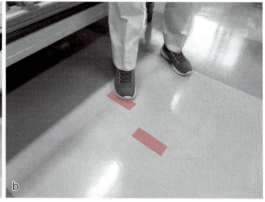

図11 パーキンソニズムを呈している患者の移乗練習における工夫と注意点
a．体幹の前方屈曲促通（前方へのリーチ動作）
b．床面に足底接地位置の目印をつける

ぐためには，治療者の足を患者の非麻痺側下肢に密着させると有効である．
・移乗する場所を認識してもらうため，できれば右方向へ移乗場所を設定する．
・上肢支持は高い位置に設定する．

c．座り時

ⅰ）練習法
・体幹の十分な前方への屈曲と非麻痺側方向への重心移動を誘導する．

ⅱ）工夫および注意点
・身体が十分に方向転換したことを確かめてから座る．
・座った後，直ちにその場を離れず，座位の安定性を確認する．

3）パーキンソニズムを呈している患者の移乗練習

パーキンソニズムを呈している患者は筋固縮や姿勢反射障害の影響により，体幹の可動性が低下する．特に体幹の前屈や回旋が不十分で，重心が後方へ偏倚するため，移乗における立ち上がりでは体幹の伸展が強く出現する．一方，立位姿勢においては抗重力伸展活動が不十分であることから前屈姿勢となる．また，方向転換ではリズム形成障害である動作開始困難によるすくみ足や小刻み現象により十分な回転が得られず，前述の前屈姿勢が加わることにより，前方への易転倒性が出現する．このようなパーキンソニズムに対しては筋固縮の予防改善を目的とした各身体部位のストレッチを行うことに加えて，口頭指示の付与や動作開始の合図（cue）を与えるなどの工夫が有効となる（**図11**）．

a．立ち上がり時

ⅰ）練習法
・座位で体幹の前屈および股関節の屈曲練習（前方へのリーチ動作）．
・立ち上がり第1相から第2相における重心の前方移動練習．
・立ち上がり時の重心が左右非対称である場合は正中への重心誘導．

ⅱ）工夫および注意点
・手すりなどが通常より前方に設定することで体幹の前屈を促す．
・両足部の接地位置をやや広めにとる．
・座面を高くして重心の前方移動を容易にする．

b．方向転換時

ⅰ）練習法
・立位での体幹回旋練習．
・立位で左右への重心移動練習．
・立位で左右への重心移動を誘導する．
・両方向への回転練習．

ⅱ）工夫および注意点
- 動作開始の合図を口頭指示で与える．
- 床面に足底接地位置の目印をつけておく．

c．座り時

ⅰ）練習法
- 座位で体幹の前屈および股関節の屈曲練習（前方へのリーチ動作）．

ⅱ）工夫および注意点
- 座り動作途中で無動や動作緩慢などパーキンソニズムの症状により動作が停止することがある．これにより尻もちなどをつくことがあるため要注意．

おわりに

近年，脳卒中患者に対する理学療法においてはエビデンスレベルの高い研究や報告がなされてきている．われわれ治療者は常に患者にとって効果的な治療を選択していく義務があり，推奨される評価や治療を行うことは必要不可欠である．しかし，脳卒中片麻痺患者の症状は多様であり，画一的なバランス戦略や動作練習は存在しない．治療者の技術や経験に基づく評価治療と根拠のある理学療法が結びつくことで，より良い治療が行えるということを常に念頭に置いて臨床に臨みたい．

Conclusion

　座位バランスや移乗動作は年齢や疾患別に特徴がある．これらの特徴をとらえることで評価・治療が円滑になされる．

　座位バランスや移乗動作は疾患別の特徴が存在するが，画一的な治療介入は意味がなく，患者の症状における個別性を重視することを忘れてはならない．

　推奨されるエビデンスレベルの高い方法を使用することで，「根拠のある評価・治療」が可能となる．

　動作獲得のポイントとして，身体機能や身体能力の向上のみならず，個別の環境設定など「さまざまな工夫」をこらすことも重要である．

文献

1) Duncan PW, et al：Functional reach：a new clinical measure of balance. *J Georontol Med Sci* **45**：192-197, 1990
2) Berg KO, et al：Measuring balance in the elderly：preliminary development of an instrument. *Physiotherapy Canada* **41**：304-311, 1989
3) Colin C, et al：Assessing motor impairment after stroke：a pilot reliability study. *J Neurol Neurosurg Psychiatry* **53**：576-579, 1990
4) Karnath HO, et al：Letter to the editor：Instructions for the Clinical Scale of Contraversive Pushing（SCP）. *Neurorehabil Neural Repair* **21**：370-371, 2007

2 回復期における機能回復②
—歩行と歩行関連動作

田中惣治[*1]

> **Key Questions**
> 1. 脳卒中片麻痺者の歩行障害とは
> 2. 脳卒中片麻痺者の歩行の特徴と経時的変化
> 3. 脳卒中片麻痺者の歩行の代償動作の許容についてどのように考えるべきか

脳卒中片麻痺者の歩行障害

脳卒中片麻痺者（以下，片麻痺者）は脳血管障害により随意性低下，異常筋緊張，感覚障害や姿勢調整障害など身体機能の低下がみられる．これらの身体機能の低下は損傷部位や血腫量や梗塞の範囲，急性期での治療，発症後のリハビリテーションなどの影響を受け，個々の患者によりその程度が異なる．回復期においてリハビリテーションを必要とする片麻痺者は，歩行速度が遅い，一人で安全に歩行できない，環境に適応しにくい（屋外や不整地，坂道などで歩くことができない）など歩行に支障をきたしていることも多く，歩行能力再建はリハビリテーションの重要な目標の一つである．

多種多様な歩容を呈する片麻痺者の歩行を評価し，適切なリハビリテーションを提供するには，個々の片麻痺者の歩行の特徴を捉えた客観的な指標が必要であると考える．動作解析の観点からみた片麻痺者の歩行の報告は多くあるが，片麻痺者はばらつきが大きく個別性があるため，片麻痺者を全体としてみると歩行速度の低下，麻痺側単脚支持期の短縮，両脚支持期の延長，歩幅の短縮，歩幅と時間因子の非対称性[1,2]や，足関節底屈モーメントの低下による push off の減少[3]などの情報を得るにとどまる．これらの情報を臨床の理学療法士の歩行分析や治療に直結させることは難しい．臨床で歩行分析を行う際に役立つ情報を得るためには，どのような歩き方の片麻痺者がどのような問題を抱えているかを知ることが必要である．

一方，歩行分析によって片麻痺者の歩行を分類する試みが行われており，Quervain ら[4]は麻痺側立脚期の膝関節の動きに着目し，立脚期に膝が過剰に伸展する歩行（Extension thrust pattern：以下，膝伸展パターン）や，膝関節が過剰に屈曲する歩行（Buckling knee pattern），立脚期に膝関節がほぼ固定されている歩行（Stiff knee pattern）に歩行パターン分類を行った（**図1**）．臨床においても「反張膝」，「膝折れ」など片麻痺者の歩容を膝関節の動きで表現することに加え，上記の歩行パターンは臨床でも多くみられることから，麻痺側立脚期の膝関節の動きは片麻痺者の歩行

[*1]Soji Tanaka/ねりま健育会病院

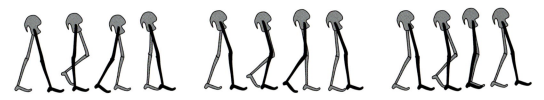

図1 麻痺側膝関節の動きによる歩行パターン分類（文献4）より改変）

の特徴を示す指標の一つとなりうる．しかし，Quervainらの報告を含め，先行研究において各歩行パターンの歩行時の特徴は明らかにされていない．

筆者らは，前述した歩行パターンの中でも臨床で多くみられる膝伸展パターンに着目し，三次元動作分析装置と表面筋電計により歩行時の特徴を明らかにした．本稿は，計測結果から得られた知見を元に，動作解析の観点から膝伸展パターンを呈する片麻痺者を例に回復期における治療介入について解説する．

脳卒中片麻痺者の歩行の特徴と経時的変化

1. 健常歩行のメカニズム

片麻痺者の歩行の特徴を述べる前に，健常歩行について簡単に説明する．歩行運動を理解するうえでPerryら[5]が提唱した歩行立脚期のロッカー機能が役立つ．踵ロッカーは踵を支点にして足部と下腿が前方に転がる運動としてみられ，この時期には前脛骨筋が働きながら底屈運動が起き，足関節背屈モーメントが生じる．この前脛骨筋の活動による背屈モーメントの発揮は下腿を前方に回転する力を生成し，結果的に身体重心を前上方へ転がすための推進力を形成する（図2）．

その後の単脚支持期での足関節ロッカー

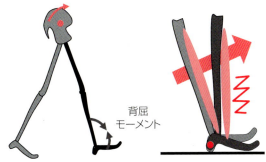

図2 踵ロッカー時に作用する関節モーメントと下肢筋活動（文献5）より改変）

踵ロッカーでは，前脛骨筋が働きながら底屈運動が起き，足関節背屈モーメントが生じ，下腿を前方に回転する力が生成される．この力は身体重心を前上方へ転がすための推進力となる．

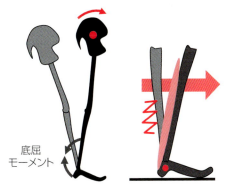

図3 足関節ロッカー時に作用する関節モーメントと下肢筋活動（文献5）より改変）

足関節ロッカーは，主に下腿三頭筋による底屈モーメントが下腿の前傾を制御している．

は，足関節を軸とした下腿の前方回転運動であり，主に下腿三頭筋による底屈モーメントが下腿の前傾を制御している（図3）．つまり

単脚支持期は前方に進むための力を発揮しておらず，足関節ロッカーの時期は踵ロッカーで生み出された推進力の慣性で進んでいることになる．

2．膝伸展パターンの分類

膝伸展パターンを呈する片麻痺者は臨床で多くみられるが，膝の伸展が過剰にみられる現象の理由として，大腿四頭筋の筋力低下や底屈筋の痙性麻痺や拘縮に対する代償といった報告がある[5]．しかし，大腿四頭筋の筋力強化を行う，背屈可動域を拡大させる，もしくは短下肢装具を使用した足関節の良肢位固定などの介入を行った場合でも，必ずしも膝過伸展の改善につながるとはいえない．膝伸展パターンの片麻痺者の歩行時の特徴は明らかになっておらず，何を評価し，何を治療すべきか，悩むことは多い．

山本[6]は，膝関節が伸展する片麻痺者において接地直後の膝伸展と，立脚中期から後期にかけての膝伸展は異なる歩行として分類すべきとしている．筆者らの先行研究より，膝伸展パターンの片麻痺者は麻痺側荷重応答期で膝関節が過伸展する歩行（**初期膝伸展パターン**）と，立脚中期以降に膝関節が過伸展する歩行（**中期膝伸展パターン**）に分類できることが明らかになった[7]．両者は麻痺側立脚期の膝関節運動と下腿傾斜（下腿前後傾運動）のタイミングにより判別できる．初期膝伸展パターンは荷重応答期で下腿後傾がみられ，中期膝伸展パターンは荷重応答期で一度下腿が前傾した後，単脚支持期で下腿が後傾する．したがって，臨床においても膝伸展パターンの片麻痺者の歩行を観察する場合には，歩行時の膝関節運動と併せて下腿傾斜のタイミングに着目するとよい．

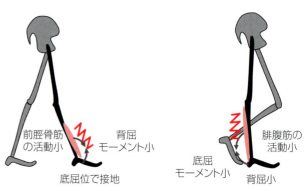

図4 初期膝伸展パターンの歩行の特徴

初期膝パターンは，底屈位で接地し踵接地ができない．荷重応答期で前脛骨筋の筋活動を高めることができず，背屈モーメントが非常に小さいことが特徴である．踵ロッカーが生じるべき時期に前脛骨筋による背屈モーメントが発揮されないことは，下腿を前方へ牽引する力が生成できないことを意味し，膝関節が過伸展することにつながる（a）．

続く単脚支持期では底屈モーメントが小さく，足関節背屈角度も小さいことから，足関節を中心に回転する足関節ロッカー機能が機能しにくい（b）．

3．膝伸展パターンの片麻痺者の歩行時の特徴

膝伸展パターンを初期膝伸展パターンと中期膝伸展パターンに分類したが，両者の歩行時の特徴はどのようになっているのだろうか．以下，筆者らが行った多人数の片麻痺者の歩行の計測結果から得られた知見をもとに，膝伸展パターンの片麻痺者の歩行時の特徴を解説する[7]．

荷重応答期に膝関節が過伸展する**初期膝伸展パターン**の片麻痺者は，底屈位で接地し踵接地ができないことが特徴である．さらに，荷重応答期で前脛骨筋の筋活動を高めることができず，背屈モーメントが非常に小さい．踵ロッカーが生じるべき時期に前脛骨筋による背屈モーメントが発揮されないことは，下腿を前方へ牽引する力が生成できないことを意味し，膝関節が過伸展することにつながる（**図4a**）．また，続く単脚支持期では腓腹筋の筋活動が低下し，底屈モーメントが小さく，

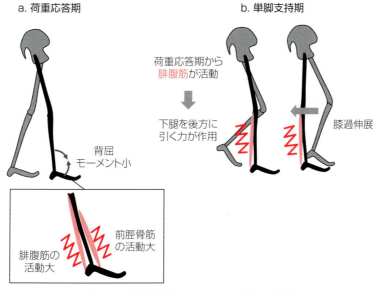

図5 中期膝伸展パターンの歩行の特徴

中期膝伸展パターンは，荷重応答期での背屈モーメントが小さいことが特徴である．麻痺側前脛骨筋の活動は荷重応答期で大きいが，拮抗筋である腓腹筋の活動も大きく，この拮抗的な活動のため十分な背屈モーメントを発揮できない．この結果，下腿が前傾せず，身体を前方に回転させる力を十分に形成することができない（a）．
荷重応答期から単脚支持期にかけて腓腹筋の筋活動が持続することで，下腿，および膝関節を後方に引く力として作用し，膝関節が過伸展すると考えられる（b）．

足関節背屈角度も小さいことから，足関節を中心に回転する足関節ロッカーが機能しにくいといえる（**図4b**）．

立脚中期に膝関節が過伸展する**中期膝伸展パターン**の片麻痺者では，荷重応答期での背屈モーメントが小さいことが特徴である．麻痺側前脛骨筋の活動は荷重応答期で大きいが，拮抗筋である腓腹筋の活動も大きく，この拮抗的な筋活動のため十分な背屈モーメントを発揮できないと考えられる．この結果，下腿が前傾せず，身体を前方に回転させる力を十分に形成することができない（**図5a**）．また，荷重応答期から単脚支持期にかけて腓腹筋の筋活動が持続し，下腿，および膝関節を後方に引く力として作用することで，膝関節が過伸展すると考えられる（**図5b**）．

4．脳卒中片麻痺者の歩行の経時的変化と理学療法

回復期において片麻痺者の歩行はどのように変化し，理学療法士は何に介入していけばよいか．以下，三次元動作分析装置と筋電図を用いた計測結果を含め，回復期における初期膝伸展パターンを呈した片麻痺者の歩行の変化と理学療法について紹介する．

1）症例基礎情報

39歳男性，左被殻出血により右片麻痺を呈し，発症から約1.5カ月経過した後，回復期病院に転院された．回復期転院時の身体機能として，体幹部と麻痺側上下肢は低緊張であり，下肢 Brunnstrom Recovery Stage（BRS）はⅢ，足関節底屈筋 Modified Asworth Scale は1⁺，下肢の感覚は表在・深部ともに重度鈍麻であった．立ち上がりや移乗動作は最小介助

で可能であったが，非麻痺側上肢で手すりを強く引っ張り，麻痺側足部は浮いている状態であった．また，裸足歩行は麻痺側の内反尖足と膝折れが著明にみられ重度の介助を要した．ご本人のNEEDとして復職があり，実用的な屋外歩行の獲得が必要であった．

立位や歩行においても非麻痺側上下肢を過剰に使用しており，麻痺側下肢の支持性が低下していることから，回復期転院後早期にご本人用の長下肢装具（膝継ぎ手リングロック，足継ぎ手Gait Solution，足部覆い）を作製した．長下肢装具を装着して麻痺側下肢への荷重練習や歩行練習を行いながら，体幹部や麻痺側股関節周囲筋の筋活動向上，バランス機能の改善を図った．徐々に体幹部や股関節の筋活動が認められるようになり，長下肢装具からカットダウンを図り，回復期転院後1.5カ月程度（発症から3カ月程度）で短下肢装具へ移行した．しかし，短下肢装具での歩行では接地後から麻痺側膝関節が過伸展していた．

2）初回計測時の歩行

初回の三次元動作分析装置と筋電図を使用しての歩行計測は，歩行がT字杖にて見守りレベルとなった時点（発症から4.5カ月経過）で行った．麻痺の程度と感覚機能に変化はなかった．また，計測においては装具なしでの歩行は足関節内反がみられたため，内反を抑制する目的でオルトップを装着して行った．

初回計測時の歩行のスティックピクチュアを図6に示す．初回計測時の歩行は，麻痺側接地直後から下腿が後傾し，著明な膝過伸展を呈した（図6，7a）．また，荷重応答期において前脛骨筋の活動は認められず，腓腹筋が活動していた（図7b）．荷重応答期で生じるはずの背屈モーメントはみられず，逆に底屈モーメントが発揮されていた（図7a）．

以上から，本症例は，荷重応答期における前脛骨筋の活動が乏しく，下腿を前方へ牽引する力が欠如し，初期膝伸展パターンを呈していると考えられた．介入内容としては，通常の歩行練習に加え，足関節背屈の分離が困

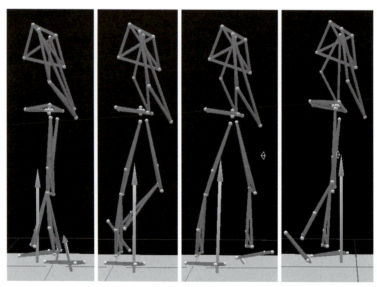

麻痺側初期接地　　非麻痺側離地　　非麻痺側初期接地　　麻痺側離地

図6　症例初回計測時の歩行
麻痺側（右）の初期接地はつま先接地となり，床反力は足関節軸の前方を通っている．また，接地後から下腿後傾と膝過伸展を認め，立脚期を通じて下腿の前傾は小さく，非麻痺側の歩幅も小さい．

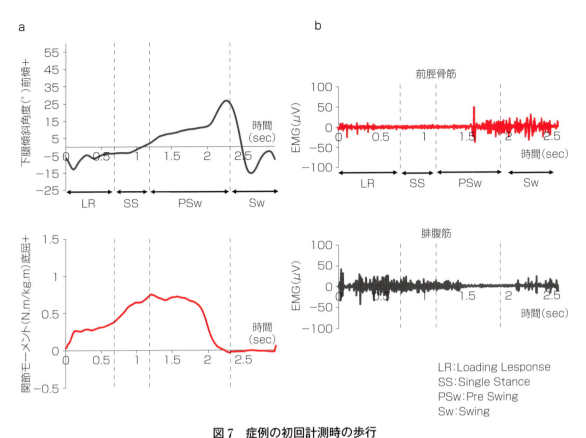

図7 症例の初回計測時の歩行

a：上図は症例の初回計測時における歩行矢状面の下腿傾斜角度を示す．下腿後傾位で接地した後，荷重応答期でさらに下腿が後傾した．
下図は症例の初回計測時における歩行時の足関節モーメントを示す．荷重応答期にて健常歩行でみられるはずの背屈モーメントが発揮されず，逆に底屈モーメントが発揮された．
b：症例の初回計測時における歩行時の前脛骨筋と腓腹筋の筋活動を示す．荷重応答期で前脛骨筋の筋活動が認められず，立脚期を通じて腓腹筋が活動していた．

難であるため歩行以外の課題で前脛骨筋の筋活動を促した後（**図8**），接地時のステッピング動作などにより前脛骨筋の促通を行った．併せて，麻痺側股関節周囲筋や膝伸展筋の活動を高めるよう，立ち上がりや着座，荷重練習も行った．

3）初回計測後の経過と理学療法介入

上記の介入を行い，徐々に膝過伸展の改善がみられ，歩行速度や歩行の安定性は改善し，発症後5.5カ月程度で病院内歩行がT字杖と短下肢装具で自立となった．また，階段昇降動作練習，自宅内の移動を想定した杖なし歩行の練習を行い，内反が自制内となってからは装具なしでの歩行練習も行った．また，患者自身でのストレッチや自主トレーニングが定着し，麻痺側下肢や装具の管理が行えることを確認したうえで，麻痺側足関節背屈可動域や底屈筋の筋緊張の改善・維持が今後も見込めると判断し，退院1カ月前（発症から6.5カ月）の時点で，生活用の装具として短下肢装具（Gait Solution Design，以下GSD）を作製した．

屋外歩行練習はT字杖とGSDを使用して行い，平地から不整地へと難易度を調整しながら練習を行った．さらに，段階的に歩行距離を拡大し，1km程度の連続歩行が可能と

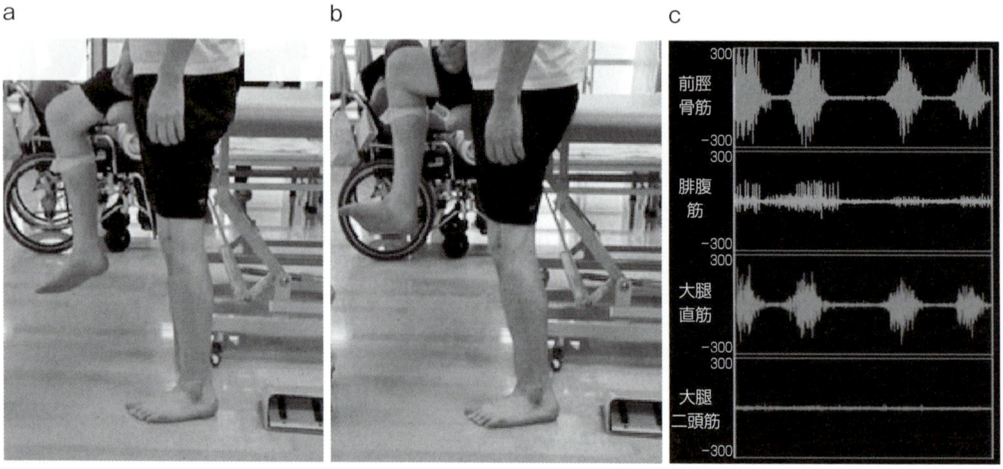

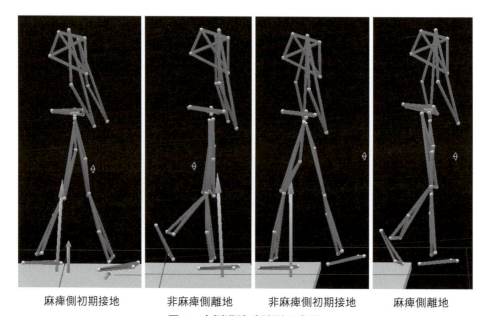

図8 前脛骨筋の促通

左の図 (a) の肢位から股関節屈曲させると背屈運動が生じ (b), 前脛骨筋の筋活動が認められる (c：一番上が前脛骨筋の筋活動を示す). 麻痺側足関節の随意性が低下している場合でも，下肢の屈曲パターンを利用することで背屈運動と背屈筋の筋活動を促すことができる. この際, 過剰な骨盤後傾や股関節屈曲が生じない範囲で行うとよい.

麻痺側初期接地　　非麻痺側離地　　非麻痺側初期接地　　麻痺側離地

図9 症例退院時計測の歩行

麻痺側（右）の初期接地は踵から接地できるようになり，床反力が足関節軸の後方を通るようになった. また，接地後から下腿が前傾するようになり，膝関節の過伸展は改善した. 立脚期を通じて下腿が前傾し，非麻痺側の歩幅が増大した.

なってから，バスの乗車や市街地での人の往来のある環境での練習，エスカレータの乗り降り，スーパーでの買い物練習などを行った.

4）回復期退院時の歩行

回復期退院時（発症から 7.5 カ月）の症例のT字杖歩行のスティックピクチュアを**図9**に，計測結果を**図10**に示す. 麻痺や感覚機能の程度などに著変はなかったが，歩行速度が 0.21 m/sec から 0.78 m/sec に大きく改善した. 歩行時に下腿が接地してから滑らかに前

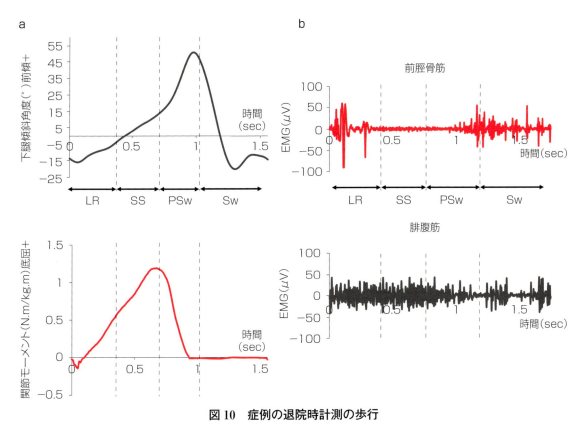

図10 症例の退院時計測の歩行

a：上図は症例の退院時における歩行の矢状面の下腿傾斜角度を示す．下腿後傾位で接地した後，立脚期を通じて下腿が滑らかに前傾するようになった．
　下図は症例の退院時における歩行時の足関節モーメントを示す．初回計測でみられなかった荷重応答期の背屈モーメントが発揮されるようになり，単脚支持期の底屈モーメントのピークも増大している．
b：症例の退院時における歩行時の前脛骨筋と腓腹筋の筋活動を示す．荷重応答期で前脛骨筋の筋活動が認められるようになったことがわかる．

傾するようになり（図10a），初期膝伸展パターンに改善がみられた．筋活動は荷重応答期において前脛骨筋が働くようになり（図10b），背屈モーメントが発揮されるようになった（図10a）．

　回復期退院時には，裸足での歩行において内反自制内で可能となったが，自宅内に階段があることも考慮し，自宅内の移動はGSDを装着しての杖なし歩行となった．屋外はT字杖とGSDを使用し，2km程度の歩行が可能となり，実用的な歩行が獲得できた．また，階段昇降動作はT字杖と短下肢装具で1足1段で安全に行えるようになった（図11）．

脳卒中片麻痺者の歩行の代償動作

　Levinらは片麻痺者で生じる機能障害レベルの問題の回復と代償について，失われていた運動機能を発症前と同様な方法で行えるようになることを回復，発症前とは異なる方法で行えるようになることを代償と定義している[8]．回復期でリハビリテーションを受けている片麻痺者の多くは，運動麻痺や感覚障害が残存しており，発症前と全く同様の方法で運動を行えるケースは多くはないように感じる．そのような意味で，回復期における片麻痺者の動作は代償を使いながら行っていると

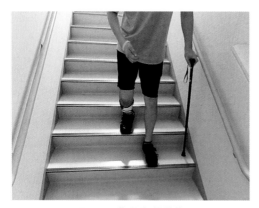

図11 階段降段動作
図は症例の退院時の階段降段動作を示す．屋外歩行を実用的にするためには，手すりではなく杖を使用しての階段昇降動作が安全にできるようになることも必要である．退院時には麻痺側膝のコントロールが改善し，杖を使用して1足1段で階段昇降動作が可能となった．

考えられる．では，片麻痺者の歩行能力を改善するにあたり，代償動作の許容についてどのように考えるべきであろうか．大畑[9]は機能障害レベルの代償を無制限に許すべきではないとしており，Levinら[8]は機能障害レベルの改善を通して活動レベルの回復を目指すべきとしている．ここでは，片麻痺者の機能回復における代償を，「許容できる代償」と「許容すべきではない代償」に分けて考えてみたい．「許容できる代償」とは，その代償動作を続けた場合でも動作を効率的に行うことができる，また，その動作を獲得する方向に向かっている場合は許してもよいものと考える．逆に「許容すべきではない代償」とは，その代償動作を続けることで筋緊張が亢進する場合や非麻痺側が努力的となるなど，その後の動作の獲得を妨げる場合や，目的とする動作の要素が阻害されるものと考えている．

前述した初期膝伸展パターンの片麻痺者の症例を通じて，「許容できる代償」と「許容すべきではない代償」を考える．この症例の回復期早期において，立ち上がりや移乗動作では非麻痺側上肢で手すりなどを積極的に使用し，非麻痺側下肢の荷重が多く，動作や立位時に麻痺側足部が浮いている状態であった．動作的には安定し，日常生活動作としては自立と判断できるものかもしれないが，このような動作パターンを繰り返すことで非麻痺側体幹屈曲・側屈や麻痺側上下肢の連合反応が強くみられるようになり，麻痺側下肢の不使用を学習してしまう可能性がある．この動作パターンでは，麻痺側下肢の支持性を高めていくことは難しいと考えられ，代償としては許すべきものではないと判断した．このように，動作が「できる」・「できない」という観点だけではなく，動作の質を評価することが代償動作の判別には重要と考える．

また，回復期の治療において長下肢装具や短下肢装具を使用したが，仮に本症例が装具を使用しないで膝過伸展の歩行を長期的に続けていれば，関節可動域制限や痛みのような問題を引き起こす可能性があったかもしれない．それらの問題がその後の麻痺側の機能回復を妨げることも考えられ，本症例においては装具を使用しての歩行動作は「許容できる代償」と考えられる．

接地後の膝が過伸展する片麻痺者に対して多くの場合，底屈制限の装具を使用すると考えられる．しかし，本症例では短下肢装具にカットダウンしてからも立脚期で若干の膝過伸展がみられたが，底屈制動機能の装具（足継ぎ手GSの金属支柱付き短下肢装具とGSD）を継続して使用した．この理由として本症例の場合は底屈制限の装具を使用することで，かえって装具によりかかる歩行となり，前脛骨筋の筋活動が低下する傾向があったことがある．また，足関節背屈運動は随意的には困難であったが，前述した動作中などに前脛骨筋の筋活動が認められ，かつ，歩行時も認められるようになっていた．底屈制動機能の短下肢装具を使用しながら運動療法などにより前脛骨筋の活動を高め，かつ，下腿三頭

筋の過剰な筋活動や筋緊張をコントロールすることができれば，膝過伸展は将来的に改善していくと考えた．このように底屈制動機能の短下肢装具を装着しても膝過伸展がみられたが，装具の継続使用と運動療法を行っていくことにより膝過伸展は改善すると評価し，底屈制動機能の短下肢装具使用時の膝過伸展を「許容できる代償」と判断した．

以上から，代償運動を考える際，個々の症例のNEEDやその時の身体機能・能力，将来的な身体機能・能力（回復の見込みや潜在性）や治療の優先順位などを適切に評価することが必要であり，その評価に基づき代償動作をどのように捉えていくかが重要と考える．

Conclusion

脳卒中片麻痺者の歩行は個別性が大きく，多種多様な歩容を呈するが，麻痺側立脚期の膝関節の動きにより歩行パターンを分類することで，その特徴を明確にしやすい．回復期でのリハビリテーションでは，各歩行パターンの特徴を理解し，本人の有する機能や潜在性を適切に引き出しながら治療を行うことで，歩行能力の回復につなげることができると考える．

文献

1) Olney SJ, et al：Hemiparetic gait following stroke. Part Ⅰ：Characteristics. *Gait Posture* **4**：136-148, 1996
2) Bohannon RW：Gait after stroke. *Orthop Phys Ther Clin N Am* **10**：151-171, 2001
3) Kim CM, et al：The relationship of lower-extremity musle torqe to locomotor performance in people with stroke. *Phys Ther* **83**：49-57, 2005
4) De Quervain IA, et al：Gait pattern in the early recovery period after stroke. *J Bone Joint Surg Am* **78**：1506-1514, 1996
5) Perry J, et al：Gait analysis 2nd ed, Pathological gait, Slack, California, 2010, pp163-279
6) 山本澄子：脳血管障害患者の歩行分析．総合リハビリテーション **40**：959-964, 2012
7) 田中惣治，他：片麻痺者の歩行パターンの違いによる歩行時の筋電図・運動力学的特徴．バイオメカニズム **23**：107-117, 2016
8) Levin MF, et al：What do motor "recovery" and "compensation" mean in patients following stroke? *Neurorahbail Neural Repair* **23**：313-319, 2009
9) 大畑光司：脳卒中片麻痺患者における運動機能の回復と代償のメカニズム 理学療法京都 **41**：57-61, 2012

3 回復期における機能回復③
─下肢装具

髙木治雄[*1]

> **Key Questions**
> 1. 長下肢装具と短下肢装具の適応基準
> 2. 長下肢装具による歩行練習のポイント
> 3. 短下肢装具による歩行練習のポイント

はじめに

『脳卒中治療ガイドライン2015』において,発症後早期からの積極的なリハビリテーションを行うことが強く勧められ(グレードA),その内容には,装具を用いた早期歩行訓練も含まれている[1].しかし,標準的な治療体系はいまだ不十分で,施設間の装具に対する捉え方や処方率にも差があるのが現状である.装具は装着すれば能力が改善するものではなく,目的に応じた選定と,セラピストによる運動療法を併用することではじめて効果が得られる.

江西[2]は,慢性期片麻痺重症例において立位保持を不可能とした原因は,いわゆるバランス能力ではなく,健側下肢筋力低下・膝屈曲拘縮という運動の不足・欠如から生じる廃用症候群の合併であったと述べている.これらは,急性期・回復期における長下肢装具(KAFO:Knee-Ankle-Foot Orthosis)を用いた起立練習不十分により起こるものであり,装具療法の標準的な理解は重要である.

脳血管疾患は要介護状態になる主因の第2位である[3].在院日数短縮,在宅復帰率向上により,医療費・介護費用の削減を期待できる装具療法は,回復期に限らず,急性期・生活期においても積極的に実施されるべきである.本稿では,回復期における下肢装具の選定と活用に必要な知識と考え方について述べる.

回復期リハビリテーション病棟における装具の適応基準

脳卒中における治療用装具は,今までも機能改善に貢献してきたが,過度な動きの制限が適切な機能改善の妨げとなる可能性もあった.近年,固定だけでなく,制動や補助が可能な継手(joint)が開発され,装具の選択において運動麻痺の重症度だけでなく,治療目的に応じた選択が可能となってきている[4].

治療用装具の適応において検討すべき点は,1.長下肢装具と短下肢装具の判定,2.施設用備品装具とオーダーメイド装具の判定,3.継手の選択の3点である.以下に,詳細を述べる.

[*1]Haruo Takaki/医療法人慧明会貞松病院

1. 長下肢装具か短下肢装具か？

重度脳卒中では，廃用症候群予防を目的にKAFOでの立位保持練習が重要となる．中等度，軽度においては，下肢の機能再建の道具としての役割が重要となるが，回復期において安易な短下肢装具（AFO：Ankle-Foot Orthosis）の選択はその後の歩行能力に悪い影響を与える．

森中[5]は，脳卒中の歩行病態において，「膝折れ境界」と「歩行境界」を重要な指標としている．「膝折れ」がやっと止まる「膝折れ境界」でAFOへ移行すると，「歩行境界」にとどまる患者が少なくないとし，膝関節の安定性が不十分な時期でのAFO移行の危険性を説いている．「歩行境界」とは，かろうじて歩行可能となるが介助を要する歩行困難状態である．AFOへの移行・種類の選択は，膝のロッキングや不安定性を十分観察し，段階的に行うことが重要である．

2. 施設用備品装具かオーダーメイド装具か？

装具の機能を生かすためには何よりも適合性が重要となる．複数のサイズや，調整機能付きの備品装具も必要となるが，オーダーメイドほどの適合は望めない．適合性が悪い装具は十分な効果が得られないばかりか，誤った筋活動を学習する可能性もある．特に，大腿カフの適合性は重要である．股関節・体幹の力を下肢に伝えるためにも，また逆に下肢からの荷重伝達を股関節・体幹に伝えるためにも，大腿カフには十分な長さが必要である．短いカフは大腿部での固定が不十分となり，立脚期の保持だけでなく，遊脚期においても下肢を振り出す力のロスが起きる．備品装具で評価を行い，速やかに個人用装具を作製すべきと考える．

3. 継手の機能を選択できるか？

継手の機能の理解が重要である．基本的な継手の機能は制限（固定含む），制動，補助である．制限は一定の可動域内での運動で，ダブルクレンザック継手などがこれにあたる．2方向を同じ角度で制限すると固定できる．制動は運動方向と逆向きの力を発生し，運動を減速させる．プラスチック装具のたわみや油圧ダンパーを用いたGait Solution（GS）がこれにあたる．補助は運動方向と同じ向きに対して力を発生する．プラスチック装具やバネによる制動が初期角度に戻る際に発生する．装具の継手は基本的に，この3つの機能の組み合わせでなっている[6]．このことは，膝継手も同様で，治療戦略に合わせて使い分けることが必要である．

回復期で用いる治療用装具では，患者の身体機能の変化に合わせた設定ができることが重要となる．当院では，膝継手にダイヤルロック，足継手の外側にGS，内側にダブルクレンザック継手を併用したGS付KAFOを使用し，片麻痺者の身体の変化に柔軟に対応できるようにしている．

装具の設定と歩行練習の進め方

歩行練習を実施するにあたり，歩行観察により異常サインを見つけることが重要であるが，その異常サインが異常歩行の原因となっている「原因因子」であるのか，原因因子の結果出現している「結果因子」であるのか見極めることが重要である．「原因因子」と「結果因子」の関係を十分理解したうえで，「原因因子」へのアプローチを行うことが，異常サインを効率的に解決するために重要である（**図1**）．

以下に，「膝折れ境界」より重度なケースを想定した装具の設定と歩行練習の進め方について述べる．「膝折れ境界」より重度なケース

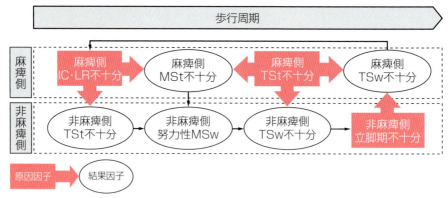

図1 歩行観察による異常サインの関係
歩行練習を実施するにあたり，歩行観察により異常サインを見つけることが重要であるが，その異常サインが異常歩行の原因となっている「原因因子」であるのか，原因因子の結果出現している「結果因子」であるのか見極めることが重要である．
IC：Initial Contact（初期接地），LR：Loading Response（荷重応答期），MSt：Mid Stance（立脚中期），TSt：Terminal Stance（立脚終期），TSw：Terminal Swing（遊脚終期），MSw：Mid Swing（遊脚中期）

では，原則KAFOを適用する．回復期おいては予後予測も考慮しつつ，迷った時にはKAFOを選択することが望ましいと考える．

KAFOの設定にあたり，可能な範囲で裸足・AFOでの立位・歩行の評価を行うことが重要である．裸足・AFOの立位・歩行の評価結果を踏まえ，目的に応じたKAFOの設定と運動課題を検討する．

装具設定の手順は，①膝継手の固定，②上部体幹・肩甲帯の姿勢調整，姿勢制御の改善に伴い③足継手の背屈可動性の拡大，④足継手の底屈制動を行い，歩行練習が進むに従って⑤非麻痺側の補高を行い麻痺側の振り出しを促す．KAFO歩行の介助量が軽減してくれば，さらに荷重応答を改善するために⑥膝関節の可動性を出していく．膝関節の不安定性の解消で，⑦AFOへ移行する．以下に詳細を記す．

1．膝継手の固定

まずは膝関節の固定が重要となる．支持性が不十分な膝での荷重は床反力を得ることができず，足部から下肢・体幹への荷重伝達や荷重感覚を得ることが困難となる．これは下肢筋・体幹筋の不活動や関節拘縮を招く．膝関節固定はこれらを予防することに貢献する．

角度は，目的に合わせてダイヤルロックで調整する．膝屈曲0°〜5°固定は，踵接地による前脛骨筋の促通，体幹・股関節の協調性，立脚後期の大腰筋，下腿三頭筋の伸張と遠心性収縮の促通を目的とする．膝屈曲5°〜10°固定は，膝ロッキング傾向にあるものの協調性練習によい．膝屈曲10°〜15°固定は，陽性支持反射・二関節筋に関連する背屈可動域低下や，大殿筋・大腿四頭筋の促通に有効である．

歩行における麻痺側MSt不十分（膝関節の不安定性）は，股関節・足関節機能低下を原因因子にもつ結果因子であることが多い（**図1**）．膝関節を固定してのステップ練習で，原因因子である麻痺側IC・LRのロッカー機能や，TStの股関節屈筋群・足関節底屈筋群の遠心性収縮を改善することで，膝関節の安定性を図ることができる．

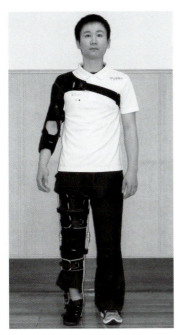

図2　上肢懸垂用肩関節装具「オモニューレクサプラス」（オットーボック・ジャパン社）
歩行練習を行うにあたって上部体幹・肩甲帯の姿勢調整は重要で，下肢装具の設定と併せて行う．

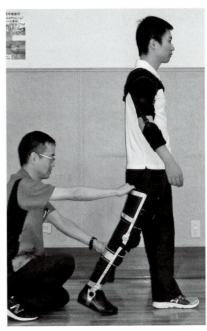

図3　立脚後期のステップ練習
片麻痺姿勢の特徴である股関節屈曲・外旋拘縮の予防，足関節尖足拘縮の予防をより効果的にするために，介助者は股関節外旋を許さないことが重要．

2．上部体幹・肩甲帯の姿勢調整

　歩行練習を行うにあたってパッセンジャーユニットである上部体幹・肩甲帯の姿勢調整は重要で，下肢の筋活動や歩行能力を改善する[7,8]．特に，歩行の協調性改善，歩行効率の増加に上肢の参加が重要で，快適歩行速度では非麻痺側上肢/麻痺側下肢，速い歩行速度では麻痺側上肢/非麻痺側下肢の肢間協調性の改善に有効である[9]．

　片麻痺者では特に肩甲帯のコントロールが困難である．肩甲帯のアライメント改善は，肩甲帯周囲，上部体幹の筋の長さを適切に保ち，筋活動を改善する．当院では肩甲帯のコントロールに上肢懸垂用肩関節装具オモニューレクサプラス（オットーボック・ジャパン社）を使用している（**図2**）．オモニューレクサプラスは，前腕カフを連結し引き上げ，上肢の重さを肩関節より近位にもっていくことで，肩関節亜脱臼の改善と，肩甲帯のアラ

イメント改善に有効である．

3．背屈遊動

　膝関節を固定するだけでは静的バランス保持困難の場合，足継手固定やフレアによる支持面の増大で床反力を得る．しかし，動的バランス練習，ステップ練習，歩行練習を行う際は，足継手の背屈遊動が必要となる．背屈の制限と遊動は，実施する課題の目的に応じて設定し，使い分けることが重要である．

　遊動とは制限も制動もなく自由に動く状態である．膝固定・足背屈遊動の組み合わせを用いた歩行練習や立脚後期のステップ練習は，股・足関節の可動域増大に寄与する．力学的にはもちろん，姿勢制御を伴う課題であるため，脳の機能システムの改善も期待できる．片麻痺姿勢の特徴である麻痺側の股関節屈曲・外旋拘縮の予防，足関節尖足拘縮の予防をより効果的にするために，介助者は股関

節外旋を許さないことが重要である（図3）.

セラピストの内側の手で内側の支柱を，外側の手で大腿カフの半月を把持し，股関節の中間位を維持する.

歩行における麻痺側TSw不十分（下肢振り出し低下）は，麻痺側TSt不十分を原因因子にもつ結果因子であることが多い（図1）．麻痺側の膝固定に足背屈遊動を併せ，TSt時の股関節屈筋群に十分な伸張刺激を与えることがTSwの改善に有効である．また，麻痺側TStの改善は，非麻痺側TSwとそれに続く立脚期を良好にし，その結果因子である麻痺側のTSwの改善につながる（図1）．

4．底屈制動

KAFOにおいて従来の底屈制限足継手では，急激な荷重応答が起こり，姿勢制御が困難となる．これは歩行練習における学習の妨げになる可能性がある．一方，GSによる底屈制動は歩行時のスムーズな体重移動を可能とし，歩行時の姿勢制御を行いやすくする[10]．プラスチック装具やバネによる制動力は角度が大きいほど強くなり，小さい角度では十分な制動力が発揮されない．オイルダンパーを用いたGSの利点は，ほかの制動機構と比べ踵接地の瞬間から制動力が発揮されることである．

KAFOにおける底屈制動足継手の適応が困難なものは，膝伸展位での足関節背屈制限が著明なもの，円背や膝関節伸展制限により下肢のストライドが短く踵接地が困難なもので，随意性の低下や筋緊張の亢進は必ずしも問題になるとは限らない[11]．

歩行における非麻痺側TSt不十分（蹴り出し低下）は，麻痺側IC・LR不十分（着地の不安定）を原因因子にもつ結果因子であることが多い（図1）．麻痺側の膝固定で前方へのストライドを確保し，足底屈制動と併せて麻痺側の接地をスムーズにすることで，安心した非麻痺側の蹴り出しができる．

5．非麻痺側の補高調整

重症者の歩行練習において麻痺側下肢の振り出しには徒手的な介助が必要であるが，スムーズな振り出しが困難な場合は，併せて非麻痺側の補高を行う．適切な運動学習を行うためには，麻痺側下肢振り出しの過剰な努力による過緊張や代償運動を軽減することが重要である．当院では，足底を加工した補高調整靴（リフターシュー，FLAP技研社）（図4）を用いて補高調整の評価を行い，補高靴を作製する．軽度の足尖の引っ掛かりには摩擦軽減シートのシェアバンも有効である．

6．膝継手の伸展補助・屈曲制動

通常，麻痺側の単脚支持時間は非麻痺側より短い．GSKAFOは，底屈制動により荷重応答をスムーズにするが，麻痺側単脚支持時間の延長と歩行の対称性には効果がなかった[12]．これは，ヒールロッカー機能時に足関節底屈と同時に起きる膝関節屈曲[8]が膝継手固定では困難で，それに続くアンクルロッカー機能が阻害されるためと考える．麻痺側の単脚支持時間を延長させるためには，歩行能力に応じて，セラピストの徒手的介助にて骨盤帯を前方へ推進させることや，ヒールロッカー時の膝屈曲可動性（0°～15°制動）を備えた膝継手の採用が必要となる．

可動性を持つ膝継手の選定において，3Way膝継手の制限機能は，伸展補助機能がないため，重度の麻痺では継手の伸展域を使用できず，常に膝屈曲位での歩行となってしまうことが多い[13]．屈曲制動・伸展補助可能な膝継手には，スペックス（アドバンフィット社），クレイン（UG技研社）などがある（図5）．制動膝継手を使用する際は，膝継手と足継手の制動力のバランス調整が必要となる．底屈制動力が強すぎると過度の膝屈曲が起こ

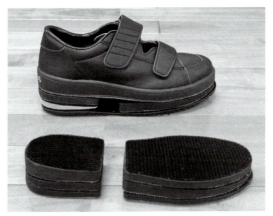

図4 補高調整靴「リフターシュー」(FLAP技研社)
補高調整靴に調整靴底がマジックテープで着脱でき，補高の必要性を即座に試行できる．

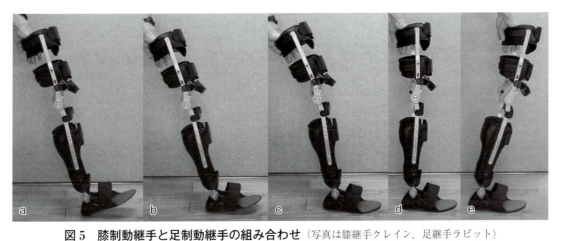

図5 膝制動継手と足制動継手の組み合わせ(写真は膝継手クレイン，足継手ラビット)
a：左から踵接地の膝伸展補助　b：足継手の底屈制動　c：膝継手の屈曲制動
d：膝・足継手の制動による下腿と大腿部の前方回転　e：足継手の背屈遊動

り，逆に底屈制動が弱すぎると膝屈曲は起こらなくなる．

当院では，制動膝継手を代用する簡易な方法として，膝伸展補助バンドと膝蓋骨カップを併用している（**図6**）．膝伸展補助バンドの構造は，ゴムバンドの近位にベルクロを取りつけ，KAFOの大腿カフに装着する．遠位は2本のベルトに分かれ，装具下腿部の支柱に設置したギボシに引っ掛ける．ギボシの位置は遠位より近位のほうが望ましい．膝蓋骨カップの構造は，ウレタンスポンジを用い大腿前面と膝蓋骨に適合するよう形状を加工する．補助バンドと大腿部の間に膝蓋骨カップを挟み込むようにセットし，補助バンドの張力を下腿伸展方向へ誘導する目的に用いる．これにより，初期接地の膝伸展補助とヒールロッカー時の膝屈曲制動が可能となる．

7．AFOへの移行

適応基準の項でも述べたとおり，膝のコントロールが改善するまで，なるべく長くKAFOを使用する．AFO移行後も，必要に応

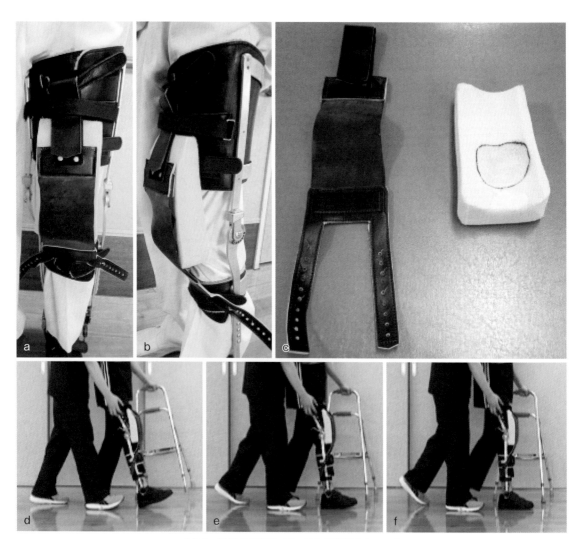

図6 膝伸展補助バンドと膝蓋骨カップ
a：装着正面　　b：装着側面　　c：伸展補助バンドと膝蓋骨カップ
d～f：IC～LR時のヒールロッカー機能

膝蓋骨カップを伸展補助バンドと大腿部の間にセットし，補助バンドの張力を下腿伸展方向へ誘導する目的に用いる．

じてKAFOでの歩行練習と併用する．AFOの設定の目安は，立脚中期の下腿と体幹の垂直性である．制動力が強すぎれば下腿は過剰に前傾し，弱すぎれば下腿は後傾する．それに伴い体幹も垂直性を損ない不良姿勢での歩行となる．GSのAFOでの適応は軽症者となることが多い．KAFOからAFOへ移行する者は，下肢機能が重度の者も多く，AFO歩行時，GSだけでは制動力が不十分な場合もある．この時は，ダブルクレンザックによる制限と併用する．荷重応答時に過度底屈，立脚中期に下腿後傾するケースでは，正常歩行に準じて底屈5°～10°の底屈制限をする．それでも困難な場合は，速やかに底屈を0°に制限する．

重度の痙縮や著しい足部の変形や拘縮による背屈制限がある場合は，無理な背屈位への矯正は行わない[5]．膝伸展位での背屈角度，麻痺側立脚期の下腿前傾角（SVA：Shank to Vertical Angle）5°～10°を指標に，底屈角度の

設定と麻痺側踵に補高を行う．これにより，足底全体での荷重が可能となり，下腿三頭筋の過剰な働きも軽減される．

久米[14]は，生活期では多くの脳卒中患者が痙縮の亢進に伴い歩容を悪化させており，制御力の小さいAFOの使用が要因の一つになっている可能性を示唆している．AFOの調整においては，退院後の質的・量的活動の変化を想定し，若干強めの制限・制動が必要な場合が多い．

病期に合わせた歩行練習の進め方

重症度に合わせた装具設定と，発症からの回復過程をもとに歩行練習を進めていく．Swayneら[15]の運動麻痺回復のステージ理論によると1st stage recoveryは発症から3カ月までの残存している皮質脊髄路の興奮性を高める時期，2nd stage recoveryは3カ月をピークに皮質間の新しいネットワークの興奮性を高める時期，3rd stage recoveryは6カ月以降持続して徐々に強化される時期とされ，病期により回復に係る因子も変わってくる．

1st stageで，重度の機能障害を持ち，歩行練習の介助量が多いケースでは，歩行練習と並行してステップ練習を行う．ステップ練習は，麻痺側の立脚後期，立脚初期，立脚初期〜立脚後期の手順で歩行相に分けに行う[16]．歩行練習・ステップ練習の際は膝継手を固定し，足継手には可動性を持たせ，股関節の動的支持機構や足関節筋群の促通・拘縮予防を目的に適切な介助を行う[17]．歩行介助は後方より実施する．上部体幹のアライメントを保持しつつリズミカルに行い，下肢のストライドを大きく出すことも重要となる．この時期の歩行練習において難易度調整と歩行量の確保をするために，部分免荷トレッドミルが有効である．

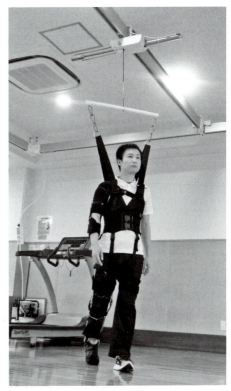

図7　平地部分免荷歩行練習（ユニバーサルコアフレーム，インターリハ社）
下肢装具の設定と合わせて，課題難易度の調整を行う．

2nd stageは，運動学習を目的とした装具の設定が必要である．運動学習は，患者自身の中に制御系をつくり出す過程である．歩行介助は，介助者が制御する過程となるため，介助量を少なくするための課題難易度の調整性が重要となる．課題難易度の調整性には装具を用いた下肢の自由度制約を行う[18]．さらに必要に応じて杖などの歩行補助具を使用し，自律した歩行が可能なセッティングを行う．平地免荷歩行練習（ユニバーサルコアフレーム，インターリハ社）（図7）の併用は，安全に歩行練習や踏み台昇降などの応用歩行なども可能となり有用である[19]．

3rd stageは，継続した歩行練習により学習した能力を強化するため，装具の管理が重要となる．継手やバンドの消耗は，徐々に獲得した歩行アライメントや歩行戦略を崩してい

く. 装具療法の効果を持続させるためにも最
も重要な時期である.

> **Conclusion**
>
> KAFO と AFO の適応は,「膝折れ」の有無だけで判断すると異常歩行による不適切な学習を助長する. 反張膝やロッキングの有無を確認し AFO への移行を行う. KAFO での歩行練習は, 体幹・股関節・足関節の可動性と筋機能の促通を目的に介助歩行から開始し, 徐々に自身での運動制御が可能な装具設定を行う. AFO では麻痺側立脚中期の足底全面接地と下腿前傾角を指標とした装具設定が重要で, KAFO 時の足継手の設定と異なることも多い. 退院後の質的, 量的活動の変化を想定した装具の設定も重要である.

文 献

1) 日本脳卒中学会脳卒中ガイドライン委員会（編）：脳卒中治療ガイドライン 2015. 協和企画, 2015
2) 江西一成：脳血管障害者における臥床の危険性と対策. *MB Med Reha* **72**：63-70, 2006
3) 厚生労働省：平成 28 年 国民生活基礎調査の概況.
4) 山本澄子, 他：油圧を利用した短下肢装具の開発. 義装会誌 **18**：301-308, 2002
5) 森中義広, 他：独自開発のプラスチック長下肢装具. 義装会誌 **29**：28-34, 2013
6) 関川伸哉：最近の装具と歩行. PO アカデミージャーナル **19**：15-18, 2011
7) Hesse, S：Introduction of a new shoulder orthosis to treat shoulder pain（PS）in the severely affected arm in patients during early rehabilitation after stroke. *Neuro Rehabil* **14**：89-92, 2008
8) Perry, J, 他（著）武田 功, 他（監訳）：基本的な機能. ペリー歩行分析—正常歩行と異常歩行. 医歯薬出版, 2007, pp9-28
9) Bovonsunthonchai S, et al：Effect of speed on the upper and contralateral lower limb coordination during gait in individuals with stroke. *Kaohsiung J Med Sci* 2012 DEC **28**：667-672
10) 萩原彰由, 他：底屈制動機能付き長下肢装具の可能性. 義装会誌 **29**：35-41, 2013
11) 髙木治雄, 他：回復期脳卒中片麻痺者に対する GaitSolution 長下肢装具 歩行時の足関節底屈運動の有無—麻痺側下肢機能に着目して. 義肢装具学会誌 **28**：166-168, 2012
12) 髙木治雄, 他：GaitSolution 付き長下肢装具が回復期脳卒中片麻痺者の歩行立脚時間に及ぼす影響. 義装会誌 **29**：262-265, 2013
13) 髙木治雄：回復期脳卒中片麻痺に対する GaitSolution 付長下肢装具の適応と臨床的役割. 長崎理学療法 **12**：1-7, 2011
14) 久米亮一：脳血管障害による片麻痺患者が在宅移行後に装具を有効に活用するために. PO アカデミージャーナル **16**：139-146, 2008
15) 原 寛美, 他：脳機能回復理論と治療選択. PT ジャーナル **49**：779-786, 2015
16) 髙木治雄：脳卒中片麻痺の積極的な装具療法の進め方. PT ジャーナル **45**：201-208, 2011
17) 吉尾雅春：脳卒中患者の治療用装具はありえるか. 義装会誌 **28**：76-79, 2012
18) 才藤栄一, 他：運動学習からみた装具—麻痺疾患の歩行練習において. 総合リハ **38**：545-550, 2010
19) 高村明子, 他：体重免荷トレッドミル歩行トレーニングが回復期脳卒中片麻痺患者の歩行機能に及ぼす効果—歴史的対照介入研究. 理学療法科学 **29**：509-513, 2014

4 回復期における機能回復④ —上肢

飯野和徳[*1]　渡邉大貴[*2]

Key Questions
1. 上肢の機能回復を促す運動療法と電気刺激療法
2. 上肢装具の適応
3. 上肢の運動麻痺の予後予測と利き手交換練習

はじめに

脳卒中患者は片麻痺を呈し，特に運動麻痺は日常生活動作や歩行能力の低下の原因となる．脳卒中患者の約2/3以上に上肢の運動麻痺が残存し，補助手や廃用手となり，利き手交換練習などが必要となる．

脳卒中患者に対するリハビリテーション（以下，リハ）において，重要な要素の一つに練習量があり，運動機能回復は十分な練習量と相関するとの報告がある[1]．脳卒中片麻痺の上肢に対するリハでは，constraint-induced movement therapy（以下，CI療法），ミラーセラピー，促通反復療法，ロボットを使用した練習などが臨床で行われている．

最新のコクランレビューにおいては，脳卒中患者に電気機械的なアシストやロボットアシストを使用した上肢のトレーニングを実施することで日常生活動作，上肢機能に加え，上肢の筋力についても改善が認められたと報告されている[2]．しかし，練習の頻度や練習の期間，練習の量，治療の種類，患者特性については統一されていないため，結果の解釈には注意を要すると結論されている．つまり，上肢の機能回復を促す運動療法のエビデンスが構築されつつあるものの，重度片麻痺を呈する患者への治療法や各治療法のプロトコルなどは具体的に確立されていないのが現状である．

上肢の機能回復を促す運動療法と電気刺激療法

『脳卒中治療ガイドライン2015』[3]では，CI療法がグレードA，電気刺激療法がグレードB，運動麻痺が軽度から中等度の患者に対する特定の動作の反復を伴った練習がグレードBとなった．

1. 上肢の機能回復を促す運動療法

1）CI療法

わが国においては，2011年にHosomiら[4]がわが国の医療事情に合わせた自主練習中心

[*1] Kazunori Iino/医療法人社団筑波記念会筑波記念病院リハビリテーション部
[*2] Hiroki Watanabe/筑波大学医学医療系脳神経外科/サイバニクス研究センター

のCI療法プロトコルの効果を報告した．一方，練習時間が効果に与える影響についてSterrら[5]は，練習時間の量に使用頻度の改善が関連する可能性を述べている．しかしながら，最適な練習時間などの具体的なプロトコルは示されていない．

近年のコクランレビュー[6]においてCI療法は，ほかのリハアプローチ（機能的な課題練習や伝統的な作業療法）に比べて運動障害や運動機能の改善に寄与する可能性が示唆されたが，運動障害の程度を軽減するまでには至らなかったと報告されている．

2）ミラーセラピー

鏡に投影させた非麻痺側上肢を注視させながら麻痺側の対称的な運動を行うミラーセラピーは上肢機能の改善を促通する．近年のメタアナリシスにより，ミラーセラピーが上肢の運動機能，日常生活動作，疼痛の改善に効果があることが示されている[7]．

3）促通反復療法

促通反復療法は，川平[8]が提唱する運動療法で促通手技と患者が動かそうとする意図とのコンビネーションによって随意運動を実現し，それを集中的に反復するものである．Shimodozonoら[9]は，回復期脳卒中片麻痺患者の上肢に対する促通反復療法の有効性を検証した．その結果，Fugl-Meyer Assessment（FMA）の上肢項目，Action Research Arm Test（ARAT）の双方において促通反復療法群では，2週後，4週後に有意な改善が認められた．

4）ロボット療法

脳卒中患者の上肢リハに使用されているものには，上肢用ロボット型運動訓練装置 ReoGo®-J（Motorika社）[10]やロボットスーツ Hybrid Assistive Limb®：HAL単関節タイプ（サイバーダイン社）[11]などがあるが，本稿では割愛する．通常練習にロボット療法を追加することで治療効果が向上したとの報告がある[12]．一方で，ロボットと同程度の量のトレーニングを行う場合と差がないとする報告や，ロボット療法では対照群に比べて有意に麻痺手の機能が改善したにもかかわらず，生活における麻痺手の使用頻度は対照群に比べて有意な改善を認めなかったとする報告もあり，さらなる研究が必要である．

近年では，Takebayashiら[13]によりロボット療法とCI療法を併用した新しい治療法も試みられ，上肢機能の改善に加え Motor Activity Log（MAL）における麻痺手の使用頻度においても向上を認めたと報告されている．

2．上肢の機能回復を促す電気刺激療法

1）電気刺激療法

電気刺激には機能の再建が目的の機能的電気刺激（Functional Electrical Stimulation：FES）がある．上肢用のFESには，目的の筋の筋電を測定し，その量に応じた刺激が可能な随意運動介助型電気刺激装置が市販されている．MUROソリューション（パシフィックサプライ社），IVES®（オージー技研社），NESS H200®（フランスベッド社）などの機器があり，これらはすでに医療機器として承認済みである．装着が比較的容易で，持ち運びも可能であり，患者のベッドサイドでの使用も可能である．

一方で，筋力強化や痙性のコントロールをはかり麻痺の改善を見込む治療的電気刺激（Therapeutic Electrical Stimulation：TES）も臨床で行われている．

2）HANDS療法

Hybrid Assistive Neuromuscular Dynamic Stimulation Therapy（以下，HANDS療法）は脳卒中片麻痺患者における上肢機能を改善させる目的で開発された治療法である．随意運動介助型電気刺激装置（IVES®）と上肢装具を1日8時間装着し，3週間行う治療法である．

2009年にFujiwaraら[14]が慢性期脳卒中片麻痺患者への効果を報告し，手指運動機能の

改善や日常生活での上肢の実用性の改善を認めている．さらに2011年にShindoら[15]がランダム化比較試験を亜急性期脳卒中片麻痺患者に行い，HANDS療法群は装具のみを使用した対照群と比較し，FMAの上肢項目，特に手指機能の顕著な改善が認められたと報告している．

3）電気刺激療法を併用した麻痺側上肢への随意性促通療法

近年，持続的低周波電気刺激法と促通反復療法を併用した運動療法などが臨床に導入され，急性期脳卒中患者に対しては，麻痺側上肢の運動麻痺の回復や麻痺手の浮腫の改善が報告されている[16]．また，上肢に重度の麻痺を呈する回復期脳卒中患者に持続的低周波電気刺激下で促通反復療法を併用すると，通常治療よりも有意に随意性の向上を認めたと報告されている[17]．さらに，生活期脳卒中患者に対しても促通反復療法と治療的電気刺激・振動刺激との併用による麻痺側上肢機能の改善効果も示されている[18]．このように，麻痺側上肢への随意性促通練習と電気刺激療法の併用効果については，自動運動の反復と同時に体性感覚などの上行性の入力が，新しい運動技能を獲得することを容易にし，ヘッブの法則およびシナプスの有効性を決定する他のメカニズムに基づき目標の神経路の強化が促進されると考えられている[19]．いかに痙縮を抑制し，患者の意図した運動の実現と反復を容易にして，目標の神経路の強化を促進できるかが麻痺側機能向上において重要になると考える．今後，さらなるエビデンスの確立と適応拡大，その他の治療法との併用による相乗効果の検討などが期待される．

当院においても，回復期脳卒中片麻痺患者に対し，麻痺側上肢に持続的低周波電気刺激を行い，随意性を促通する練習を試みている．以下，代表症例について報告する．

症例は，当院の回復期リハ病棟に入院して

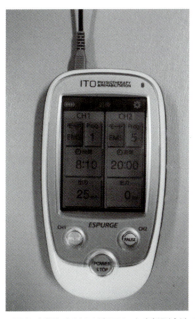

図1　電気刺激療法に使用した低周波治療器
ESPURGE（伊藤超短波社）

いた40歳代の男性である．診断名は右被殻出血，発症後約6カ月にて麻痺側上肢に対して電気刺激療法を導入した．開始時評価では，運動麻痺はBrunnstrom stageにて左上肢Ⅳ，手指Ⅲ，下肢Ⅴ，FMAで上肢28点，手関節6点，手9点，下肢25点であった．介入頻度は1回の治療が15～20分，週3回合計4週間実施した．介入は電気刺激療法を併用しながら麻痺側上肢の随意性を促通する運動を1セット10～20回を目標に各運動50回を目安に実施した．電気刺激に用いた装置（**図1**）は，低周波治療器ESPURGE（伊藤超短波社），電気刺激モードはTENSモード（経皮的電気神経刺激），周波数は20 Hz，パルス幅は250 μsec，出力は筋収縮が生じない程度の14～15 mAとした．電極貼付部位は，麻痺側の総指伸筋，長母指伸筋とした（**図2, 3**）．不快感や翌日に筋疲労を認めた場合は適宜出力の調整を行った．終了時評価では，運動麻痺はBrunnstrom stageにて左上肢Ⅴ，手指Ⅳ，下肢Ⅴ，FMAで上肢29点，手関節8点，手10点，下肢25点となり，上肢の随意性の向上を認めた．今後

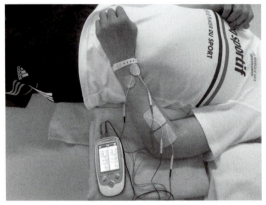

図2 電気刺激療法で用いた低周波治療機器と電極の位置
刺激部位は総指伸筋,長母指伸筋である.

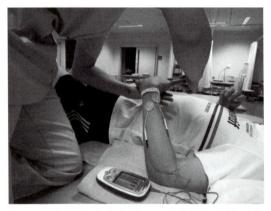

図3 電気刺激療法を併用し随意性促通練習を実施している様子
刺激部位は長母指伸筋である.

は,症例数を増やし,上肢機能の評価に加えて MAL を使用した麻痺手の使用頻度や動作の質などの評価も追加して検証していく予定である.

上肢装具の適応

『脳卒中ガイドライン2015』[3]では,肩関節亜脱臼に伴う肩痛や肩手症候群の予防として,三角巾や肩関節装具の使用が勧められ,グレード C1 からグレード B となった.関節亜脱臼の予防として,スリングの効果は明らかではないとされ,適切なストラップや夜間のみでも三角巾を用いることにより肩痛を軽減できるとの報告がある[20].また,適切な肩装具を用いることにより肩手症候群の臨床症状の軽減や発症を予防できるとの報告がある[21].

脳卒中片麻痺患者の肩関節亜脱臼は,肩関節周囲筋,特に棘上筋と三角筋の弛緩性麻痺に伴って引き起こされる.棘上筋の働きは,肩関節の外転作用と安定化作用であり,関節窩に対して上腕骨頭を引きつける働きを担っている.また,三角筋は,棘上筋同様の外転作用と上腕骨頭を上方へ押し上げる作用を担っている.三角筋,棘上筋の麻痺が続くと,上肢の重量のため筋や靱帯が伸長され,伸長された筋や靱帯は,整復されなければ不可逆的に亜脱臼となる.亜脱臼の程度が大きいほど肩の痛みが多発しているとの報告[22]もあり,痛みによりリハの阻害因子となりうることがある.これらに対して,上肢の重量を免荷し,痛みの予防または痛みを軽減することや患手管理が困難な場合のリスク管理を目的として三角巾やアームスリングなどの上肢装具を使用することの意義は大きい.肩装具には種類があり,それぞれの特徴や問題点を理解し,患者の上肢の回復段階に応じて着用することが重要であると考える.

1. アームスリングの種類と特徴

アームスリングは,上肢の重量を支持する肢位によって2つのタイプに分類でき,肘屈曲位支持タイプと肘伸展位支持タイプがある.以下に,当院でも実際に使用しているアームスリングを紹介する.

1)肘屈曲位支持タイプ

a.アームスリング(図4)
b.三角巾(図5)

肩関節を内転・内旋位,肘屈曲を屈曲位で保持するタイプのアームスリングである.上肢を体幹に密着させることで支持性を高め安

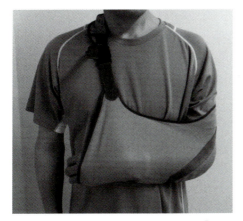

図4　肩関節装具　キャストサスペンダー（アルケア社）

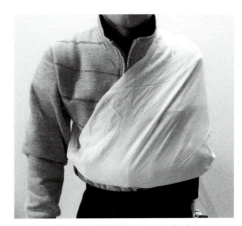

図5　肩関節装具　三角巾

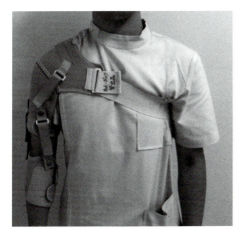

図6　上肢懸垂用肩関節装具　オモニューレクサ（オットーボック・ジャパン社）

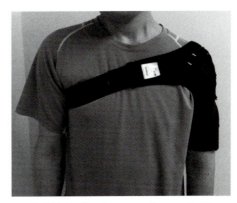

図7　肩関節サポーター　アクロ コンフォート（オットーボック・ジャパン社）

定性が得られる．また作製が容易であり，安価で入手できること，装着が容易であることが特徴である．

問題点としては，上腕が内転・内旋位で固定されるため，肩関節の拘縮につながる危険性がある．肘屈曲保持は，屈曲共同運動を助長し，肘関節拘縮の可能性が高くなる．麻痺側上肢が体幹に固定されることで，バランス反応に利用できないため，誤ったボディイメージが構築される可能性がある．これらの問題点は，使用する期間を制限し，理学療法・作業療法など運動療法を並行して行うことで回避できるものの，漠然と継続して使用することの危険性がある．

2）肘伸展位支持タイプ

a．オモニューレクサ（図6）
b．アクロ コンフォート（図7）

肩関節と肘関節の動きを制限せず，肩関節を機能的な良肢位で保持するタイプのアームスリングである．見た目も良好で肩関節の運動を確保しており，正しいボディイメージを構築でき，歩行時の骨盤の回旋を妨げにくいため，屈曲位支持タイプと比べて歩容への影響が少ないことが特徴である．

問題点としては，腋窩の圧迫による血行障害や自己装着が困難な場合があることである．

2．アームスリングの適応と限界

アームスリングの適応としては，亜脱臼により疼痛や循環障害などの二次的障害を起こす場合や，高次脳機能障害や重度の感覚障害などによって日常生活において麻痺側上肢を適切に扱うことができず，肩関節周囲に負担がかかる際の保護・予防的処置があげられる．アームスリングの限界としては，アームスリングによる亜脱臼の改善は難しく，あくまで予防・現状維持になる．このため，上肢機能の回復段階や症状を考慮し，アームスリングを選択し，使用後も継続した評価を行い着脱時期も検討する必要がある．取り外し時期のポイントとしては Brunnstrom stage が一つの参考になり，Brunnstrom stage Ⅲ を境に共同運動が出現し亜脱臼が改善され，肩関節周囲筋の筋緊張が保たれてくる段階が目安である．ただし，Brunnstrom stage Ⅲ 以上であっても，筋緊張，痛みの有無や患手管理の状況に応じて着脱を判断する必要性がある．

上肢の運動麻痺の予後予測と利き手交換練習

従来，脳卒中の上肢麻痺は，回復過程の段階でも非麻痺側上肢による代償「利き手交換練習」を行っていたが，近年，中枢神経の可塑性や再構築化などの研究が進められ，麻痺手に対して積極的な運動療法が進められ，新しい試みが行われている．しかし，最新の運動療法を用いても運動麻痺の回復が困難な場合もあり，セラピストは患者の病態を客観的に評価し，予後予測をもとに利き手交換練習の導入を進める必要がある．

1．上肢機能の評価

上肢機能の代表的な評価としては，運動麻痺を評価する Brunnstrom stage，FMA，Stroke Impairment Assessment Set（SIAS）などがあり，『脳卒中治療ガイドライン2015』[3] にてエビデンスはグレードBとなっている．また，物品操作など運動課題を用いた評価は簡易上肢機能検査（Simple Test for Evaluation hand Function：STEF）があり，日常生活活動における上肢機能評価は MAL があげられる．これらの評価を用いて患者の状態を客観的に評価し，病態を把握することが重要である．

2．上肢の運動麻痺の予後予測

脳卒中の片麻痺は，下肢より上肢の回復が不良になるのが一般的であるといわれている．麻痺手の回復は4週までが最大で，3カ月までが限度との研究報告[23]や，発症後72時間以内に肩が少し開いて，指が少し開くと6カ月後の上肢機能予後は比較的良好であるとの報告[24]もある．また，実用手の必要条件としては，井後ら[25]は①近位筋，手指ともに Brunnstrom stage Ⅴ〜Ⅵ に達し，痙性・連合反応が軽いこと，②手指の拘縮，変形，痛みが少ないこと，③重篤な感覚障害，運動失調がないこと，④高次脳機能障害や前頭葉障害がないこと，⑤体幹が安定していることなどがあるとしている．道免ら[24]は，発症1カ月の時点で手指の SIAS が3（全指の分離運動が可能）であれば5割の確率で，4（分離運動を軽度のぎこちなさで可能）以上であれば8割が実用手となるが，手指 SIAS が0（随意運動なし）の場合その7割は廃用手という予測を提唱している．これらのことからセラピストは，患者の病態から，予後を予測し，患者の麻痺手の回復がどうなるのかを判断し運動療法を選択する必要がある．

3．利き手交換練習

利き手交換練習とは，発達過程で分化してきた利き手の能力と同等の能力を，非利き手でも獲得することを目指す練習であり，主には，箸操作，書字の練習など，巧緻性を要す

る活動を中心に実施するものである[26]．

利き手交換練習を実施するにあたり，片麻痺患者の本人よりニーズを聞き出しておき，治療の優先度に関して十分なオリエンテーションを実施し，本人が納得したうえで実施する．片麻痺患者の希望は，麻痺側上肢の回復であり，オリエンテーションが不十分なまま導入することで，患者・セラピスト間の関係性が悪化する可能性もある．また，不慣れな非利き手での動作となるため，ストレスや失敗体験により意欲低下を認め，ほかの練習に影響を及ぼす可能性があるため十分に注意する必要性がある．

物品を使用した巧緻動作だけでなく，姿勢調整を含めた体幹と非麻痺側上肢の協調的な動きを意識することも重要であり，段階的に多種多様の要素を取り入れ，多くの情報を探索できる課題や日常生活動作で実践させていくことで習熟度を図ることがよいとされている．

Conclusion

脳卒中の麻痺側上肢に対する治療の考え方は，近年，電気刺激療法やCI療法など新しい運動療法が考えられ，麻痺手を積極的に治療する流れとなってきている．しかし，患者の状態が運動療法に適し，回復が得られるかどうかの判断には，上肢機能を客観的かつ，正確に評価し，予後を予測する能力が必要である．回復が不良である重度の上肢麻痺を呈する患者は，補助手や廃用手となる可能性が高いため，新たな生活を切り開くうえで代償手段となる利き手交換練習の必要性を忘れてはならない．

文献

1) Kwakkel G, et al：Effects of intensity of rehabilitation after stroke. A research synthesis. *Stroke* 28：1550-1556, 1997
2) Mehrholz J, et al：Electromechanical and robot-assisted arm training for improving activities of daily living, arm function, and arm muscle strength after stroke. *Cochrane Database Syst Rev* 7：CD006876, 2015
3) 日本脳卒中学会脳卒中ガイドライン委員会（編）：脳卒中治療ガイドライン2015．協和企画，2015，pp292-300
4) Hosomi M, et al：A modified method for constraint-induced movement therapy：a supervised self-training protocol. *J Stroke Cerebrovasc Dis* 21：767-775, 2012
5) Sterr A, et al：Longer versus shorter daily constraint-induced movement therapy of chronic hemiparesis：an exploratory study. *Arch Phys Med Rehabil* 83：1374-1377, 2002
6) Corbetta D, et al：Constraint-induced movement therapy for upper extremities in people with stroke. *Cochrane Database Syst Rev* 8：CD004433, 2015
7) Thieme H, et al：Mirror therapy for improving motor function after stroke. *Cochrane Database Syst Rev* 14：CD008449, 2012
8) 川平和美，他：片麻痺回復のための運動療法 促通反復療法「川平法」の理論と実際，第3版．医学書院，2017
9) Shimodozono M, et al：Benefits of a repetitive facilitative exercise program for the upper paretic extremity after subacute stroke：a randomized controlled trial. *Neurorehabil Neural Repair* 27：296-305, 2013
10) Takahashi K, et al：Efficacy of Upper Extremity Robotic Therapy in Subacute Poststroke Hemiplegia：An Exploratory Randomized Trial. *Stroke* 47：1385-1388, 2016
11) Saita K, et al：Combined therapy using botulinum toxin A and single-joint hybrid assistive limb for upper-limb disability due to spastic hemiplegia. *J Neurol Sci* 373：182-187, 2017
12) Norouzi-Gheidari N, et al：Effects of robot-assisted therapy on stroke rehabilitation in upper limbs：systematic review and meta-analysis of the literature. *J Rehabil Res Dev* 49：479-496, 2012
13) Takebayashi T, et al：Therapeutic synergism in the treatment of post-stroke arm paresis utilizing botulinum toxin, robotic therapy, and constraint-induced movement therapy. *PM R* 6：1054-1058, 2014

14) Fujiwara T, et al：Motor improvement and corticospinal modulation induced by hybrid assistive neuromuscular dynamic stimulation (HANDS) therapy in patients with chronic stroke. *Neurorehabil Neural Repair* **23**：125-132, 2009
15) Shindo K, et al：Effectiveness of hybrid assistive neuromuscular dynamic stimulation therapy in patients with subacute stroke：a randomized controlled pilot trial. *Neurorehabil Neural Repair* **25**：830-837, 2011
16) 前迫 篤，他：脳梗塞急性期における片麻痺上肢への促通反復療法と持続的低周波電気刺激法の同時併用療法による運動機能と浮腫の改善．*Jpn J Rehabil Med* **51**：219-227, 2014
17) Shimodozono M, et al：Repetitive facilitative exercise under continuous electrical stimulation for severe arm impairment after sub-acute stroke：a randomized controlled pilot study. *Brain Inj* **28**：203-210, 2014
18) 林 拓児，他：通所リハビリテーションにおける慢性期脳卒中片麻痺上肢への促通反復療法と治療的電気刺激・振動刺激との併用による麻痺改善効果．理学療法科学 **32**：129-132, 2017
19) Asanuma H, et al：Neurobiological basis of motor learning in mammals. *Neuroreport* **3**：i-vi, 1997
20) 林 泰堂，他：脳卒中患者の麻痺側肩関節の疼痛に対する三角巾を使用した夜間ポジショニングの効果．愛知県理学療法学会誌 **24**：13-17, 2012
21) Hartwig M, et al：Functional orthosis in shoulder joint subluxation after ischaemic brain stroke to avoid post-hemiplegic shoulder-hand syndrome：a randomized clinical trial. *Clin Rehabil* **26**：807-816, 2012
22) 中山恭秀，他：脳卒中片麻痺患者の肩関節亜脱臼への対応．*Medical Rehabilitation* **49**：1-6, 2005
23) 三好正堂：経験則を見直そう―臨床に役立つ予後予測の基本知識．*J Clin Rehabil* **10**：295-300, 2001
24) 道免和久（編）：脳卒中機能評価・予後予測マニュアル．医学書院，2013，pp44-47, 107-109, 134-135
25) 井後雅之，他：我々が用いている脳卒中の予後予測Ⅰ．*J Clin Rehabil* **10**：301-306, 2001
26) 杉山智久，他：基本動作の支援⑥利き手交換．OTジャーナル **48**：639-643, 2014

5 回復期におけるADL①
—排泄機能とトイレ動作

平林弦大[*1]　内藤太善[*2]

> **🔒 Key Questions**
> 1. 排泄・排尿障害のメカニズム
> 2. トイレ動作練習のポイント
> 3. 看護師などとの連携によるチームアプローチの工夫

はじめに

　排泄動作は，ほかの生活行為と比較して日中の頻度が高く，それゆえ自立ニーズの高い行為であり，排泄動作の自立は対象者のQOLを大きく左右する．脳卒中による排泄障害により行為が自立困難となれば，介護負担の増加につながり，在宅復帰に対する阻害因子ともなりうる．また，排泄に関わる介助は，対象者の精神的負担を強いるので，回復期においては，より早期に自立に向けたアプローチが必要となる．

排泄・排尿障害のメカニズム

1．排泄に関わる問題のとらえ方

　脳卒中による排泄動作の問題は，中枢神経障害に起因する排泄機能の問題，運動麻痺による一連の動作障害，代償的な動作を保証する環境要因の問題で構成される．

　日常生活での「排泄行為」として捉えた場合，排泄機能の問題のみならず，トイレまでの移動・移乗動作，それらを保証する立位バランスや，後始末のためのリーチ動作の問題を考慮しなければならない．また，脳卒中における機能・構造障害は後遺症として残存する確率が高く，身体機能を補足し排泄を行うための環境要因も併せて考慮に入れなければならない[1]（**図1**）．

2．排泄・排尿の正常メカニズム

1）排　尿

　排尿は下部尿路機能の一部であり，膀胱に貯められた尿（蓄尿）を体外へ排泄する機能（排尿）をもつ．下部尿路機能の調節は，橋（上位排尿中枢）およびS2～4の脊髄（下位排尿中枢）で排尿反射を司り，自制や排出など随意的コントロールは大脳皮質により制御されている．蓄尿の段階では，下腹神経（交感神経系）により膀胱は弛緩，内尿道括約筋は収縮し，膀胱に尿が充満してくると伸張刺激が骨盤神経（副交感神経系）を介し大脳皮質へと上行し，尿意が誘発される．この感覚入力がトリガーとなり，不随意的に骨盤神経（副

[*1] Gendai Hirabayashi／看護リハビリ新潟保健医療専門学校
[*2] Taizen Naito／津田沼中央総合病院

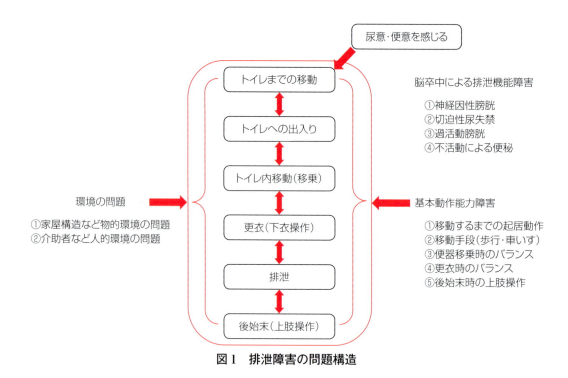

図1 排泄障害の問題構造

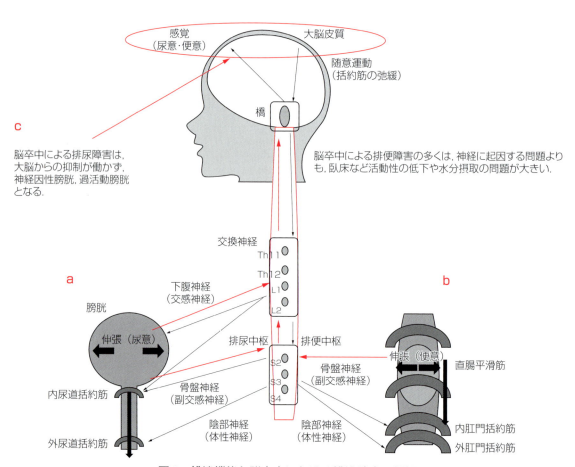

図2 排泄機能と脳卒中における排泄障害の概観

表1 排尿に関与する神経と筋

	下腹神経（交感）	骨盤神経（副交感）	陰部神経（体性）
膀胱	弛緩（蓄尿）	収縮（排尿）	
内尿道括約筋	収縮（蓄尿）	弛緩（排尿）	
外尿道括約筋			弛緩（排尿）

表2 排便に関与する神経と筋

	骨盤神経（副交感）	陰部神経（体性）
直腸平滑筋	弛緩（排便）	
内肛門括約筋	弛緩（排便）	
外肛門括約筋		弛緩（排便）

交感神経系）によって膀胱が収縮，膀胱下腹神経（交感神経系）によって内尿道括約筋が弛緩する．さらに陰部神経（体性神経）により，外尿道括約筋が随意的に弛緩し体外へ，尿を排出する（**図2a**，**表1**）．

2）排　便

便の形成・貯留，体外への排出（排便）は排尿機能同様，自律神経による反射を大脳皮質が随意的にコントロールしている．摂取された食物は，胃から小腸まで自律的な消化管運動により消化・吸収され，最終的に便として直腸に至る．貯留による直腸壁の伸張刺激は骨盤神経（副交感神経）の求心路を介し，排便中枢（S2〜4）から延髄，大脳皮質へ至り便意が誘発される．排便時は，骨盤神経（副交感神経系）により直腸平滑筋の収縮および内肛門括約筋の弛緩が起こる．続いて陰部神経（体性神経）により，随意的に外肛門括約筋を弛緩させるとともに腹筋群を随意的に収縮させ，腹圧を高めることにより便を体外へ排出する（**図2b**，**表2**）．

3．脳卒中における排泄機能障害と臨床症状

脳卒中では発症部位によりさまざまな病態を示すが，排泄機能障害が生じる要因として，橋から大脳皮質にかけて排尿中枢より上位の神経回路が障害されることにより生じる．正常では抑制的に機能していたこの回路が障害されると，排泄中枢に脱抑制が生じ，わずかな刺激で排泄の反射が生じてしまう．排便と比較し，特に排尿機能でこの要因が強く現れる．排泄機能において，この回路のメカニズムは不明な点が多いが，大脳皮質の運動野，感覚野，前頭葉および帯状回などの関与が考えられている[2〜4]．

排尿障害の臨床症状としては，急性期でショックから尿閉をきたすこともあるが，回復期では過活動膀胱に起因する，尿意切迫感・切迫性尿失禁・頻尿が主症状となる．

排便機能の障害は，自律神経や体性神経支配による反射機構の影響を長時間受けることは少なく[5]，水分が十分に摂取できないことや，活動量低下による便秘，加えて意識障害や認知的問題による失禁が多いと考えられる．

排泄機能障害に対しては，医師が膀胱機能の検査から抗コリン薬に代表される薬物治療を行う．病棟では排尿パターンの把握や時間誘導，トイレ環境の整備を行い，理学療法士が運動機能の改善や代償的動作能力の獲得に向け介入する．生活行為としてのトイレ動作を獲得するには，多職種が連携を図り介入することが必要であり，それらのポイントを以

下の項で述べる．

トイレ動作練習のポイント

　脳卒中では片麻痺を代表とする運動・感覚障害や，失調，高次脳機能障害などにより基本動作能力，バランス能力，移動能力が低下し排泄動作を阻害する．そのため排泄動作の自立には，前述した機能障害の改善（能力向上）や代償（動作・環境）による動作の再獲得が必要である．従来，脳卒中に対する理学療法はPNF（Proprioceptive Neuromuscular Facilitation）やボバースアプローチといった反射理論・階層理論に基づいた神経生理学的アプローチが用いられてきたが，近年システム理論に基づいた課題指向型アプローチの重要性が提唱されている[6]．

　坂田ら[7]によれば，トイレ動作における課題の難易度は，下衣を上げる動作が最も高く，次いでドアの開閉や方向転換があげられている．これらの課題は，動的立位バランスが要求される場面であり，その安定性を高めることがトイレ動作の自立には重要となる．本項では回復期でよく遭遇する問題点の一つであるその下衣操作に焦点を絞り，具体的なアプローチ方法について説明する．

1．動作練習の実際

　岩田ら[8]によれば下衣操作中の下肢荷重率は，麻痺が重度なほど非麻痺側優位となり，麻痺側への荷重能力が必ずしも下衣操作能力の向上にはつながらないといわれている．また，片手での下衣操作時は体幹の屈曲と回旋を伴った動的バランス能力が要求されるが，下衣を上げる際は麻痺側の殿部が上がりきらないことが多いため，重点的な練習が必要である．また，下衣操作の遂行に必要な所要時間は自立患者において10秒前後との報告があり[9,10]，練習開始初期には部分的な介助を想定し，立位保持時間の目安は20〜30秒程度が妥当と考えられる．以上のことから，立位練習の際は麻痺側への荷重に固執せず，安定した立位が20〜30秒程度とれること，両膝，麻痺側殿部までのリーチ動作を想定した動的バランス能力の獲得がポイントとなる（**図3，4**）．

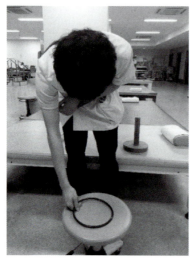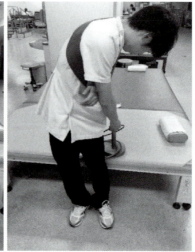

図3　輪を用いたリーチ練習

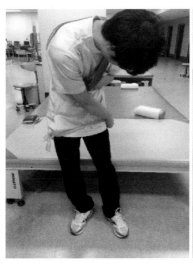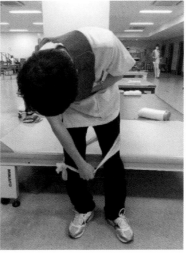

図4　セラバンドを使用した下衣の模擬練習

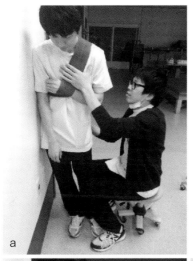

a：非麻痺側を壁に接触させ，麻痺側から体幹・股・膝を支え，立位の安定を図る．
b〜d：ワイプを用いて前後（c）左右（d）への重心移動をサポートし，動的バランスの安定を図る．

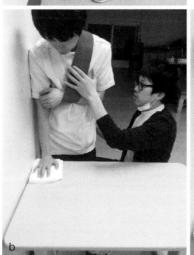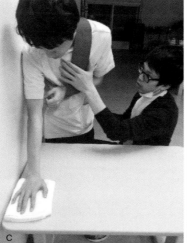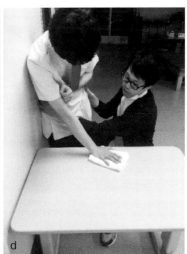

図5　壁に寄りかかった立位練習

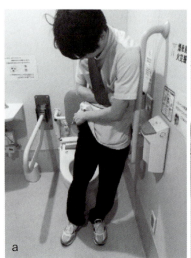 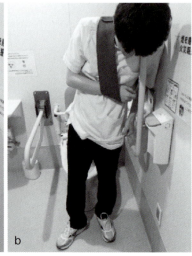

図6 実際のトイレを使用した動作練習
a：手すりに非麻痺側を接触させることで立位を安定させ，続いて麻痺側から下衣操作を行う．この際，必要に応じ後方からサポートする．
b：続いて非麻痺側の下衣操作を行う．操作のためのスペースが必要なので，手すりとの距離に注意が必要．

表3 代償動作・環境調整の例

- 壁や手すりに寄りかかった状態で下衣操作を行う
- 座位で下衣操作を行う（左右の殿部を交互にあげて下衣操作を行う，殿部を浮かせて中腰の姿勢を保ち下衣操作を行う）
- 臥位で下衣操作を行う
- 福祉用具の使用（ポータブルトイレ，座るだけで排泄が可能な下着など）
- 住宅改修（手すりの設置，ドア交換など）
- 衣服の工夫（ゴムを緩くするなど）

2．代償的アプローチの実際

　機能・能力障害の改善には一定の期間を要し，トイレ動作自立への患者・家族のニーズは高いため，早期自立には現在の機能で実施可能な動作方法への変更や（**図5**），トイレ環境に対する介入も有効なアプローチとなる．その際，前述した動的立位バランスを加味し，手すりの位置やトイレ内の方向転換スペースなど実際の生活場面を想定した環境で練習を行うことが望ましい（**図6**）．具体的な代償動作，環境調整の例を**表3**に示す．

看護師などとの連携によるチームアプローチの工夫

　回復期リハビリテーション病棟においては，入棟時に訪問指導が実施され，入棟直後から退院後の生活を見据えている．また，退院直後は環境の変化からADLの低下が生じやすく，生活が安定するまでに1カ月程度の期間が必要であり，在宅復帰までの段階に応じた包括的なチームアプローチが求められている．本項では，チームアプローチの中でも当院で実施している情報共有の方法と，退院後のフォローアップについての取り組みを一部紹介し，その結果と課題からより効果的な方法を提案したい．

1．情報共有の実際

　回復期リハビリテーション病棟においては，病棟スタッフからしばしば「リハビリの時にはできているのに…」「聞いていたより介助が大変でした」といった訴えが聞かれ，いわゆる"できるADL"と"しているADL"

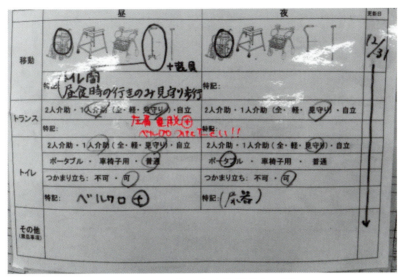

図7　ADL表による情報共有の例

のギャップに遭遇する．原因としては能力の修得状況，環境の違い，疲労，意欲，スタッフのマンパワー不足などさまざまである．理学療法士が直接介入するのは，多く見積もっても1日に3時間程度であるため，介入していない時間帯にいかに動作の質を維持し，"しているADL"を"できるADL"に近づけていくかが重要である．

また，定期的に開催されるカンファレンスは各病院・施設における最も一般的な情報共有の場であるが，実際の臨床現場では，カンファレンスという限られた時間の中で細かな動作や介助方法の伝達・指導まで行うのは難しく，統一化の方法についてはさまざまな工夫がなされている．尿便意が曖昧な患者や，内服や座薬による管理で時間を決めて誘導する場合を除いては，患者のナースコールでトイレの介助に関わることが多い．そのため，スタッフが咄嗟に介助に関わっても，ある程度患者の情報を把握できるシステムが必要である．当院では図7に示したような表を患者に同意を得たうえでベッドサイドに設置し，トイレの種類，介助量，移動手段などの条件や注意点をその場で簡便に把握できるようにしている．

2．病棟での理学療法

介助方法などの細かな点に関しては，口頭や表では伝わりにくく，先に述べたようなスタッフ間での介助量のギャップを生む原因となりやすいため，同時介入による伝達が最も効果的である．また理学療法室は，道具やスペースなどの環境が整っているが，病棟からの距離や病棟業務もあるため，時間効率も悪く，伝達する場には適していない．そこで当院では，積極的に病棟で理学療法を行い，患者のできる能力をチームで共有できるよう努めている．また，早朝や夜間帯は覚醒不良，運動開始時といった悪条件が重なるため，日中のパフォーマンスを発揮することが困難なことが多い．このような時間帯は看護師・介護士が介助を行っているため，実行状況の情報提供を受け，対応可能な動作や介助方法を提案している．

情報共有における当院の課題としては，ベッドサイドで対応する場合は一目でトイレまでの移動手段や介助量などが把握できるが，ベッドサイド以外の場所で咄嗟に介入す

表4　情報共有における各職種の役割と特性

・医師⇒排泄機能障害の予後予測，薬剤の処方
・看護師⇒排泄コントロール，病棟でのトイレ動作介助（日中・夜間）
・理学療法士・作業療法士⇒動作方法，介助方法の提示・指導
・介護士⇒病棟でのトイレ動作介助（日中・夜間），オムツやパッドの選定，あて方
・薬剤師⇒内服状況の把握
・医療ソーシャルワーカー⇒家屋状況，経済状況，介護力の把握

る際に情報の把握が不便な点である．また，トイレ動作・介助方法など細かな内容の変更に関してはスタッフへの周知が不十分な場合があるため，各職種の役割や特性を踏まえ，情報共有の手段を検討しなければならない（**表4**）．

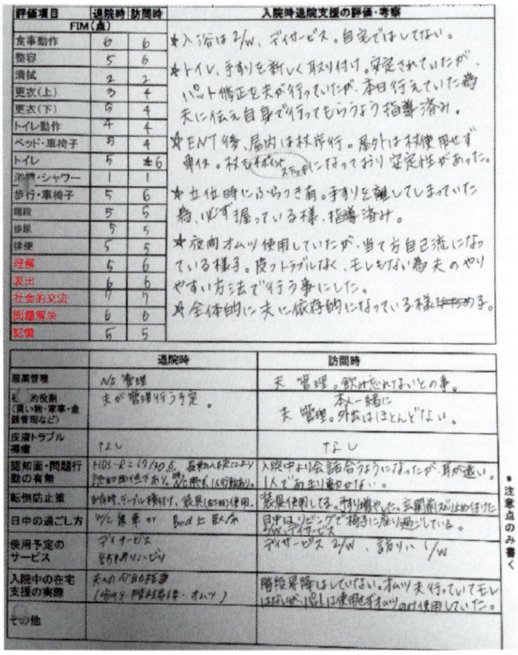

3．退院後のフォローアップ

　回復期入棟中に実施した家族への介助指導や住宅改修などのアプローチが，どのように行われているかというフィードバックは不十分なことが多い．角田ら[11]による理学療法士，作業療法士に対する全国調査では，住宅改修後の理想的なフォローアップの方法は自宅訪問だが，実際に行っている内容と乖離が生じていると報告している．自宅退院後のフォローアップの方法は電話，アンケートなどの書類の送付，自宅訪問などがあるが，当院では2012年より多職種での退院後の自宅訪問を行っている．

1）退院後訪問指導

　退院後の訪問指導では，①「退院時に介護サービスの提案をする」，②「本人または家族に対する指導（自主トレーニング・介助方法など）を実施する」，の2点を目的とし，同意が得られた患者に対して，退院後3～4週を目安に自宅訪問を行っている．訪問するスタッフはリハビリテーション担当者，看護師または介護士，医療ソーシャルワーカーである．また可能な限りケアマネジャーの同席も依頼している．実施内容は，退院時に配付したアンケートの回収〔本人・家族が感じた退院後に想定外にできた（できなかった）こと〕と，退院時と訪問時の生活状況の変化を当院独自のシートを使用し情報収集している（**図8**）．また，その場で必要性に応じて訪問リハビリテーションなどのサービスの提案や生活・動作の再指導を行っている．

図8　当院で使用している退院後訪問シート

2）訪問リハビリテーション兼任スタッフの配置

　当院では，回復期リハビリテーション病棟と訪問リハビリテーションの兼任スタッフを数名配置することで，自宅退院後の訪問リハビリテーションの必要性について定期的に検討し，回復期から在宅へスムーズに移行できるよう努めている．トイレ動作は手すりの設置や動作方法の変更などを行うことが多く，当院の傾向としても，退院後に変化が生じやすいADLの一つである．そのため，入院中の状況を理解しているスタッフが継続的に介

入することで，退院後の変化に対する対応がしやすいというメリットがある．

退院後訪問指導を通して，"市販のパッドの選択に困っている""睡眠リズムが変化し夜間の排尿回数が減少した""提案した位置に手すりが付いていなかった"など，回復期入棟中は気がつかなかったような課題が新たに見つかることも多く，訪問したスタッフにとっても有意義なフォローアップ方法となっている．

Conclusion

脳卒中患者においてトイレ動作の自立は，在宅復帰に際し必須要件であるといっても過言ではない．トイレ動作の問題は，神経因性の排尿・排便機能の障害，運動機能の障害に起因する動作能力低下により生ずる．回復期においては，排泄機能に対するアプローチはもちろんのこと，残存機能を最大限に用いた動作練習，代償的な環境整備が必要であろう．また，理学療法士のみならず看護師や介護スタッフなどと協働し，1日を通して介入することや，在宅訪問までシームレスに行える包括的なアプローチが望まれる．

文献

1) 平林弦大，他：排泄動作の自立を目標とした脳卒中片麻痺症例．嶋田智明，他（編）：生活機能障害別・ケースで学ぶ理学療法臨床思考．文光堂，2009，pp140-157
2) 横山 修，他：過活動膀胱の病態と発生メカニズム．日本医事新報 **4192**：23-27，2004
3) 榊原隆次，他：高齢者における脳疾患と排尿機能障害．日本老年医学会雑誌 **50**：446-452，2013
4) Fowler CJ, et al：A decade of functional brain imaging applied to bladder control. *Neurourol Urodyn* **29**：49-55, 2010
5) 椿原彰夫，他：排尿・排便障害とその対策．からだの科学 **144**：80-84，1989
6) 吉田浩一：モーターコントロールからみた歩行分析．理学療法科学 **17**：25-32，2002
7) 坂田祥子，他：脳卒中片麻痺患者のトイレ動作に関連する動作の難易度．総合リハビリテーション **43**：233-240，2015
8) 岩田研二，他：在宅脳卒中片麻痺患者の排泄動作自立者における下衣操作能力の検討．日本理学療法学術大会抄録：2011（0），Bb1190，2012
9) 岩田研二，他：脳卒中片麻痺患者排泄動作自立の検討―動作随行時間，持ち替え回数に着目して．日本理学療法学術大会抄録：2009（0），B301086-B301086，2010
10) 小川峻一，他：当院におけるトイレ動作における下衣の更衣動作と自立度の関連．日本理学療法学術大会抄録：2012（0）48101309-48101309，2013
11) 角田友紀，他：理学療法士，作業療法士の住宅改善におけるフォローアップに影響を与える要因．日本理学療法学術大会抄録 2014

6 回復期におけるADL②
―食事動作と摂食嚥下

吉田　剛[*1]

🔒 Key Questions

1. 嚥下障害のメカニズムと評価
2. 座位姿勢と食事動作
3. 自助食器の選定と環境調整

はじめに

　一般的に急性期脳卒中者の約70％が嚥下障害を有するといわれ[1]，唾液誤嚥などによる誤嚥性肺炎の発症などが早期リハビリテーションの阻害因子になるため対応されてきた．一過性障害であることが多く，発症から1カ月経過した後も嚥下障害が残存する者は少ないが，その場合には，今後も嚥下障害が残存していく可能性が高い．

　脳卒中者のADLの中で一番早く獲得できる項目が食事動作であるといわれている．食事動作は，身体を維持するために必要な水分摂取および栄養摂取という面と，食欲が促進因子になること，1日に3度定期的に行われる動作であること，さらには座位がとれれば一側上肢の活動でも何とか可能な動作であることなどの面が獲得を容易にしている．

　この動機づけしやすい食事動作を通して意欲の向上を図りながら，麻痺側上肢や頸部体幹機能へのアプローチを行うためにも，摂食後の嚥下の問題を同時に解決しながら一連の活動としての摂食嚥下の改善を図ることができるように，嚥下についての知識も身につけることが必要である．

嚥下障害のメカニズムと評価

　脳卒中者の嚥下障害は，延髄の嚥下中枢自体の障害で生じる球麻痺，それより上位の両側性障害で生じる偽性球麻痺だけでなく，一側性障害でも生じる．また，神経系の障害で口腔や咽頭の感覚障害や嚥下に関与する舌や喉頭周囲の筋の麻痺が生じるだけでなく，高齢者特有の円背などによる不良姿勢，片麻痺による非対称性の影響，呼吸状態不良の影響など複数の二次的な原因により，嚥下運動が阻害されやすい状況が生じている場合が多く，それらの問題に対しては，特に理学療法で改善を図れる可能性があると考えられる．

　摂食嚥下は機能的に考えると，先行期（食物認知と摂取企図），準備期（座位で食物を口腔内へ運び取り込む），口腔期（咀嚼による食塊形成と口腔内移送），咽頭期（舌骨・喉頭挙上による喉頭蓋閉鎖と食道入口部開大，舌根

[*1] Tsuyoshi Yoshida／高崎健康福祉大学保健医療学部理学療法学科

表1 摂食嚥下の各期で必要となる機能

先行期：食物の取り込み企図
　　　　食物の種類・形態・固さ・量・温度・味などを視覚的に認知し，状況に合った摂食活動を企図する
準備期：食物の口腔への取り込み
　　　　摂食時の上肢活動と座位保持機能，下顎・口唇・舌運動
口腔期：咀嚼・口腔内移送・咽頭への送り込み
　　下顎　：咀嚼運動
　　舌運動：食塊移送・食塊形成・早期咽頭流入防止のため奥舌挙上
咽頭期：嚥下反射（弁機能と圧産生機能），舌骨・喉頭挙上
　　弁機能：鼻咽腔閉鎖，喉頭蓋閉鎖，食道入口部開大
　　圧機能：舌根後退，咽頭収縮による嚥下圧産生
食道期：食塊の通過（食道の蠕動運動）
→一連の活動の中で複数時期に問題が生じやすい

後退と咽頭収縮による嚥下圧産生により食塊嚥下），食道期に分けられ，どの時期に問題が生じても摂食嚥下障害が生じる（**表1**）.

どの時期のどの要素の障害が原因で誤嚥するのかを評価し，原因に見合った対応を行う必要がある．例えば，誤嚥の原因が嚥下時の喉頭挙上不全だったとしても，喉頭挙上筋である舌骨上筋の運動障害なのか，二次的要因により喉頭挙上運動を阻害されているためなのかによっては対応が異なってくるということである．まずは，二次的な嚥下運動阻害因子の要素を除去したうえで，どの程度誤嚥が改善させられるかを評価することが大切である．

1．嚥下運動の評価

嚥下運動は，口腔咽頭の感覚に基づき，食塊の移送との関係で正しいタイミングかつ十分な大きさ，強さで行われる必要がある．これらの食塊と嚥下器官との関係性を経時的に評価するためにはビデオ嚥下造影検査を行い，その画像から運動分析を行う必要がある．その際，水分（バリウム溶液）の命令嚥下と，咀嚼を伴う食塊（バリウムクッキーなど）の場合では，食塊の位置と嚥下との関係が異なるため留意する必要がある．つまり，水分では口峡を越えた時点で嚥下反射が働くのに対し，咀嚼嚥下では，咀嚼しながら食塊が咽頭流入し咽頭で食塊形成されてから嚥下が生じるため，より誤嚥しやすい状況になる．このため，咀嚼負荷嚥下についての評価を行うことが不可欠である．

このような機器を使った評価以外に，嚥下運動を可視化条件で評価することは困難である．しかし，外部からは甲状軟骨上端を触診しながら唾液嚥下させ，一横指以上の喉頭挙上が生じるか，30秒間で3回以上の反復唾液嚥下が可能か（反復唾液嚥下テスト），前頸部における相対的な喉頭位置は下降または上昇していないか（相対的喉頭位置）（**図1a**）[2]，嚥下筋筋力として頭部挙上位保持が可能か（舌骨上筋筋力指標：GSグレード）（**図1b**）[2]，舌圧は弱くないか，舌音の構音障害や開鼻声はないかなどのいくつかの嚥下運動要素を個々に評価することで，それらの情報を総合して嚥下障害の原因を推定していくことができる（**表2**）.

2．脳卒中者における嚥下運動阻害因子の評価

1）頸部筋緊張の影響

頸部筋の筋緊張が高いかどうかは，頸部関節可動域を測定し，屈曲制限があれば頸部伸筋群の過緊張が，伸展制限があれば前頸筋群

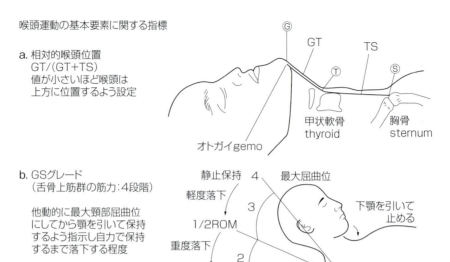

図 1 相対的喉頭位置と舌骨上筋筋力（GS グレード）（文献 2）より引用

表 2 摂食嚥下についての理学療法評価

嚥下運動評価	項目および判断基準
喉頭の前上方拳上量	唾液嚥下時の喉頭拳上が一横指以上か？
反復唾液嚥下テスト（RSST）	30 秒間で何回唾液嚥下できるか？
相対的喉頭位置	下降≧0.41　上昇≦0.34（高齢者）
舌骨上筋筋力（GS グレード）	3 以下で低下
舌圧	20 kPa 以下
音声・構音障害	開鼻声（軟口蓋拳上不全），湿性嗄声（声門上侵入）　カ行（奥舌拳上），タ行・ラ行（舌音）
嚥下運動阻害因子	
頸部筋筋緊張（頸部 ROM）	屈曲（伸展筋群），伸展（前頸筋群），側屈・回旋（制限のある方）
ベッド上姿勢	頸部伸展位（緊張性頸反射・円背），非麻痺側回旋位，ギャッチアップ座位で顎が突出，崩れた非対称性姿勢
ベッド上臥位での不適応活動	非麻痺側で柵を引く・床を押す
呼吸状態	気道侵入の咳，痰貯留による喘鳴，努力性呼吸（呼吸補助筋）
嚥下関連器官の変位	舌・下顎・舌骨・肩甲骨
座位姿勢保持能力	努力性伸展活動，上肢活動による姿勢の崩れ

の過緊張が，回旋および側屈の左右差があれば，非対称性の頸部筋緊張の存在が間接的に評価できる．また，脳卒中者では，以下の 3 つの要素で頸部筋の筋緊張異常が生じやすくなっており，嚥下に影響を与えている．

①ベッド上臥位での不適応活動の影響：非麻痺側上肢がベッド柵を引っ張ることによる屈筋群連鎖で，頸部非麻痺側回旋位となり，麻痺側に嚥下物（唾液など）が誘導され誤嚥する．

②緊張性頸反射の影響：背臥位で頸部伸筋群が過緊張して頸部伸展位となり，開口位となる場合や，嚥下物（唾液）が気道侵入しやすいルートで移動し誤嚥する．

③ベッド上環境の影響（図 2）：ギャッチアップ座位で骨盤後傾し，脊柱 C カーブとなり嚥下時の頸椎の分節的運動を妨げ，頸部伸展位となり下顎が突出するこ

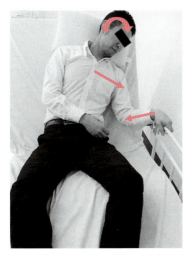

図2　ギャッチアップ位の不良姿勢

とで嚥下時の喉頭拳上を阻害する．

2）呼吸状態の影響

唾液誤嚥などによる咳や痰の貯留による換気不全により努力性呼吸となり，呼吸補助筋の過活動から舌骨下筋群の緊張が高まり，嚥下時の喉頭拳上運動を阻害する．

3）座位姿勢保持能力の低下による姿勢および姿勢筋緊張の影響

①頸部非麻痺側回旋位をとりやすく，食塊通過側が麻痺側に誘導されることで生じる誤嚥危険

②非対称姿勢保持による嚥下筋の非対称性筋緊張によって生じる嚥下器官の偏位と活動の非対称

③肩甲骨偏位による肩甲舌骨筋の張力変化で生じる喉頭拳上運動の阻害

④努力性抗重力姿勢保持による脊柱伸筋群の過緊張および姿勢アライメント不良による嚥下運動の阻害

⑤座位で摂食時の非麻痺側上肢使用に伴う姿勢の崩れによる嚥下運動阻害

3．食事動作の評価と嚥下障害との関係

ADLとしての評価法には，機能的自立度評価法（FIM：Functional Independence Measure）やバーテル指数（BI：Barthel Index）（**表3**）があり，その中で食事動作の項目では，食事における座位での上肢を使用した摂食活動が自立か介助が必要かで判定するため，嚥下の評価は含まれていない．日常の摂食嚥下レベルの評価としては，藤島の摂食嚥下グレード（**表4**）[3]があり，実際の食事内容のレベルでどの程度の嚥下機能かを評価することができる．さらに，これらの食事動作の結果として，生活の中で水分摂取と栄養摂取が十分に行われ，回復期の理学療法を行うのに十分な

表3　FIMとBarthel Index（BI）での食事動作評価項目

▶ FIMの食事動作評価項目

7点	完全自立	すべての性状の食物を皿から口まで運び，咀嚼して嚥下できる．
6点	修正自立	時間がかかる，自助具を使用している．部分的に非経口的栄養に頼り，自分で準備，片づけをしている．
5点	見守りまたは準備	準備や見守りが必要，自助具の装着をしてもらう．
4点	最小介助	患者は食事動作の75％以上を行う．
3点	中等度介助	患者は食事動作の50％以上75％未満を行う．
2点	最大介助	患者は食事動作の25％以上50％未満を行う．
1点	全介助	患者は食事動作の25％未満しか行わない．

▶ BIでの食事動作評価項目

10：自立　　自助具などの装着可，標準的時間内に食べ終える．
 5：部分介助　たとえば，おかずを切って細かくしてもらう．
 0：全介助

表4 藤島の摂食・嚥下グレード[3]

Ⅰ	重症	1：嚥下困難または不能（適応なし） 2：基礎的嚥下訓練のみ適応あり 3：条件により誤嚥減少，摂食訓練可能
Ⅱ	中等度	4：楽しみとしての摂食は可能 5：一部（1～2食）経口摂取 6：3食経口摂取＋補助栄養
Ⅲ	軽症	7：嚥下食で3食とも経口摂取 8：特別に嚥下しにくいもの以外3食常食 9：常食の経口摂取可能（観察と指導下）
Ⅳ	正常	10：正常な摂食・嚥下能力

全身状態を維持できているのかについて低栄養や脱水になっていないか評価を行い，リスク管理することも大切である．また，食事に伴う誤嚥性肺炎の発症リスクの軽減や嚥下関連 QOL といった患者満足度を含めた帰結評価につながるようにアプローチすることが望ましい．

さらに，食事動作の中身は上肢活動による摂食活動であるが，摂食活動時の上肢活動が非対称姿勢を助長し嚥下に影響を与えることがある．嚥下に悪影響を及ぼさない摂食活動を行うためには，両足底接地してコアがきちんと働く頸部体幹機能を背景とした座位保持機能が不可欠であるとの認識のもとで座位保持機能の評価を行うことが大切である．

座位姿勢と食事動作（図3）

脳卒中者の座位姿勢は，そもそも高齢で円背になりやすくなっていたことに加えて運動麻痺の影響で左右非対称になりやすく，麻痺側下肢の支持性は低く骨盤が変位し，抗重力伸展位を保持するためには非麻痺側下肢と体幹を連動させた努力性伸展活動の持続が必要となりやすい．また，麻痺側上肢が重く胸郭や肩甲骨の変位を招き，頭部と体幹の位置関係が崩れやすい．

姿勢保持や呼吸状態が努力性の場合，嚥下時喉頭挙上運動の拮抗作用をする舌骨下筋群が動員されて緊張は高まり，嚥下時の喉頭挙上運動を阻害しやすくなる．さらに，片麻痺では摂食活動を行うのは非麻痺側上肢であり，麻痺側上肢による食器の把持がなされずに食物をすくいあげるのが困難な状態で，努力性の一側活動によりさらに非対称性が増強し，非麻痺側上肢活動自体を拙劣にする場合もある．また，口腔内に食物を取り込む際の口のリーチも，ベッド上ギャッチアップ座位では制限されやすく，上肢のみの活動で口に運ぶことになり，より大きな運動が必要とな

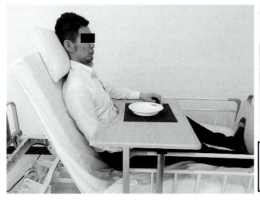
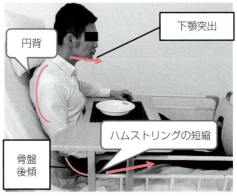

図3 座位姿勢と食事動作
ギャッチアップベッドでの姿勢への影響

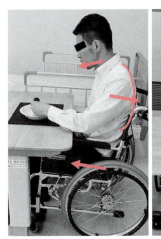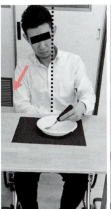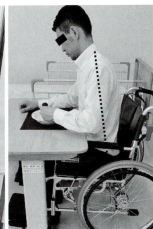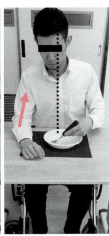

図4 姿勢アライメントの修正
車いす上でもバックレストとフロントレストによる姿勢の違い

る中で口の中に運ぶ際の角度調整などが十分できずにこぼしやすくなる．

このように，摂食活動の中で非麻痺側上肢の努力性活動を引き起こし，それに伴う頸部体幹の変位と過剰な筋緊張の亢進により，嚥下筋の活動を阻害する因子にならないようにアプローチする必要がある．

1．座位姿勢保持へのアプローチ

離床促進目的で最初に行われるのはギャッチアップ座位であり，この姿勢によって生じる骨盤後傾とそれに伴う脊柱Cカーブによる頸椎の動きの制限が，嚥下時に必要な頸椎の分節的運動を阻害すること，長時間のギャッチアップ姿勢保持による腰痛出現が逃避性の不良姿勢を招き誤嚥を誘発しやすくなることなどを認識して行う必要がある（**図3**）．

1）姿勢アライメントの修正（**図4**）：治療場面では，両足底をきちんと接地して麻痺側下肢が床反力に対して支えとなるような感覚入力を行い，両上肢は高さを調整したテーブル上に肘をついて左右対称姿勢を取り，偏位に気づきやすい状態でフロントレストにし，頭部および肩甲骨の位置関係を修正する．

2）コア筋の促通を行い，不安定性の改善を図る．

2．摂食活動へのアプローチ（図5）

非麻痺側上肢が食塊をすくう，食塊を適切な大きさに調整する，箸で持ち上げるなどの際に食塊の物性に対して探索活動しようとすれば，感覚するために筋緊張の適正化が図られる．その際に麻痺側上肢で食器の固定をするなどの両側活動が加われば，体幹の構えも変化し，食事動作を通して身体図式の適正化を図ることが可能になる．

3．食事の準備としての嚥下器官へのアプローチ（図6）

1）アプローチの前に口腔内の清潔状況を確認し，必要に応じて機能的口腔ケアを行う

口腔内が不潔であると，誤嚥性肺炎の起因菌がまざった唾液などを誤嚥する可能性があるので，必ず口臭や舌苔，義歯の清掃などの状態を確認する．口腔内清拭は，口腔内細菌叢の正常化を図るため，消毒薬を使わず，水に浸したガーゼなどを用いて行うが，この際

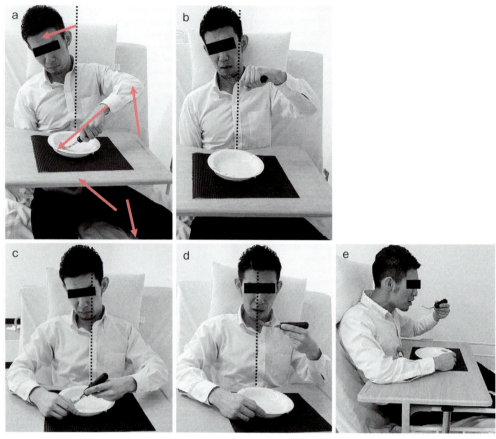

図5 摂食活動へのアプローチ
a，b：全指握りでは前腕回内し，肩と肘の挙上でコントロール（押しつけ運動）
c〜e：3指握りでは前腕回外し，手指と手首でコントロール（探索運動）

に並行して舌運動の促通なども行い口腔内運動の準備を行う．また，唾液分泌の低下などによる口腔乾燥があれば，唾液腺刺激などを行い，口腔内の保湿を心がける．

2）下顎の位置，前頸部筋群の運動性を改善する

徒手的に下顎の位置を修正し，対称化した状態で開口と閉口を反復して位置を修正する．また，舌骨と甲状軟骨のモビライゼーションおよび舌骨上・下筋群の徒手的伸張を行い運動性の改善を図る．

3）嚥下筋の促通

喉頭挙上筋の促通として顎引き抵抗運動，舌筋の促通として舌圧測定器のプローブなどを用いた引き抜き抵抗練習や口腔内でのひも付きボタンの反復移動練習，咽頭収縮筋の促通として舌前方位保持嚥下練習などを行い嚥下筋の活動性を高める．その際に冷刺激の併用や表面電極による電気刺激の併用を行う場合もあり，各筋群の即時的反応が向上するかどうか効果判定しながら行う．

4．段階的摂食嚥下練習の進め方

まず，危険が少ない唾液や氷片，水の嚥下（改訂水飲みテスト）で嚥下状況を確認し，水分摂取へのアクセスの段階を決めていく．また，少量のゼリーやプリンなどの食塊についての評価（食物テスト）を行い，誤嚥がみられる場合には有効な間接的アプローチを探索しながら段階的摂食嚥下練習を行っていく．

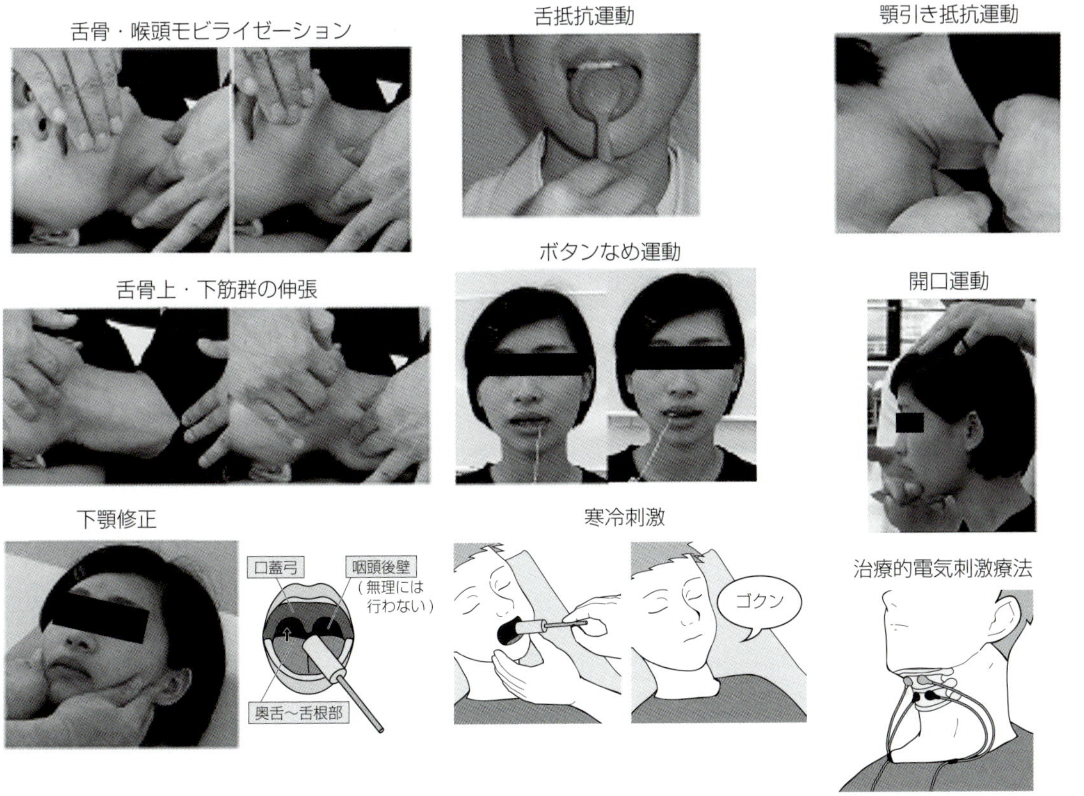

舌骨・喉頭モビライゼーション　　舌抵抗運動　　顎引き抵抗運動

舌骨上・下筋群の伸張　　ボタンなめ運動　　開口運動

下顎修正　　寒冷刺激　　治療的電気刺激療法

口蓋弓　　咽頭後壁（無理には行わない）

奥舌～舌根部

ゴクン

図6　食事の準備としての嚥下器官へのアプローチ

　この過程は，摂食嚥下チームとして，専門的な口腔ケアおよび義歯の調整を担う歯科医や歯科衛生士，摂食レベルの評価を行う言語聴覚士と実際の摂食に携わる看護師，全身管理を行う主治医との間で，栄養摂取量や水分摂取量および排泄量，栄養状態などを確認しながら進められるが，理学療法士は摂食嚥下時の姿勢や誤嚥時の咳などの対応，嚥下器官の活動状況について，作業療法士がいれば摂食活動へのアプローチを通してチームの中で役割を果たしていく．

　食事動作を通した介入を課題志向型アプローチとして行う場合，非麻痺側上肢の使い方から探索能力を高め，座位バランスを保持しながら口のリーチ（**図7**）を行う．これらの活動を通して，身体各部の連携をどのように行えるのかが無意識レベルでわかるため，身体図式の構築にもつなげることが可能である．ただし，食事場面を治療として意識させすぎると，食事を楽しむといった面を損なうことになるため注意が必要である．

自助食器の選定と環境調整

1．食事動作に関与する環境

　食事動作には，①身体内部環境：注意・覚醒・栄養状況・唾液の分泌や歯の状況・呼吸・消化吸収機能

　②心理・精神的環境：抑うつ状態・食欲など

　③介護環境（人的環境）：介護者の位置・介助能力（ペース・介助方法・誤嚥時の対応など）

　④摂食環境（物的環境）：テーブルの高さ・

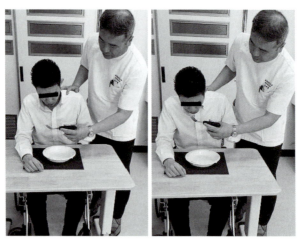

図7 セラピストの誘導による口のリーチ誘発
スプーンの接近を途中で止めて待つ．

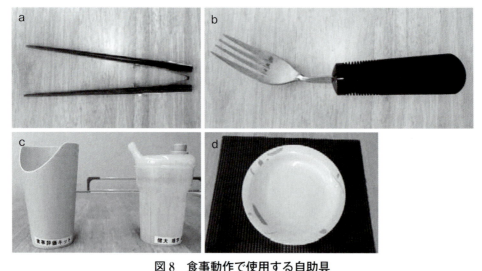

図8 食事動作で使用する自助具
a：ばらけない箸，b：太い柄で角度を調節したフォーク
c：飲みやすいコップ，d：滑り止めシートとすくいやすい皿

食器・使用器具・椅子・周囲の環境など
⑤食物環境：食材の物性（食塊の粘性・まとまりやすさ・通過しやすさ）・量など，が関与している[4]．

2．物的環境の一つとしての自助食器の選定（図8）

　自助具を使用する場合には，治療的観点と代償的観点の両面から選択することが可能であるが，まず治療的視点で選択し，治療的介入を行う中で，うまくコントロールできないことが力みなどを生み出しているようであれば，代償的観点での選択に切り替え，探索活動を行える条件としての自助具環境を選定することが必要である．

麻痺側や非利き手側で摂食活動を行う場合
　摂食道具を把持しやすくするために，スプーンやフォークのグリップの柄を太くする

ことやバネでつながった箸などを用いる．また，食器が動かないように下に滑り止めシートを置き，すくいやすい皿を用いることで，少ない力で食物をすくいあげることが可能になる．口へ運ぶ際にこぼさないよう柄が曲がったスプーンやフォークを使用する場合もある．さらに，頸部伸展して液体物を飲み込まなくてよいようにストロー付きのマグカップなども用いられる．

3．介護者が介助する場合に留意すべき点

食事場面で介護者が介入する場合には，介護者も摂食嚥下の環境の一部となる．つまり，介護者の位置，コミュニケーション，介護方法などが摂食嚥下に大きな影響を与える．

介護者は，食塊を適量すくって見やすい位置で食塊を見せながら，食塊を取り込む準備をさせる．タイミングをみて口に近づけた際に口のリーチ（**図7**）および開口が生じるか確認しながら自発的取り込みを待つ．この際に介護者の位置は，介護者の利き手がどちらか，対象者の麻痺側がどちらかによって決定する．また，食事の順序は，対象者に決定させながら活動に対する主体感を維持させる．介護者は，意識レベルの変動や姿勢の崩れ，咀嚼嚥下の進行状況をみながら，姿勢の修正や一回摂取量の調整，次の摂食のタイミングなどを計っていく．

Conclusion

食事動作はADLの中で最も早期に獲得されるといわれているが，自立した摂食活動ができるというだけでなく，望ましい摂食嚥下が行えるかという視点が必要である．片麻痺者が摂食嚥下を行う際に，座位姿勢が嚥下運動に与える影響についてよく理解して指導する必要がある．また，ただ便利な自助具を使用するのではなく，安定した姿勢で探索活動を行えるような動作誘導を行い，努力性活動にならないための環境の一つとして自助具を選択すべきである．

文 献

1) 日本脳卒中学会脳卒中ガイドライン委員会（編）：脳卒中治療ガイドライン2015．協和企画，2015
2) 吉田　剛，他：喉頭位置と舌骨上筋群の筋力に関する臨床的評価指標の開発およびその信頼性と有用性．摂食・嚥下リハ会誌　**7**：143-150, 2003
3) 藤島一郎，他：脳卒中の摂食嚥下障害（第3版）．医歯薬出版，2017
4) 内山　靖：環境と理学療法．医歯薬出版，2004, pp215-226

7 回復期における疼痛管理

信迫悟志[*1]

> 🔒 **Key Questions**
> 1. 上肢の複合性局所疼痛症候群の病態と対応
> 2. 感覚障害への対応
> 3. 心理的対応と自己管理

上肢の複合性局所疼痛症候群の症状と対応

　複合性局所疼痛症候群（CRPS：Complex Regional Pain Syndrome）とは，その名のとおり，さまざまな症状が複合的（complex）に，損傷部位とその周辺の局所（regional）に生じる，疼痛（pain）を中心とした症候群（syndrome）のことである．通常，骨折や捻挫，あるいは不活動による組織損傷や神経損傷に引き続いて発症する．痛覚過敏，知覚過敏，アロディニア（allodynia：ささいな感覚刺激でも強い痛みと感じる），2点識別知覚の低下などの感覚障害，皮膚温・皮膚色の変化などの血管運動障害，浮腫・腫脹，発汗異常，そして拘縮，筋力低下，振戦，ジストニア，クローヌスといった運動機能障害が主な症状である．
　CRPSは，神経損傷の有無に従ってtypeⅠ（神経損傷を伴う）とtypeⅡ（神経損傷を伴わない）に大別されるが，症状には差がないとされている．CRPSの判定指標には，臨床用と研究用があり，**表1**に示した日本版CRPS判定指標に従って行われる[1,2]．指標の使用においては，但し書き①②を十分に理解しなくてはならない．
　橈骨遠位端骨折（Colles骨折）が，CRPS typeⅠを最も引き起こしやすい外傷とされているが，CRPS typeⅠに含まれ，脳卒中発症後6カ月以内に発症することの多い疼痛症候に肩手症候群がある．肩手症候群では，肩の痛みと関節可動域制限，手の痛みと腫脹を呈する．一方，脳卒中などの中枢神経系の損傷に起因する中枢性疼痛として，視床痛が知られており，CRPSとは区別される．これはアロディニア，痛覚過敏，知覚過敏，異常感覚を呈する．
　CRPS，肩手症候群，視床痛のいずれにしても，疼痛には，感覚的側面・情動的側面・認知的側面があり，それぞれの側面を評価することが必要である．痛みの強度の評価には，視覚的アナログスケール（VAS：Visual Analogue Scale），数値的評価スケール（NRS：Numerical Analogue Scale），言語的評価スケール（VRS：Verbal Rating Scale），顔表情評価ス

[*1] Satoshi Nobusako／畿央大学ニューロリハビリテーション研究センター

表1　厚生労働省 CRPS 研究班から提唱された日本版 CRPS 判定指標（文献 1，2）より引用）

	臨床用 CRPS 判定指標
A	病期のいずれかの時期に，以下の自覚症状のうち2項目以上該当すること． ただし，それぞれの項目内のいずれかの症状を満たせばよい． 1．皮膚・爪・毛のうちいずれかに萎縮性変化 2．関節可動域制限 3．持続性ないしは不釣り合いな痛み，しびれたような針で刺すような痛み（患者が自発的に述べる），知覚過敏 4．発汗の亢進ないしは低下 5．浮腫
B	診察時において，以下の他覚所見の項目を2項目以上該当すること． 1．皮膚・爪・毛のうちいずれかに萎縮性変化 2．関節可動域制限 3．アロディニア（触刺激ないしは熱刺激による）ないしは痛覚過敏（ピンプリック） 4．発汗の亢進ないしは低下 5．浮腫
	研究用 CRPS 判定指標
A	病期のいずれかの時期に，以下の自覚症状のうち3項目以上該当すること． ただし，それぞれの項目内のいずれかの症状を満たせばよい． 1．皮膚・爪・毛のうちいずれかに萎縮性変化 2．関節可動域制限 3．持続性ないしは不釣り合いな痛み，しびれたような針で刺すような痛み（患者が自発的に述べる），知覚過敏 4．発汗の亢進ないしは低下 5．浮腫
B	診察時において，以下の他覚所見の項目を3項目以上該当すること． 1．皮膚・爪・毛のうちいずれかに萎縮性変化 2．関節可動域制限 3．アロディニア（触刺激ないしは熱刺激による）ないしは痛覚過敏（ピンプリック） 4．発汗の亢進ないしは低下 5．浮腫

※但し書き①
1994年の IASP（国際疼痛学会）の CRPS 診断基準を満たし，複数の専門医が CRPS と分類することを妥当と判断した患者群と四肢の痛みを有する CRPS 以外の患者とを弁別する指標である．臨床用判定指標を用いることにより感度 82.6％，特異度 78.8％で判定でき，研究用判定指標により感度 59.0％，特異度 91.8％で判定できる．

※但し書き②
臨床用判定指標は，治療方針の決定，専門施設への紹介判断などに使用されることを目的として作成した．治療法の有効性の評価など，均一な患者群を対象とすることが望まれる場合には，研究用判定指標を採用されたい．
外傷歴がある患者の遷延する症状が CRPS によるものであるかを判断する状況（補償や訴訟など）で使用するべきでない．
また重症度・後遺障害の有無の判定指標ではない．

ケール（face scale）が使用されている．痛みの性質の評価には McGill 疼痛質問票が頻用されている．特性不安や状態不安の評価には，状態-特性不安検査（STAI：State-Trait Anxiety Inventory）が，不安や抑うつ状態の評価には HADS（Hospital Anxiety and Depression Scale）が使用されている．また動きに対する恐怖の評価として TSK（Tampa Scale for Kinesiophobia）がある．さらに痛みの認知的側面を表す破局的思考（痛みに対する反芻，無力感，拡大視）の評価として PCS（Pain Catastrophizing Scale）がある．また CRPS における身体知覚の歪みの評価として，The Bath CRPS body perception disturbance scale がある．

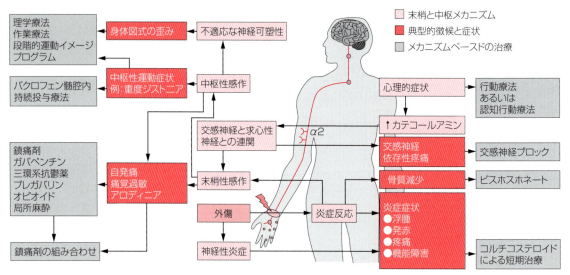

図1 CRPSの病態生理学とメカニズムベースド治療（文献3）より改変引用）

　冒頭で述べたようにCRPSは複合的な症状を呈するが，これらの症状は末梢性と中枢性メカニズムの相互作用の結果として発生すると考えられている（**図1**）[3]．橈骨遠位端骨折に代表されるような外傷は，まず炎症反応や神経性炎症を引き起こし，炎症所見のみならず，骨質減少にもつながる．また炎症部位からのサイトカインの放出は，末梢性感作につながる．これは中枢性感作や不適応な神経可塑性へとつながり，中枢性の運動症状や身体図式の歪みを生み出す．さらに交感神経と求心性神経終末とのカップリング（連関）は，交感神経依存性疼痛を引き起こす．そして心理的ストレスは，カテコールアミンの放出を増加し，交感神経と求心性神経とのカップリングを生成し，さらなる痛みの増悪を引き起こす．そして中枢性感作や末梢性感作は，自発痛や痛覚過敏，アロディニアを引き起こす．
　このようにCRPSは複数の症状を引き起こす複雑なメカニズムに基づき発生しているため，それぞれのメカニズムに対応した治療を選択しなければならない（メカニズムベースド治療）とされている．急性期では当然，炎症症状に対するステロイドやビスホスホネートなどの薬物療法が必要となる．しかしながら，慢性期では，運動療法，段階的運動イメージプログラム，暴露療法や認知行動療法といったリハビリテーションが実施される．なかでも中枢性感作と中枢神経系の可塑的変化の結果生じる中枢性運動症状や身体図式の歪みに対しては，理学療法が最も貢献しなくてはならない部分である．またCRPSは難治性と形容されることが多いが，実際には，多くは半年から1年内に著明に改善し，難治化する例は少ない．
　CRPSに対して，特別な理学療法や運動療法があるわけではなく，標準理学療法としてのストレッチングや筋力増強訓練，段階的に活動量や種類を漸増していく運動療法を実施する．運動療法は，患者が簡単に始められる体操や歩行など軽度な内容でよいとされている．運動は，下降性疼痛抑制系や内因性オピオイドの働きにより，痛みの求心性入力を抑制する効果もあるとされている．肩手症候群では肩関節痛が発生するが，肩関節の運動学を考慮して，インピンジメントを回避した関節可動域訓練やストレッチングを実施する[4]．またできるだけ痛みを緩和した状態で

の理学療法や運動療法を実施するために，介入前の温冷交代浴も効果的とされている．温冷交代浴は，自律神経機能を適正化することにより，皮膚温・皮膚色変化という血管運動障害を改善し，浮腫や痛みを改善するとされている．

　理学療法士は，痛みの改善そのものを目標とするのではなく，痛みに配慮しつつ漸増的に運動量や種類を増加していきながら，患者が積極的・能動的に活動量を向上させ，ADLやQOLを高めていけるよう促していく．このことは結果的に痛みの改善につながり，また痛みの慢性化の予防にもつながる．

感覚障害への対応

　脳卒中による運動麻痺や末梢組織の急性炎症による痛み，整形外科的措置による固定，あるいは動きに対する恐怖や破局的思考による回避行動によって，患肢の不使用が長引くと感覚入力や運動出力が減少し，それに伴い対応する脳内の体部位再現の狭小化が生じる．この慢性疼痛疾患における皮質体部位再現の狭小化と痛みの強さには，正の相関関係がある．

　また感覚野の皮質体部位再現は，対応する身体部位の知覚機能を担っていることから，慢性疼痛疾患では，神経障害性疼痛か運動器疼痛かにかかわらず，痛みのある身体部位や隣接する身体部位，または対側の身体部位の二点識別知覚が低下していることも明らかになっている．身体イメージや運動イメージは，皮質体部位再現という神経構造基盤のうえで，絶え間なく続く知覚に基づいて，維持・更新されるものであり，皮質体部位再現の狭小化という構造的変化や知覚機能の低下は，身体イメージや運動イメージの歪みを引き起こすことになる．

　これらは，痛みの感覚的側面の変容を意味

していると考えられるが，思考などの認知的側面や不安や恐怖などの情動的側面の影響を受けて，回避行動や不活動，機能障害，能力障害へと発展する慢性疼痛患者の悪循環の一要素となっているものと考えられる（後述）．このような皮質体部位再現の狭小化を防止・改善し，鎮痛と運動機能の改善を図る取り組みとして，感覚識別課題や段階的運動イメージプログラム，ミラーセラピーなどのニューロリハビリテーションが実施されている．

1. 感覚識別課題

　感覚識別課題について，Flor[5]は，上肢の切断後の幻肢痛症例において，断端での疼痛閾値以下の電気刺激弁別課題を1日90分，2週間実施した結果，正答率の向上に伴い，対応する皮質体部位再現の再組織化が生じ，鎮痛効果が得られたことを報告した．その後，Moseleyら[6]によって，CRPS症例での効果の検証が行われている．Moseleyらは，手にCRPS type Iを罹患した症例に対して，2 mmと11 mmの2種類の刺激プローブで手背面5カ所を刺激して，プローブの大きさと刺激箇所を識別する触覚識別課題を，1日24分（72刺激），2週間実施している（図2）．アウトカムとして，痛みの評価にVAS，知覚の評価に手の二点識別知覚，機能評価として患者が困難を抱えている5つの活動に対する主観的評価であるPatient-Specific Functional Scale（PSFS）を使用している．その結果，触覚識別課題は，同様の刺激量であった単なる刺激課題と比較して，有意な痛みの減少と二点識別知覚の向上，およびPSFSの改善を認めている．また訓練終了から3カ月後のフォローアップ測定においても，痛み，知覚，機能のすべてにおいて改善が維持されていたことを報告している．

　触覚識別課題は，CRPSなどの慢性疼痛で生じている皮質体部位再現を直接的に再組織

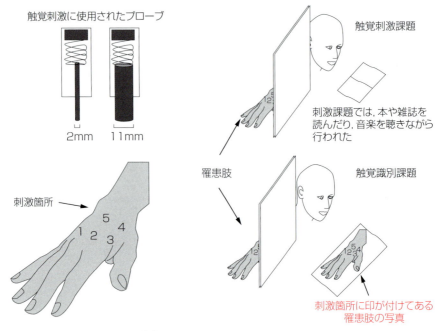

図2 感覚識別課題の例（文献6）より改変引用）

化し，知覚を改善させ，鎮痛にも効果的であることが示されている．しかしながら，CRPS例では，罹患部位の痛覚過敏やアロディニア，異常知覚などを伴っている場合が多く，触覚識別課題をするにも，そもそも触れることさえ可能ではない症例が存在する．その場合には，前述した温冷交代浴後の運動療法や後述する手段を優先したり，識別課題に用いる素材を患者ごとに評価するなどの工夫が必要である．

2．身体を見る効果

Moseleyら[7]は，CRPS症例に対し，健側を鏡に映すことで罹患部位に対応する健側の身体部位を見る条件での触覚識別課題と見ない条件での触覚識別課題を，24分（72刺激）実施している．痛みの評価にはVASを，知覚の評価には二点識別知覚を用いている．その結果，課題直後では，罹患部位を見ない条件と比較して，罹患部位を見る条件において，二点識別知覚が向上し，鎮痛効果が優れていたことを報告している．

この身体を見ることによる知覚の向上効果は，有線外皮質身体領域（EBA：Extrastriate Body Area）や頭頂連合野から一次感覚野に対する皮質内抑制機構が作動することにより生じることがわかっている（**図3**）[8]．すなわち身体を見ることによって，体性感覚野での余剰な活動の抑制が生じることにより，皮質体部位再現の明瞭化と知覚の向上が生じることが明らかになっている．また実際に，身体を見る条件では，見ない条件と比較して，主観的痛みの減少とともに，対応する一次体性感覚野の活動減少と，痛み関連領域である島皮質の活動減少が生じることも明らかになっている．

しかしながら，同じ身体を見るといっても，それを拡大して見るのか，縮小して見るのかによって，効果が異なることも指摘されている．CRPSや幻肢痛では，罹患肢を拡大視させると疼痛や腫脹が増大し，縮小視させると疼痛や腫脹が減少したことが報告されている．一方で，健常者では全く逆の効果が報告されており，拡大視すると疼痛閾値が上昇し，

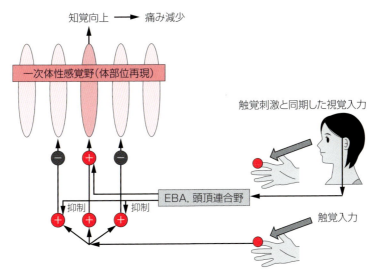

図3　皮質内抑制機構の説明図（文献8）より改変引用）

縮小視させると疼痛閾値が低下することが報告されている．また健常者も慢性背部痛患者も，拡大視，縮小視にかかわらず，自己の手の視覚フィードバックと比較して，自己の背部の視覚フィードバックにより，背部に加えられた圧刺激痛・電気刺激痛ともに減少することも報告されている．

このような矛盾する報告を受けて，Osumiら[9]は，健常者を対象に，拡大視条件での二点識別知覚や疼痛閾値の変化と情動反応や性格特性との関連を検討している．その結果，健常者では拡大視条件で，拡大された手を不快に感じず知覚が向上する者は，疼痛が軽減する可能性があるが，自分の外観にこだわりが強く，自分の体に否定的な考えを持っている者は，拡大視条件において，拡大された手を不快に感じ，疼痛が増悪する可能性があることが示された．

このように身体を見ることによる鎮痛効果を考慮した介入を行ううえでは，身体を見ることによる対象者の情動反応や性格特性を見定めながら適応を検討していく必要性が示唆されている．このような身体サイズを変化させた錯覚を用いた介入は，システマティックレビューによって，痛みの改善に有効であることが示されている[10]．

3．段階的運動イメージプログラム（GMI）

介入開始の第1段階（最初の2週間）では，メンタルローテーション課題といって，提示される手が右手か左手か，実際の手を動かさずに判断する課題を実施する（**図4**）．第2段階（次の2週間）では，提示される手の動きを，運動イメージとして想起する課題を実施する．そして第3段階（最後の2週間）では，ミラーセラピーを実施する（後述）．いずれの段階も，罹患部位が下肢の場合は下肢を対象とし，腰背部の場合は腰背部とする．

疼痛患者には，安静は最小限かつ短期間とし，段階的な運動療法が望まれるが，痛みや痛みに対する恐怖から運動療法が消極的になる患者がいる．一方で，運動イメージの想起時には，実際の運動時と同様に，脳内運動関連領域が活動することが知られており，実際の運動と運動イメージには脳内活動として機能的同等性があるとされている．そのため運動イメージ想起訓練は，実際の運動が困難な場合に有用である．

段階的運動イメージプログラム（GMI：

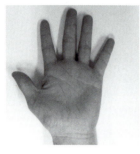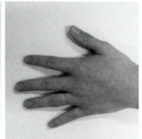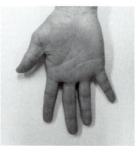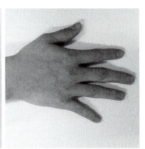

図4 手のメンタルローテーション課題
PCモニター上，あるいは写真を使用して，図のような角度が0°，45°，90°，180°と異なる手掌面と手背面の手像を提示する．患者は，実際の自己手を動かすことなく，提示された手像が右手か左手かを判断する．この手続きにより，患者は自己の手の運動イメージを想起することとなる．

Graded Motor Imagery Program）は，Moseley[11]によって開発・検証されている．CRPS type I患者に対する無作為化比較試験（RCT：Randomised Controlled Trial）では，一度にメンタルローテーション課題，運動イメージ課題，ミラーセラピーを混合して実施する群と比較して，段階的に実施する群において，有意な痛みと浮腫の改善があったことが報告されている．また続くRCTでは，通常の順番で実施する群に加えて，運動イメージ課題→メンタルローテーション課題→運動イメージ課題の順番に実施する群とメンタルローテーション課題→ミラーセラピー→メンタルローテーション課題の順番に実施する群とで比較した結果，通常の順番で実施する群において，有意な痛みの改善があったことが報告されている[12]．そしてCRPS type I患者と腕神経叢引き抜き損傷後疼痛患者，切断後幻肢痛患者に対するRCTでは，通常の薬物療法と理学療法を受けた群と比較して，GMIを受けた群において，有意な痛みと機能の改善が認められている[13]．このGMIはいくつかのシステマティックレビューにおいて，痛みと機能の改善に効果的であると報告されている[14～17]．

一方で，痛みに対する破局的思考や動きに対する恐怖のある患者では，運動イメージの想起によって，痛みや腫脹が増悪する場合があることも報告されている．GMIによって痛みが減少する経過とともに活動が減少する脳内領域は一次・二次体性感覚野であり，GMIは痛みの感覚的側面の改善に有効であり，痛みの情動的側面や認知的側面への効果は乏しいと考えられる．そのためGMIの適応には，TSKを用いた動きに対する恐怖の評価，HADSやSTAIを使用した痛みの情動的側面の評価，PCSを用いた痛みの認知的側面の評価なども実施し，それらよりも痛みの感覚的側面や身体イメージの問題が大きい場合に適用するなどの検討が必要である．

4．ミラーセラピー

ミラーセラピーとは，健側を鏡で映して，健側と患側の同期運動を行うことで，まるで鏡に映した健側が患側であるかのような錯覚を生じさせる方法である（図5）．ミラーセラピーは初め，Ramachandranら[18]によって幻肢痛の治療として試みられたものである．四肢切断者では，皮質体部位再現が残存しているにもかかわらず，対応する身体部位からの求心性入力が絶たれることにより，運動出力（遠心性コピー）と視覚や体性感覚などの感覚フィードバック間に不一致（不適合）が生じるという感覚-運動・感覚-感覚不適合が幻肢痛の一要因になっていると考えられ，その不適合状態を解消する目的で試みられた．その結果，幻肢痛の改善が報告され，その後，脳

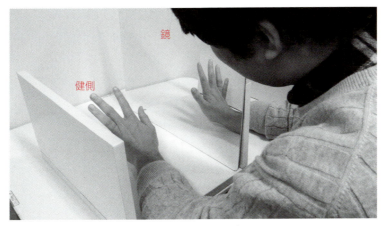

図5 ミラーセラピー
錯覚した患側の視覚フィードバックと実際の患側の同期した運動感覚経験を繰り返すことにより，皮質体部位再現の再組織化を行う．

卒中後上肢片麻痺の治療としても応用されている．

CRPS に対しては，McCabe ら[19]によって，下肢の CRPS type Ⅰ を罹患した患者に対して pilot study が実施され，その結果，発症初期（8 カ月以内）の患者には有効だが，慢性化した患者（8 カ月以上）には効果が低いとされた[19]．その後の RCT でも，CRPS type Ⅰ に対するミラーセラピーが，運動イメージ訓練を実施するより，痛みの改善に有効であることが示されている．またいくつかのシステマティックレビューによって，ミラーセラピーが CRPS の痛みの改善に有効であるとされている[10,15]．ただしミラーセラピーの実施によって，眩暈や吐き気，痛みの増悪などが生じることも報告されているので[20]，適応には注意を要する．

痛みの性質として，「電気ショックのような痛み」「凍てつくような痛み」といった表在感覚的疼痛と「押し潰されたような痛み」「ねじれるような痛み」といった深部感覚的疼痛があるが，ミラーセラピーでは，深部感覚的疼痛に対して，特に改善効果が高いことが報告されている[21]．そのため患者の訴える痛みの性質に着目して，表在感覚的な痛みの場合は触覚識別課題の適応を検討し，深部感覚的な痛みの場合はミラーセラピーの適応を検討するなどが考えられる．さらに幻肢痛では，幻肢の随意運動感覚がある場合に，ミラーセラピーの有効性が高いことも明らかにされている[21]．

幻肢痛を罹患した切断患者と幻肢痛を罹患していない切断患者，および健常者におけるミラーセラピー実施時の脳活動を調査した研究[22]では，非幻肢痛罹患者と健常者においては両側の感覚運動皮質の活動があったのに対し，幻肢痛罹患者では患側に対応した感覚運動皮質の活動が認められなかったことが報告されている．またミラーセラピーの脳への影響を調査した研究[23]のシステマティックレビューでは，ミラーセラピーによって活動する脳領域は，患側に対応した感覚運動皮質であることが報告されている．これらのことから，ミラーセラピーによって，痛みが改善するのは，患側を支配する感覚運動皮質の活性化によるものと考えられている．

ミラーセラピーでは，鏡に映っている健側が患側であるかのような錯覚が生じることがキーポイントとなる．そのため，最初は閉眼状態で，理学療法士が患側を他動的に動かし，

健側で患側の状態を忠実に再現してもらうことから始めるのがよい．そうすることにより，患者が患側をどのように感じているのかを把握すると同時に，開眼した際に，鏡に映っている肢が患側であると錯覚しやすくなる．また開眼して患側と健側の同期運動を実施する際にも，実際に患側で実現できる動作との乖離が生じないように配慮した運動設定にすることも重要である．その目的で，あえて患側のみならず，健側も介助しながら同期運動を行う方法もある．いずれにしても，鏡像に対する没入感を得られるように実施することが肝要である．

5．運動観察療法

運動イメージと同様に運動を行わずして，運動実行に関わる神経ネットワークを活性化する手段に運動観察がある．これは運動実行時に活性化する神経ネットワークが，同じ運動を観察するだけでも活性化するミラーニューロンシステムの存在に由来する．このミラーニューロンシステムの特性を利用して，運動障害を改善することを意図した介入が運動観察療法と呼ばれるものであり，脳卒中後片麻痺，パーキンソン病，脳性麻痺，また整形外科疾患における運動障害に対して臨床試験が実施されており，いずれも運動機能の改善に効果的であったことが報告されている．とりわけ初期の研究では，運動観察療法を実施した患者群では，介入前後で運動前野や縁上回などミラーニューロンシステムが同定されている領域の有意な活動増加を認めるとともに，上肢運動機能にも有意な改善を認めたことを報告している．運動観察療法によりミラーニューロンシステムの活動増加が生じ，そのことが運動機能の改善に結びつくことが神経科学的に実証されている．痛みに関しては，人工膝関節置換術後疼痛を対象に，運動観察療法と理学療法の組み合わせ介入群と理学療法のみを実施する群での比較研究がなされている．その結果，理学療法単独介入と比較して，運動観察療法に有意な痛みの減少やこわばりの減少が認められたことが報告されている[24]．

6．腱振動錯覚（図6）

GMIやミラーセラピー，運動観察療法などは，視覚刺激を通じて，運動実行と同様に皮質体部位再現や運動生成の神経ネットワークを活性化させ，鎮痛効果を得る手段であるが，そのような脳内ネットワークの活性化は体性感覚刺激を通じても可能である．約80 Hzの振動刺激を四肢の腱に加えると，実際に運動せずともあたかも四肢が動いたかのような運動錯覚を惹起できる．運動錯覚経験中には，実際の運動を行っていないにもかかわらず対側の一次運動野を含む運動関連領野の賦活が認められている．

Gayら[25]はCRPS type Iを罹患した患者に対して，振動刺激による運動錯覚で介入した結果，コントロール群と比較して，痛みの50％の軽減，関節可動域の30％の拡大を認めたことを報告している．Imaiら[26]は，橈骨遠位端骨折術後急性例に対して，通常の理学療法に加えて実施する腱振動刺激による運動錯覚を用いた臨床介入の効果を準RCTにより検証している．

この研究では，運動錯覚による痛みの感覚的側面への影響のみならず，痛みの情動的側面，認知的側面に与える影響についても検討している．この研究の介入期間は，術後翌日より7日間とし，術後1ヵ月後と2ヵ月後にフォローアップ測定を実施している．その結果，通常の理学療法のみを実施したコントロール群と比較して，運動錯覚群において，安静時痛，運動時痛，関節可動域（掌屈，背屈，回外，回内），PCSにおける反芻，HADSにおける不安の項目で，有意な改善効果が認

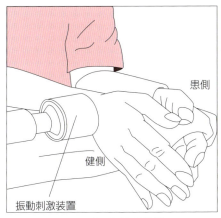

図6　振動刺激錯覚
患側への振動刺激にはリスクを伴うため，左右手を合掌した状態で，健側への刺激を実施した例．この場合は，刺激側が掌屈する錯覚のみならず，反対側が背屈する錯覚を生じる．

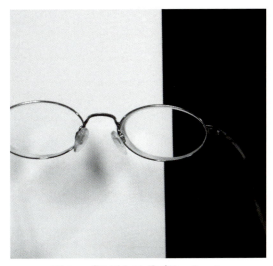

図7　プリズムアダプテーション
図は，視野が10°右へ偏倚して見えるプリズムメガネ．プリズムメガネを装着し，ターゲットへの到達運動を反復することにより，新たな視覚-運動協応が成立する．

められている．このように腱振動刺激による運動錯覚を用いた介入では，運動錯覚による痛みのない運動経験が，鎮痛のみならず痛みの情動的側面や認知的側面の改善につながる可能性が示唆されている．

7．プリズムアダプテーション（図7）

CRPSでは，罹患肢を自らの身体の一部と感じられないneglect like syndrome（無視様症候群）という症状が認められることがある．これに関して，Sumitaniら[27]は，CRPSでは，視覚での主観的身体正中知覚に対して，体性感覚での主観的身体正中知覚が患側に偏位していることを明らかにしている．その視覚と体性感覚の不適合を適正化することを目的に，プリズムアダプテーションを用いた介入を実施した．その結果，主観的身体正中知覚が適正化すると同時に，痛みの改善が認められたことを報告している[28]．

脳卒中などによって右頭頂葉を損傷した後に出現する高次脳機能障害に半側空間無視があるが，CRPSでは同様の視空間認知機能の異常が生じているとされ，半側空間無視の治療に有効とされるプリズムアダプテーションが，CRPSの痛みの治療にも有効である可能性が示唆されている．

心理的対応と自己管理

急性痛では，罹患部の保護や固定，安静が必要となるが，固定することで逆に痛みが発生することや廃用症候群のような不活動が痛みを生じることがわかっている．そのため安静は最小限かつ短期間とし，多くの患者が抱いている「痛みに対しては安静にしなくてはならない」「動くと余計に痛くなるはずである」という誤った信念や思考を変更するよう十分な痛み教育を行う必要がある．ただ痛みがあるにもかかわらず，動くことを要求するのではなく，痛みに過保護になっていることを教示する[29]．また痛みの慢性化については，患者だけでなく，医療者自身が「生物医学的モデル」に基づく考えから「生物心理社会的モデル」に基づく考えに変更する必要がある（図8）[2,30]．すなわちCRPSなどの慢性疼痛疾患は，組織損傷に伴う（組織損傷の有無に関

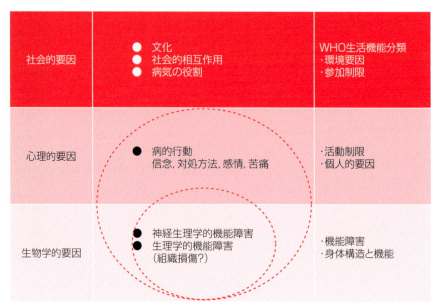

図8　痛みの生物心理社会的モデル（文献 2, 30）より改変引用）

係なく）痛みという生物学的要因に加えて，個人の痛みに対する思考，不安や恐怖，抑うつといった情動・感情，執着心といった心理的要因，さらに医療保険システムや社会保障といった社会的要因が加わり，複雑に絡み合うことによって，痛みに対する過剰回避行動を引き起こし，さらなる痛みの増悪という悪循環（**図9**）[31]）を呈していると考えなくてはならない．そのため患者も医療者も，痛みそのものや鎮痛手段への執着を避け，患者自身が痛みを自己管理しながら，ADLやQOLを向上することを目標とした取り組みを行う必要がある．この痛みの自己管理とADL・QOLの向上を目指した取り組みとして，認知行動療法やその中の一つと考えられる暴露療法などが実践されている．

1. 認知行動療法（CBT）

認知行動療法（CBT：Cognitive Behavioral Therapy）は，患者の痛みに対する認知の歪みを修正し，痛み行動を修正し，適応的な行動を学習していく介入手段である．慢性疼痛に対するCBTでは，段階的に活動量や種類を漸増させていく運動療法，万歩計などの簡便な機器を利用した活動量の自己管理，患者自身による活動量や服薬・医療処置の内容，ポジティブな出来事などを記録する痛み-行動日誌の記録の3点がポイントとされている．認知行動療法の実践については，成書[32]）を参照されたい．

2. 段階的暴露療法（GEXP）

慢性期CRPSでは，痛みの重症度と機能制限との間に関係は認められず，痛みに対する恐怖と機能制限との間に有意な関係性が認められている．すなわちCRPSのような慢性疼痛患者では，fear-avoidance model（恐怖-回避モデル）（**図9**）にみられるように，痛みに対する恐怖が過剰回避行動へとつながり，その結果活動性が低下し，さらなる痛み体験へとつながるという悪循環を生じている．段階的暴露療法（GEXP：Graded Exposure Therapy）[33]）では，その痛みに対する恐怖を生じる状況に，段階的に暴露する（さらす）ことにより，活動性を向上させることに主眼が置かれている．GEXPは，痛み教育から始まり，痛みが持続

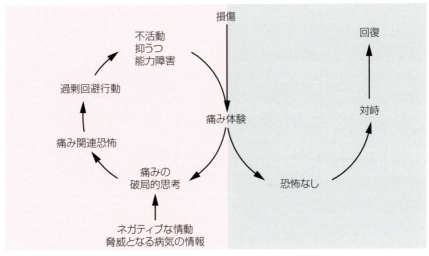

図9 痛みの恐怖-回避モデル（fear-avoidance model）（文献31）より改変引用）
■：慢性疼痛疾患の悪循環　■：回復過程

する原因である恐怖-回避モデルについて，患者の個々の症状に合わせて十分に説明する．

　この痛み教育の目的は，痛みに対しては安静にしなくてはならないなどの誤解を修正し，痛みは保護を必要とするものではなく，自己管理できるものであることを教示し，長期間回避していた運動や活動に対する患者の意欲を向上させることにある．そして，患者の同意のもとで，患者が「危険」または「脅威」と認識している活動に，段階的に暴露していく．具体的には，個々の患者の痛み恐怖が誘発される活動の階層に基づいて，患者個々に合わせた練習課題を設定する．GEXPのケーススタディにおける患者の例では，エアロビクス，自転車，ベビーカーを押す，ゴルフ，ダンス，ショッピング，ピアノ・バイオリンを弾くなどがあげられている．患者には，恐怖や不安が減少するまで，できるだけ設定した活動に従事することが奨励される．そして，セラピストの直接的な介入は徐々に減少させていき，患者が自立して，能動的に日常生活の中で設定した活動を継続していくことが奨励される．GEXPを実施したCRPS type I患者のケーススタディでは，痛み関連恐怖，痛みの強度，能力障害，理学的所見およびCRPS症状が有意に改善したことが報告されている．

3．疼痛暴露理学療法（PEPT）

　疼痛暴露理学療法（PEPT：Pain Exposure Physical Therapy）[34,35]は，GEXPのように痛みに対する恐怖が生じる活動に暴露するのではなく，痛みそのものに暴露し，活動性を向上させることに主眼が置かれている．PEPTは薬剤を使用せず，運動療法と過剰回避行動の管理で構成されている．メインの治療目標は，短時間で自立した生活，家庭生活，職場復帰，セルフケア，趣味やスポーツを再開することにあり，痛みの緩和自体は治療目標ではない．

　理学療法士はPEPTを実施する前に，急性痛と慢性痛との違い，中枢性疼痛や痛みの記憶についての徹底した痛み教育を実施する．そして，痛みは組織損傷のサインではなく，「誤った警告サイン」であるという認識を持ってもらう．また訓練中や訓練後には痛みが増加する可能性があるが，患者とその家族に，痛みについては無視することについて了承してもらう．これらの説明や教示に対して患者

が疑念を持っていたり，訓練に意欲的でない場合には，介入は中止される．

PEPTについての徹底した教育を実施した後に，患者はその家族とともに，自ら目標設定（身体的・社会的目標）を行って，運動療法を開始する．運動療法は，段階的に負荷量を増加することと脱感作で構成されており，脱感作は感覚過敏を減少するために，毎日のセルフマッサージと罹患肢の強制使用により行われる．段階的に負荷量を増加する運動療法は，他動的な関節可動域訓練やストレッチ，能動的な筋力強化訓練といった標準的な理学療法によって行われる．その際，理学療法士は，罹患肢に触れたり動かすことは安全であることを患者に認識してもらうことを促す．理学療法士は，自主トレーニングや自宅での練習のスケジュールを提供し，訓練中に激励し，機能向上がみられたなら正のフィードバックを行い，積極的な運動活動を奨励する．セルフマッサージや罹患肢の強制使用は，日常生活の中に組み込み，家族にもその方法を指導し，家族には患者を介護するのではなく，患者の疼痛行動を無視し，患者の意欲を向上し，コーチングと確認を行うよう指導する．PEPTとガイドラインに沿った痛み治療に焦点をあてたリハビリテーションとの比較研究では，PEPTにおいて，痛みと機能障害が有意に改善したことが報告されている．

GEXPやPEPTは，これからの慢性疼痛に対する有望な介入になってくるものと思われるが，両者ともに介入初期には疼痛強度が増加するなどのリスクが伴い，導入には患者に同意と痛みや介入方法に対する十分な理解が得られていることが前提となる．そのため実施するには，理学療法士自身に痛み教育が行える十分な知識と技術が必要となる．また痛み教育については，徐々に変遷しているので，継続的にアップデートしていく必要がある[29]．さらにこれらの介入は，理学療法士一個人で行えるものではなく，リハビリテーション科全体，そして医師，看護師など，その患者に関係するすべての医療・介護職がチームとなって，一貫した医療体制のもとで行われる必要がある．わが国においては，文化的な影響からか，患者の痛みに対する医療者への依存性が高い傾向にある一方で，理学療法士は自身の固執したアプローチに依存する傾向もある．そのような双方の矛盾から慢性疼痛疾患を生成することがないようにしなくてはならない．またこれら一連の取り組みの成功には，患者-理学療法士間の良好な人間関係が大前提となることは言うまでもない．

Conclusion

CRPSは感覚障害，血管運動障害，交感神経障害，運動機能障害など多様な症状を呈する疼痛疾患であるが，なかでも中枢性運動症状や体部位再現の狭小化に対応するのは理学療法である．

感覚障害や慢性疼痛および疼痛の慢性化予防には，段階的な運動療法による活動量の向上が優先されるべきであるが，痛みによって運動が消極的である場合には，GMIなどによって，皮質体部位再現や運動神経ネットワークの狭小化を防止し，拡大する取り組みがあげられる．

慢性化した疼痛疾患における心理的対応と自己管理には，痛み教育と患者の能動的かつ段階的な活動量向上を図るCBTの治療理論に基づく取り組みがあげられる．

文献

1) Sumitani M, et al；Japanese Complex Regional Pain Syndrome Research Group：Development of comprehensive diagnostic criteria for complex regional pain syndrome in the Japanese population. *Pain* **150**：243-249, 2010
2) 住谷昌彦, 他：CRPS 診断の実際―判定指標と診療方針の概論. 堀内行雄（編）：複合性局所疼痛症候群（CRPS）をもっと知ろう―病態・診断・治療から後遺障害診断まで. 全日本病院出版会, 2015, pp12-21
3) Gierthmühlen J, et al：Mechanism-based treatment in complex regional pain syndromes. *Nat Rev Neurol* **10**：518-528, 2014
4) 西上智彦：痛み. 吉尾雅春, 他（編）神経理学療法学（標準理学療法学 専門分野）. 医学書院, 2013, pp172-181
5) Flor H：Cortical reorganisation and chronic pain：implications for rehabilitation. *J Rehabil Med* **41**（Suppl）：66-72, 2003
6) Moseley GL, et al：Tactile discrimination, but not tactile stimulation alone, reduces chronic limb pain. *Pain* **137**：600-608, 2008
7) Moseley GL, et al：The effect of tactile discrimination training is enhanced when patients watch the reflected image of their unaffected limb during training. *Pain* **144**：314-319, 2009
8) Moseley GL, et al：Is mirror therapy all it is cracked up to be？ Current evidence and future directions. *Pain* **138**：7-10, 2008
9) Osumi M, et al：Factors associated with the modulation of pain by visual distortion of body size. *Front Hum Neurosci* **8**：137, 2014
10) Boesch E, et al：The effect of bodily illusions on clinical pain：a systematic review and meta-analysis. *Pain* **157**：516-529, 2015
11) Moseley GL：Graded motor imagery is effective for long-standing complex regional pain syndrome：a randomised controlled trial. *Pain* **108**：192-198, 2004
12) Moseley GL：Is successful rehabilitation of complex regional pain syndrome due to sustained attention to the affected limb？ A randomised clinical trial. *Pain* **114**：54-61, 2005
13) Moseley GL：Graded motor imagery for pathologic pain：a randomized controlled trial. *Neurology* **67**：2129-2134, 2006
14) Daly AE, et al：Does evidence support physiotherapy management of adult Complex Regional Pain Syndrome Type One？ A systematic review. *Eur J Pain* **13**：339-353, 2009
15) Bowering KJ, et al：The effects of graded motor imagery and its components on chronic pain：a systematic review and meta-analysis. *J Pain* **14**：3-13, 2013
16) O'Connell NE, et al：Interventions for treating pain and disability in adults with complex regional pain syndrome. *Cochrane Database Syst Rev* **30**：CD009416, 2013
17) Thieme H, et al：The efficacy of movement representation techniques for treating limb pain：a systematic review and meta-analysis. *J Pain* **17**：167-180, 2016
18) Ramachandran VS, et al：The use of visual feedback, in particular mirror visual feedback, in restoring brain function. *Brain* **132**（Pt 7）：1693-1710, 2009
19) McCabe CS, et al：A controlled pilot study of the utility of mirror visual feedback in the treatment of complex regional pain syndrome（type 1）. *Rheumatology*（Oxford） **42**：97-101, 2003
20) Hagenberg A, et al：Mirror visual feedback for phantom pain：international experience on modalities and adverse effects discussed by an expert panel：a delphi study. *PM R* **6**：708-715, 2014
21) Sumitani M, et al：Mirror visual feedback alleviates deafferentation pain, depending on qualitative aspects of the pain：a preliminary report. *Rheumatology*（Oxford） **47**：1038-1043, 2008
22) Diers M, et al：Mirrored, imagined and executed movements differentially activate sensorimotor cortex in amputees with and without phantom limb pain. *Pain* **149**：296-304, 2010
23) Deconinck FJ, et al：Reflections on mirror therapy：a systematic review of the effect of mirror visual feedback on the brain. Neurorehabil *Neural Repair* **29**：349-361, 2015
24) Park SD, et al：The effect of action observation training on knee joint function and gait ability in total knee replacement patients. *J Exerc Rehabil* **10**：168-171, 2014
25) Gay A, et al：Proprioceptive feedback enhancement induced by vibratory stimulation in complex regional pain syndrome type Ⅰ：an open comparative pilot study in 11 patients. *Joint Bone Spine* **74**：461-466, 2007
26) Imai R, et al：Influence of illusory kinesthesia by vibratory tendon stimulation on acute pain after surgery for distal radius fractures：a quasi-randomized controlled study. *Clin Rehabil* **30**：594-603, 2016
27) Sumitani M, et al：Pathologic pain distorts visuospatial perception. *Neurology* **68**：152-154, 2007
28) Sumitani M, et al：Prism adaptation to optical deviation alleviates pathologic pain. *Neurology* **68**：128-133, 2007
29) Moseley GL, et al：Fifteen Years of Explaining Pain：The Past, Present, and Future. *J Pain* **16**：807-813, 2015

30) Waddell G, et al：Concepts of rehabilitation for the management of low back pain. *Best Pract Res Clin Rheumatol* **19**：655-670, 2005
31) Vlaeyen JW, et al：Fear-avoidance and its consequences in chronic musculoskeletal pain：a state of the art. *Pain* **85**：317-332, 2000
32) 松原貴子，他：Pain Rehabilitation―ペインリハビリテーション．三輪書店，2011
33) de Jong JR, et al：Reduction of pain-related fear in complex regional pain syndrome type Ⅰ：the application of graded exposure in vivo. *Pain* **116**：264-275, 2005
34) Barnhoorn KJ, et al：The effectiveness and cost evaluation of pain exposure physical therapy and conventional therapy in patients with complex regional pain syndrome type 1. Rationale and design of a randomized controlled trial. *BMC Musculoskelet Disord* **13**：58, 2012
35) Barnhoorn KJ, et al：Are pain-related fears mediators for reducing disability and pain in patients with complex regional pain syndrome type 1？ An explorative analysis on pain exposure physical therapy. *PLoS One* **10**：e0123008, 2015

8 回復期における転倒・転落

渡邊亜紀[*1]

> **Key Questions**
> 1. 転倒・転落の予防
> 2. 個人因子と環境因子
> 3. 転倒・転落対策の実践例

はじめに

　回復期リハビリテーション病棟（以下，回リハ病棟）は脳血管障害や大腿骨頸部骨折，廃用症候群などにより障害を受けた方の寝たきり予防と自宅復帰に向け，多職種協働で積極的にリハビリテーションを行う病棟である．一方で回リハ病棟協会が行った「回復期リハビリテーション病棟の現状と課題に関する調査」（2007年9月，回リハ病棟対象，有効回答数201病院）によると，医療安全上の問題（複数回答）であるとされたのは「転倒」（182病院）が最も多く，次に「離院」（85病院），「誤嚥」（76病院），「誤薬」（76病院），「急変時対応」（55病院），「認知暴力」（37病院），「クレーム」（31病院），「感染」（28病院），「事故訴訟」（8病院），「危機管理（大規模災害）」（8病院），「セクハラ」（5病院）であった[1]と報告されている．このように，「転倒・転落」は回リハ病棟において重要な解決テーマの一つである．

　また，Langhorneら[2]は，スコットランドでの多施設コホート研究を行い，脳卒中後の合併症の頻度と合併症の発症時期についてまとめており，約5週間の入院期間中に25％の患者が転倒し，在宅生活を含めた退院後30カ月の観察期間中の転倒頻度と比較して，5週間の入院期間中のほうが密に転倒が発生していたと報告している．

　このように回復期では，運動麻痺や感覚障害などの身体機能の変化に不慣れな状態で日常生活活動を拡大していくことから，転倒・転落リスクは最も高い時期ではないかと予測される[3]．

当院の転倒・転落の現状からみる予防のポイント

　当院は2014年4月に回リハ病棟を1病棟40床設立し，現在は99床で運営している．2015年4〜12月に発生した転倒・転落は33件で，脳卒中患者は24件（72.7％）を占めた．平均年齢は75.7±8.6歳であった．転倒・転落時の心身機能評価では，総合的バランス検査であるFunctional Balance Scale（FBS）が36

[*1] Aki Watanabe/社会医療法人敬和会大分リハビリテーション病院

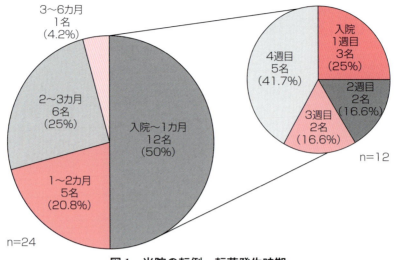

図1　当院の転倒・転落発生時期

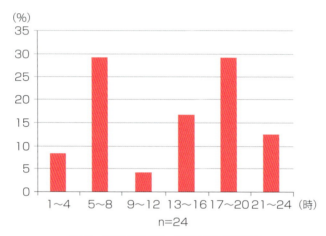

図2　当院の転倒・転落発生時間帯

点以下の者は17名（70.8％），高次脳機能障害がある者は19名（79.2％），Mini Mental State Examination（MMSE）が23点以下の者は17名（70.9％）であり，多くが転倒・転落の危険性を有していた．猪飼ら[4]によると，片麻痺患者の転倒原因として運動麻痺，下肢の感覚障害，バランス機能低下，高次脳機能障害の有無などがあげられており，FBS 36点以下では転倒の危険度が100％である[5]と報告されている．このことからも，当院の転倒・転落患者は転倒リスクの高い患者であったことが示唆される．

転倒・転落の時期については，入院から1カ月以内が最も多く12件（50％），なかでも発生頻度が高い週は入院4週目41.7％であった（**図1**）．時間帯ごとの転倒・転落件数の割合では5～8時までが最も多く29.2％，次いで17～20時が28％であった（**図2**）．転倒・転落場所は，病室が最も多く66.7％，次いで廊下が12.5％であった（**図3**）．転倒・転落時の活動背景は「トイレに行こうとして」の転倒が最も多かった（**表1**）．

このような傾向は，筆者が以前勤務していた別の回リハ病棟の転倒・転落実績でも同様

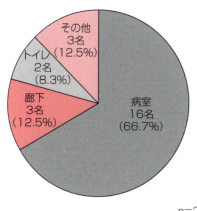

図3 当院の転倒・転落場所

表1　転倒時の活動

転倒のきっかけとなった活動	件数（％）
排泄	8 (33.3)
活動不明	4 (16.6)
更衣	3 (12.5)
整容	2 (8.3)
リハビリ中	2 (8.3)
ベッドに移ろうとしてスタッフと共に転倒	1 (4.2)
お茶を飲もうとした	1 (4.2)
ベッド周囲の整理整頓	1 (4.2)
歩行練習中	1 (4.2)
廊下のいすに座ろうとした	1 (4.2)
	24 (100)

であり，転倒・転落発生時期は入院から1カ月以内，発生時間帯は5～8時，転倒・転落場所は病室が最も多く，当院の傾向と類似していた[6]．

以上のことから，回リハ病棟の脳卒中患者の転倒・転落予防には心身機能評価を行ったうえで，転倒・転落の好発時期，時間帯，場所，活動を考慮し，多職種で転倒・転落予防に向けたPDCAサイクルを効果的に回すことが重要である．加えて，これらの結果は多職種と情報を共有できるよう記録し保管することも忘れてはいけない．

転倒・転落予防のための個人因子と環境因子の活用

国際生活機能分類（ICF：International Classification of Functioning）でいう「個人因子」は，その人固有の特徴のことであり，年齢や性別，生活歴，価値観，ライフスタイルなどがある[7]．「環境因子」には，日常的に使用する器具（衣類や食器，家具など）や杖や車いすなどの福祉用具などを含む「物的環境因子」と，家族や友人，病院でいうならば患者に関わるわれわれスタッフらの「人的環境因子」，医療や保健，介護などに関するサービスや制度などの「社会的環境因子」の3種類がある[8]．

ICFを用いてリハビリテーションを展開する場合，「個人因子」の影響を当院での転倒・転落事例の中で考えてみる．例えば，活動に介助が必要であるにもかかわらず独自の判断で活動し，転倒に至った理由の中に「できると思った」「看護師さんを呼ぶのが申し訳ない」といったものがある．このような患者一人ひとりの性格や価値観といった「個人因子」も転倒・転落の要因となりうることを十分に理解し，心身機能・活動と併せて慎重に評価する必要があると考える．

「環境因子」は生活機能を向上する「促進因子」として活用することで効果をあげることが重要[7]とされている．転倒・転落予防のためだからといって，ベッド柵を4点柵にする，床頭台やたんすなどを患者の手の届かない場所に配置するなどは生活機能の向上を制限することとなり，本来の「環境因子」の適切な活用とはいえない．

また患者の家族も重要な環境因子であることから，家族に対しても予測されるリスクや対策について説明し，協力を得ることも重要である．

表2　回復期リハビリテーション病棟転倒アセスメントシート[1]
(回復期リハビリテーション病棟協会版)

項目	評価スコア	
中枢神経麻痺	□ 2	あり
	□ 0	なし
入棟までの転倒歴	□ 1	あり
	□ 0	なし
視野・視力障害	□ 1	あり
	□ 0	なし
感覚障害	□ 1	あり
	□ 0	なし
尿失禁	□ 1	あり
	□ 0	なし
中枢神経作用薬	□ 1	あり
	□ 0	なし
移動手段	□ 2	車いす
	□ 1	歩行器
	□ 0	ストレッチャー，杖歩行，歩行
認知障害※	□ 1	あり
	□ 0	なし

・合計点 3 点以下→「リスクⅠ」，4～6 点→「リスクⅡ」，7～10 点「リスクⅢ」
※長谷川式簡易知能評価スケール改訂版が 22 点以下，または Mini-Mental State Examination（MMSE）が 24 点以下は「あり」

当院での転倒・転落対策の取り組み

1．転倒・転落対策の流れ

　当院では入院当日に患者に関わるすべてのスタッフ〔医師，看護師，介護福祉士，療法士，歯科衛生士，管理栄養士，薬剤師，医療ソーシャルワーカー（MSW：Medical Social Worker）〕で合同評価を行う．その後，入院時カンファレンスを実施し，現状の把握，目標設定，短期目標と各職種の取り組みなどについてディスカッションをする．転倒・転落に関しても，合同評価時に回リハ病棟協会作成の「回復期リハ病棟転倒アセスメントシート」（**表2**）を用いて評価し，入院時カンファレンスで転倒リスクを共有し，対策立案と次回評価日の確認を行う．この転倒リスクの評価と対策は患者・家族とも共有して実施する．加えて，その日入院した患者の転倒リスクと対策については，毎日 16 時に開催される夕方ミーティングで共有している．夕方ミーティングは，看護師，介護福祉士，療法士，歯科衛生士，MSW が参加し，その日の患者の体調変化や活動度，介助方法の変化を伝達共有する場と位置づけている．

　仮に転倒が発生した場合には，当日中に担当者間で転倒の原因究明，対策の見直しを行い，再度周知徹底する．加えて，患者本人とも今回の転倒の振り返り，新たな対策共有を忘れずに行う．その際，注意しなければならないことは患者の心理面である．転倒の原因を明らかにする場合，患者に「何をしようとして転びましたか」と尋ねると，「毎日練習しているのでできると思った」「こんなこともできなくなった．悔しい」と落胆の表情を浮かべる患者をしばしば目にする．また，遠慮がちでスタッフに申し訳なくコールを押せずに自ら行動し転倒した患者は「また迷惑をかけてしまった．申し訳ない」という気持ちになり，自らの行動を制限し受け身の生活を助

長することにもつながりかねない.

大田[9]は,「障害を受けた患者は何かをしようとすると前のようにはできず,そのことが心理的な苦痛となって無気力をつくる.病院での訓練は,結局何もできなくなってしまったという患者の喪失感を助長することにつながる」と述べている.こうなると活動性を高めADLを向上させる回リハ病棟の目標達成は困難である.このような心理状態であることをスタッフが十分に理解し関わることが重要である.

2．実践例

1) 入院時合同評価（入院当日10時）

失語症により理解・表出ともに障害のあった右片麻痺患者のA氏（70歳代,男性）,脳出血により当院回リハ病棟に入院となった.入院時下肢BRSはⅡ,重度の表在・深部感覚障害,高次脳機能障害では注意障害,失語症を認め,ADLは車いすで重度介助であった（FIM 63点）.入院時,回リハ病棟転倒アセスメントシートは8点,リスクⅢであった.16時の入院時合同評価で上記内容を確認し,ナースコールの使用が可能かどうかを「16時の夕方のミーティングまでに」看護師,介護福祉士が評価することとした.

2) 入院時カンファレンス（入院当日14時）

各職種の評価結果について情報共有し,目標は5カ月で短下肢装具とT字杖を使用して歩行し,自宅内の活動は妻の軽介助～見守りで行うことができることとした.また,病院などのバリアフリーの環境下では入浴を除いて車いすでのADLが自立することとした.病前は会社社長であり,退院後も出社機会があるので,その際は会社や食事会へ短下肢装具とT字杖を使用し,妻の軽介助で歩行できることを目的とした.まず2週間で起き上がり,車いすへの移乗,尿意伝達が行え,車いすでの排泄が軽介助で行えることを直近の目標に設定した.

11～16時までの間ナースコールはなく,尿意を感じ自ら起き上がる場面が複数回みられたため,家族の同意を得てベッドセンサーを設置し,起き上がりから靴の着脱までは見守り,移乗動作は腋下を支える程度の軽介助で行うよう申し合わせた.また,寝返るとすぐに見える位置にナースコールを設置した.

なお,理学療法では下肢の随意性向上と立位での支持性向上に向けて,ロボットスーツHAL®や長下肢装具を用いた立位・歩行練習を毎日3単位実施する計画を立てた.

3) 初回カンファレンス（入院から2週目）

心身機能面は下肢BRS Ⅲまで改善し,起居,移乗は見守り,車いすでの排泄は軽介助で行えるようになった（FIM 77点）.転倒リスクは7点となったが,ナースコールの使用は困難であり,転倒リスクは依然Ⅲであった.

1カ月後の短期目標は起居,移乗動作,車いすでの排泄動作の自立とした.目標達成に向けた課題として,①起居動作時の麻痺側上下肢の忘れがなくなる,②車いすを患者自身で適切な場所に停止できる,③トイレドアの開閉が患者自身で行える,④装具の装着が患者自身で行えることがあげられた.ナースコールも困難であるためこれらの課題が適切に行われなければ,ベッドサイドや排泄時の転倒・転落が発生することが予測された.そのため②③についてはベッド周囲やトイレのドア前の車いすを停止する位置にマーキングし定着を図った（図4, 5）.①④については患者の心身機能に適した動作方法に統一し全スタッフに周知し,ADL場面や訓練開始,終了時には統一された方法で見守り,指導をするようにした.

加えて理学療法では下肢の振り出しが可能となったため,Honda歩行アシストを用いた

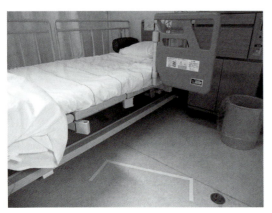

図4　ベッドへ移乗時の車いす停止位置のマーキング

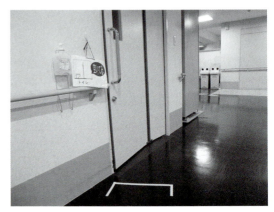

図5　トイレのドア前の車いす停止位置のマーキング

歩行練習で下肢随意性向上，歩行能力の向上を図っていった．

4）転倒（入院から4週目）

入院から4週目の7時に転倒が発生した．ベッドセンサーが作動し訪室すると床頭台に置いてあったコップからお茶がこぼれ，A氏はベッド横で座りこんでいた．原因として，①A氏は起床しお茶を飲もうとしたら手が届かずそのままベッドからずり落ちてしまった，②7時はスタッフもほかの患者に対応しており，センサー作動後すぐには訪室できなかったことがあげられた．

その日の朝礼後に担当者が集合し再度アセスメントを行った．転倒リスクの点数に変化はなかったが，介護福祉士からは患者の活動度が拡大し，起き上がってお茶を飲む，テレビのリモコンを扱う，髭剃りや携帯電話でのやり取りも見られるようになっているとの報告があった．また，動作が速くなり，訪室したときにはすでに起き上がり座位になっている場面がしばしば見受けられるとの情報があがった．理学療法士からは，起き上がりまでは麻痺側の忘れも軽減し座位動作は安定しているという評価があがった．看護師からは，A氏はトイレの水洗やウォシュレットは使用できていることから，ナースコールが使用で

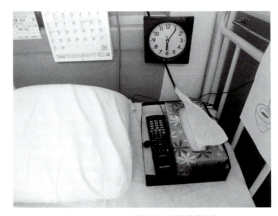

図6　ベッド周囲の環境整理
必要物品は患者の手の届く場所に整理し設置する．

きないというよりは人にものを依頼することに遠慮しているのではないかとの意見があがった．

そこで対策として，①センサーは継続し，見守りが強化できるよう居室をスタッフルーム近くに変更し，②使用する物品を整理し，座位で安定して手が届く場所に設置し（**図6**），③A氏へは「必要な場合には遠慮せずにコールを押してください．これは私たちの仕事なので遠慮せずに困ったときは呼んでくださいね」と声をかけた．同時にナースコールの近くには**図7**のような張り紙をし，ナースコールの定着を図った．④今後さらに活動が

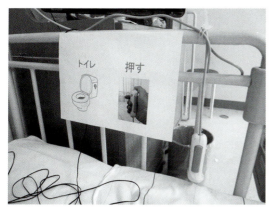

図7　ナースコール定着に向けた張り紙

向上し床頭台下段の引き出しやたんすなども使用することが予測されたため，床頭台下段は使用せず，A氏が使用する衣類もベッド上に設置しておくこととした．

5）2回目カンファレンス（入院から6週目）

心身機能面では下肢BRS Ⅳとなり，短下肢装具，T字杖を用いて歩行は軽介助で可能となった．また，転倒後環境を整備したことで車いすでの排泄と整容，更衣はこの時期よりセンサーは夜間のみ使用し評価を継続した．靴の着脱は自立となった．転倒アセスメントシートによる点数は5点，リスクⅡとなったが依然ナースコールはなかった．次の1カ月の目標は，短下肢装具，T字杖を使用した歩行でのADLがスタッフの軽介助で行えることとした．また，居室内は伝い歩きで衣類の準備を含めた更衣が見守りで行えることとした．

そこで，伝い歩きや寄りかかり立位を行いやすいようたんすの位置を変更するとともに理学療法では屈み動作や高い場所から物をとるなどの応用動作練習を行った．加えて歩行でのADL練習や階段や屋外歩行などの応用歩行練習を実施した．

6）退院時（入院から18週目）

心身機能面，転倒リスクに著変はないが，夜間の評価で夜間覚醒することはほとんどなく，22時と7時の排泄や更衣は車いすで安定していることが確認できセンサーは入院より16週目に除去となった．歩行でのADLは見守りが必要であるが食事の際の食堂への移動や食後の整容はスタッフを待って行うことができるようになった．数回の外泊を通じ妻の介助での自宅内の活動や外出も行えることが確認できた．

7）症例を振り返って

本症例は入院当初より心身機能障害，高次脳機能障害の影響より転倒リスクは高い患者であり，入院当初より転倒リスクの評価と対策について多職種で検討した．経過中，一度転倒があったが，その直後に多職種で要因を分析したことで，心身機能の問題のみならず，環境因子や個人因子である転倒時の患者の心理状況も評価したうえで対策を検討することができたと考える．また，転倒後の対策は安易な活動抑制ではなく，回リハ病棟の基本使命である寝たきり予防と自宅復帰を前提とした活動促進を意識した関わり方が実践でき，目標達成に至ったと考える．

おわりに

これまで，筆者が実践した転倒・転落予防を中心に本節を述べてきた．しかし明確なエビデンスのある介入方法ができているかは不安がある．畠中ら[3]によると，脳卒中患者の回復過程に特化して考えると，総論的には転倒を減少させるという明らかなエビデンスがあるものがない，と述べている．

回リハ病棟では多くの患者の心身機能は改善する．しかし，同時に活動性が高まってくれば転倒リスクも高まってくる．このように日々変化する患者の心身機能，活動を適切に評価し，対策を講じるには多職種によるチームで患者の活動を高めながら，同時にいかに

転倒事故を未然に防ぎ，また万が一転んでも骨折などの重大事故を免れるような策を前もって用意できるかが重要である．そのなかで理学療法士は心身機能を適切に評価しチームで立案した目標達成に向け，立位・歩行を中心とするプログラムの実践が重要である．また，実践した理学療法の効果検証を行い明確なエビデンスの構築が重要である．

Conclusion

　回復期は転倒・転落リスクが最も高い時期であり，回復期リハビリテーション病棟においても重要な解決テーマの一つである．解決に向けては心身機能評価を行ったうえで，転倒・転落の好発時期，時間帯，場所，活動を考慮し，多職種で転倒・転落予防に向けたPDCAサイクルを効果的に回すことが重要である．加えて，患者の個人因子や環境因子を十分に理解したうえで理学療法の役割と効果の実証が必要である．

文　献

1) 渡邊　進，他：回復期リハビリテーション病棟での転倒予防実践―活動性アップと重大事故防止両立への実践，臨床倫理の観点も含めて．リハビリテーション医学　51：262-266，2014
2) Langhorne P, et al：Medical complications after stroke：a multicenter study. *Stroke* **31**：1223-1229, 2000
3) 畠中めぐみ，他：脳卒中患者の転倒要因と転倒予防のための介入．泉キヨ子（編）：エビデンスに基づく転倒・転落予防．中山書店，2005, pp133-138
4) 猪飼哲夫，他：転倒予防に向けて―高齢者・片麻痺患者のバランス機能と歩行能力の関係．*Osteoporo Jpn* **15**：726-731, 2007
5) 島田裕之：機能的バランス指標．内山　靖，他（編）：臨床評価指標入門―適用と解釈のポイント．協同医書出版社，2003, pp103-108
6) 佐藤浩二，他：転倒・転落事故防止10カ条宣言の作成―私たちは絶対に転ばない．臨床作業療法　**9**：281-285, 2012
7) 大川弥生：生活機能に影響する因子―「健康状態」・「背景因子」．「よくする介護」を実践するためのICFの理解と活用．中央法規出版，2009, pp22-25
8) 大川弥生：生活機能に影響する「健康状態」と「背景因子」．生活機能とは何か―ICF：国際生活機能分類の理解と活用．東京大学出版会，2009, pp6-7
9) 大田仁史：獲得された無力感．新・芯から支える　実践リハビリテーション心理．荘道社，2006, pp68-80

9 回復期における理学療法時間外アプローチ

田中重成[*1]

Key Questions

1. 9単位+21時間=1日
2. トランスファーパッケージと行動強化
3. 入院直後の家屋評価と退院後のモニタリング

9単位+21時間=1日

1. 回復期の位置づけ

　回復期リハビリテーション病棟は，日常生活動作（ADL：Activities of Daily Living）の向上による寝たきりの防止と家庭復帰を目的としたリハビリテーションを集中的に行う病棟と役割が明確化され，住み慣れたところで生き生きと生活を送るための地域リハビリテーション活動の一部として位置づけられている．その中で具体的に進めていくことは，廃用症候群を予防し，最大限の機能回復を図ることにより，ADL能力を改善させることである．さらには，積極的に活動性の向上を図り，在宅復帰を支援していくことが重要である．

　また，退院後は在宅に戻り具体的にどのような生活を送っていくかという視点が重要である．自宅内での生活をイメージすることと同時に，社会へ戻るということでもあり，家屋周辺を含む屋外の活動にも注目し，手段的日常生活動作（IADL：Instrumental Activities of Daily Living）を含めた，活動範囲・活動量・生活のリズム・役割といった視点で入院中から関わりをもつ必要がある．

2. 回復期の脳卒中患者に起こること

　脳卒中患者は，運動麻痺や感覚障害，筋緊張の異常，高次脳機能障害などの身体・精神症状に加えて，不動による廃用症候群や学習性不使用（learned non-use）により，ADLなど身体活動の量が減少する．

　廃用症候群とは，長期にわたり臥床や身体の不活動状態が続くことにより引き起こされる二次的障害の総称である．身体の不活動により生態的変化が局所性・全身性に起こる（**表1**）．また，臥床により，長軸方向に対する重力の影響がなくなる．このことにより，体液分布が変化し，筋骨格系，循環器系，呼吸器系などへの影響が出現する．近年では航空宇宙医学の分野で多くの研究が進んでいる．また，身体機能のみならず精神心理機能にも影響を及ぼす[1,2]．

　回復期は座位や立位での活動が増える時期であり，病棟での行動範囲も広がる時期でも

[*1] Shigenari Tanaka／社会医療法人財団池友会福岡和白病院リハビリテーション科

表1　廃用による症状

局所性廃用によるもの	
筋骨格系	筋力低下 筋萎縮 関節拘縮 骨萎縮
皮膚	褥瘡

全身性廃用によるもの	
循環器系	循環血漿量減少 心機能低下 起立性低血圧 血栓塞栓症
呼吸器系	肺活量低下 最大換気量減少
泌尿器系	利尿 尿路結石
消化器系	食欲不振 便秘
代謝・内分泌系	電解質異常 耐糖能異常 脂質異常 ホルモン分泌異常
精神神経系	せん妄 見当識障害 抑うつ 知的活動低下 姿勢・運動調整機能低下

ある．活動性が高まることで，急性期では目立たなかった全身性の廃用症候群が顕在化してくる時期でもある．また，臥位・低重力による廃用症候群や，感覚・運動刺激の欠乏による廃用症候群が見極めやすくなる[3]．

3．回復期でやるべきこと

　寝たきりを防止し，生き生きと生活を送るためには，日常生活の活動量低下によりさまざまな問題を引き起こす廃用症候群を予防し，learned non-use の状態を改善することにより，活動量を高めていくことが重要である．また，生活のリズムを可能な限り速やかに取り戻し，「あたり前の生活を遂行できる」ことを目指すことも重要である．
　当院では午前7時より午後9時まで早出・遅出のスタッフが介入する．朝起床して，朝の排泄，洗面，整容，更衣，食事から，就寝前の排泄，洗面，更衣まで，その動作を必要とする時間に関わりをもつことで，より生活と密接に関わったADLへの介入が可能となり，生活リズムの獲得と，実生活場面での動作能力獲得が期待できる．日中においても，個別リハビリテーション，自主訓練，病棟におけるレクリエーション，余暇活動など，病室のベッドから可能な限り離れ，活動量を高めていくことが重要である．

4．身体活動の評価

　身体活動の測定方法には「消費エネルギー測定法」「行動観察法」「調査票形式推定法」「機械・電子モニター」がある．「消費エネルギー測定法」は直接的カロリー測定法と間接的カロリー測定法，二重標識水法があり，測定に際し，活動が限られることや高価で導入が容易ではないなど，臨床汎用性に乏しい．「行動観察法」は個別性を高くしたい場合に用いられ，個人に応じた運動指導を行う場合，日常の身体活動へ行動変容を促す場合に使用しやすい．「調査票形式推定法」は多人数を対象とした疫学研究や，健診，生活指導などにおいて汎用される．身体活動の把握と運動指導のプログラム作成に役立てる目的で使用される．「機械・電子モニター」は計測装置を装着し計算する方法で，実測数値で結果を示せることから客観性に優れている．種類としては，心拍計，歩数計，加速度計などがある．しかし，心拍計は，活動強度が変化したときの応答性が低いこと，体調や情動の影響を受ける可能性があること，測定前の測定誤差の補正が必要であるなどの問題もある．歩数計は，安価かつ簡便に使用できる機器が販売されていることから導入しやすいが，一般的に腰部に装着することが多く，下半身の身体活動を主に反映し，上肢の身体活動を評価できないことから，測定の推定精度が若干低い．

また，運動麻痺を有する脳卒中患者では，重心移動が少ない歩行になりやすく，機器の感知能力が低下しがちとなることや，機器装着部位による測定誤差の問題が生じやすいことが考えられている[4]．加速度計は測定が簡便で，運動強度や肢位なども評価可能で，身体活動の推定精度も良好といわれているが，疾病や障害によってADLの自立度が低い対象者の身体活動を加速度計で測定する場合は，三軸性のものを用いた評価が推奨され，費用がかかる[5]．

当院では取り組みの一つとして定期的に生活調査を行っている．オリジナルの運用であり，推定精度の問題は検討が必要であるが，対象者の午前9時から午後5時までの活動をモニタリングして，20分単位に記録用紙へ活動内容を直接記録することにより，対象時間中の消費エネルギー，また，離床率を簡易的に大まかに算出し，参考指標として活用している．エネルギー消費量は，「エネルギー消費量（kcal）＝1.05×活動の強さ×時間×体重」により算出される．活動の強さには，一般に代謝等量（METs：Metabolic Equivalents）が用いられ，当院もMETsをもとに算出している（表2）．

5．回復期脳卒中患者の身体活動

脳卒中患者の身体活動は，発症直後から急激に低下し，機能障害の改善に伴って徐々に回復するものの，機能回復への取り組み以外の活動は座位や臥位で行われることが多く，身体活動量は低い傾向にある[6]．理学療法の内容は，重症度や担当理学療法士の考え方により異なるため一概には言えないが，3単位（1時間）の理学療法を行ったとしても，その中での立位運動や歩行運動は一部であり，作業療法や言語聴覚療法を合わせて今現在実施可能な上限単位数の9単位（3時間）施行したとしても，生活者として捉えた際の，一日における十分な活動時間ならびに活動量を確保できているとは言い難い．

また，理学療法によって脳卒中患者の身体活動を促進できるかという点において，歩行可能な脳卒中患者の運動機能障害に関連する因子を調査したDanielssonら[7]の報告では，身体機能障害は最大歩行速度や6分間歩行距離，physiological cost indexと相関しているが，physical activity scale for the elderlyとは有意な相関を認めなかったとしており，身体活動量と身体機能との関連性については否定的である．

脳卒中患者の身体活動量の向上に有効な運動療法ではさまざまな方法が用いられているが，どのような対象に，どのような運動療法を，どの程度行えばよいかについては，十分なコンセンサスが得られていない．理学療法の時間が入院中の脳卒中患者の日常的な身体活動量に影響するか否かを検証したEnglishら[8]の報告では，サーキットトレーニング群や週7日間理学療法を行う群と，通常の理学療法群を比較して，身体活動量の向上を認めなかったとしている．入院中の身体活動を促進するためには，実施している運動療法がどのような動作につながるのかを，患者自身がその意義を理解できるとともに，課題指向性のある運動療法の選択と動作の反復がなされることが必要である[9]．

6．9単位＋21時間＝1日

脳卒中患者が，退院後に住み慣れたところで生き生きと生活を送るためには，発症前にどのような生活を行っていたか，社会背景と生活歴を把握することが重要であり，活動範囲や活動量・生活リズム・役割はどうだったのか，介護者になりうる同居人の有無や社会資源の利用の有無などを知ることも大切である．そのうえで，現在の状況を評価し，退院後の生活をイメージすることによって，退院

表2 生活調査時に使用する METs 表

大項目	METs	番号	個別活動内容
リハ	6.0	1	4 METs 以上に相当する運動（走行練習，段数の多い階段昇降など）
	4.0	2	階段を昇る（ゆっくり）
	3.5	3	散歩（屋外歩行），階段を降りる
	3.5	4	筋力トレーニング全般（マシントレーニング，エルゴメータ含む）
	3.3	5	楽〜ほどほどの労力⇒リハとしての起居動作訓練など
	3.3	6	ほどほどの労力⇒ADL 訓練・IADL 訓練（トイレ，入浴，台所での活動など）動的な（ステップ動作を伴う）立位訓練
	2.5	7	楽な労力⇒ADL 訓練・IADL 訓練（更衣，洗濯物を干す，掃除全般など）静的な（ステップ動作を伴わない）立位訓練
	2.5	8	歩行（ゆっくり歩く）
	2.0	9	楽な労力⇒ADL・IADL 訓練（食事，整容，洗濯物をたたむなど）
	1.8	10	座位作業訓練（座位での ST 訓練，摂食訓練を含む）
	1.3	11	ベッド上・車いす上でのストレッチ（臥位での受動的な ST 訓練を含む）
自主トレ	3.5	12	筋力トレーニング全般（マシントレーニング，エルゴメータ含む）
	3.3	13	自主訓練 C（立位での自主トレ）
	3.0	14	自主訓練 B（座位での自主トレ）
	2.8	15	自主トレ：コンディショニング運動，家庭でできる程度の運動全般
	2.5	16	歩行（ゆっくり歩く）
	2.3	17	自主訓練 A（臥位での自主トレ）
何らかの活動	2.5	18	歩行での移動（ゆっくり歩く）
	2.0	19	車いす自走での移動
	1.8	20	立位にて会話，読書，ちょっとした作業など
	1.8	21	検査（バイタルチェック，レントゲンなど；立位または座位レベル）
	1.5	22	座位にて会話，電話
	1.3	23	座位にてテレビを見る，読書（本，新聞など），書字動作
	1.3	24	検査（バイタルチェック，レントゲンなど；臥位レベル）
レク	2.8	25	レク：健康体操
	1.8	26	レク：座位での活動レク
	1.5	27	レク：座位にてボードゲーム，Activity
ADL（セルフケア）	2.5	28	更衣（立位，または座位）
	2.0	29	整容動作
	1.8	30	トイレ（座位，立位）
	1.5	31	食事（座位）
	1.5	32	入浴（自立〜部分介助レベル）
	1.3	33	入浴（臥位又は全介助レベル）
	1.3	34	オムツ交換，処置，更衣（全介助レベル）
	1.3	35	食事（経管栄養・全介助での食事）
座位 安静・休養	1.8	36	座位でそわそわしている
	1.3	37	座位で静かにする（ウトウト，ボーっとしている），全介助の車いす移動
臥位 安静・休養	1.3	38	臥位になって静かにする：覚醒状態で横になっている
	1.0	39	臥位で静かにテレビを見る
全くの不活動	1.0	40	睡眠

後に地域社会の中で予後予測を踏まえて，その方らしい生活をコーディネートしていく必要がある．つまり，回復期における理学療法を考えるうえでは，個別リハビリテーションの時間以外にも目を向け，関わりを考えていく必要があると考える．

対象者の一日の生活そのものを広義の意味でのリハビリテーションと捉え，その中で9単位（3時間）の個別リハビリテーションをどのように組み立て，残りの個別リハビリテーション以外の21時間をどのようにコーディネートしていくかが重要である．そのためには看護をはじめとした他部署との情報共有や目標設定を行い，夜間の睡眠状況なども含め「9単位（3時間）+21時間＝1日」，患者にとっての生活そのものをリハビリテーションと捉えていく必要がある．

トランスファーパッケージと行動強化

具体的な理学療法としての関わり方を考えるにあたり，個別リハビリテーションおよび個別リハビリテーション以外の時間をどのように捉え，進めていくかが重要となるが，参考となるものを紹介する．

近年，注目されている手法に transfer package[10]がある．この手法は constraint-induced movement therapy（CI療法）[11]にて使用され，学習において獲得した機能を実生活に転移（transfer）させる方法論であり，対象者が主体的に麻痺手を日常生活で使用できることを目標としている．

1．CI療法とは

CI療法は，脳卒中などによる片麻痺の非麻痺側を拘束し，段階的な難易度で調整された訓練課題（shaping課題）を集中的に行うことにより，麻痺側の随意運動を誘発し，改善に導く治療法である．機能改善のメカニズムとして，使用依存性脳可塑性（use-dependent plasticity）が関与していると考えられている．多くのニューロリハビリテーションが脚光を浴びる中，evidence based medicine として確立した代表的な治療法である[12]．『脳卒中治療ガイドライン2015』では，麻痺が軽度の患者において推奨グレードAとなっている．

3つの大きな要素により構成されており，「非麻痺側の拘束（restraint）」，「課題指向型アプローチ（repetitive, task-oriented approach）」，「学習において獲得した機能を実際の生活に転移させるための行動戦略（transfer package）」があげられる．

近年では非麻痺側の拘束ではなく随意的な麻痺側の使用を行う modified CI療法も行われており，Peurala ら[13]による，拘束の有無は治療効果に影響を与えないとの報告や，Krawczyk ら[14]による，口頭によって麻痺手の使用を促した CI療法群と物理的な非麻痺手の拘束を実施した CI療法群を検討し，両群ともに同等の結果を示したとの報告が行われている．また，Taub ら[15]や Wolf ら[16]のオリジナルのプロトコルでは1日6時間で週5回の2週間とされているが，修正プロトコルが多く試され，オリジナルがより高い効果が得られたものの，訓練量を減じた修正プロトコルにおいても上肢機能の改善を有意に認め，成果をあげている．

Transfer package の短期効果に関して，Gauthier ら[17]が，transfer package を実施した CI療法群と実施しなかった群を介入前後で比較検討したところ，実施した群は対照群に比べ，日常生活における麻痺手の使用を示す Motor Activity Log（MAL）が有意に改善したと報告している．また，transfer package の長期効果に関して，Takebayashi ら[18]が transfer package を実施した CI療法群と実施しなかった群を比較検討し，終了から6カ月後に

おいて，transfer package を実施した群は対照群に比べ，Fugl-Meyer Assessment（FMA）と日常生活における麻痺手の使用を示す MAL が改善したと報告している．

2．Transfer package

Transfer package は 3 つの大きな要素からなる．それらは，「介入者と対象者間の日常生活における麻痺手の使用に関する同意」，「対象者自身の麻痺手に対するセルフモニタリングの促進」，「麻痺手を実生活で使用するための問題解決行動の獲得」であるとしている[19]．

「介入者と対象者間の日常生活における麻痺手の使用に関する同意」の目的は，訓練場面以外で対象者の安全を確保したうえで，反復的課題指向型訓練によってもたらされた麻痺手の機能改善を，対象者が主体的に生活内に拡大できるようになることにあり，同意を得るということは対象者自身に，生活環境の中で麻痺手を使うための方法を探索させ，最終的には日常生活で麻痺手を使うための問題解決能力を獲得させることにある．

「対象者自身の麻痺手に対するセルフモニタリングの促進」は，対象者が麻痺手に関心をもち，麻痺手の現状について理解することを目標としている．

「麻痺手を実生活で使用するための問題解決行動の獲得」は，日常生活において対象者が麻痺手を使用するために，最も重要である．対象者が日々つける日記や麻痺手の使用場面の選定を通した話し合いをもとに，日々の生活において麻痺手の使用が困難な場面を特定し，麻痺手を使用するための障害を軽減することにより，活動から得られる利益が上回るように工夫を行う．

3．運動学習としての CI 療法

これらすべてを通して重要なことは運動学習ということである．CI 療法は運動学習理論から発達した治療法ではないが，さまざまな構成要素を神経科学や運動学習的側面から考察することで，運動学習を基盤とした療法であることがわかってきている．

運動学習理論においては，古典的運動学習理論として仮想軌道制御仮説や，計算論的神経科学で提唱されてきた内部モデル制御理論がある．内部モデルは，「教師あり学習」，「強化学習」，「教師なし学習」にて説明されている．

「教師あり学習」とは，目標とされる行動が示されており，意図した運動予測と実現した運動結果の誤差により学習する過程である．

「強化学習」とは，教師信号が明示的に与えられず，ヒトと環境の相互作用から報酬を得て，報酬を最大化するように自己の選択可能な行動の価値を学習するものである．

「教師なし学習」とは，報酬に基づいて行われる探索的な学習で，あらかじめ出力すべき明確な基準がないものであり，課題を繰り返すことで記憶がつくられ，その記憶と実際の結果を結合していく相関学習過程のことである．

Taub ら[20]は，脳卒中後の片麻痺を呈した対象者の行動学的特徴を"学習性不使用"と呼んでいる．脳卒中にて起きた中枢神経系の障害により，運動出力の抑圧や求心遮断が原因となる運動試行の失敗が学習性不使用のきっかけとなる．そして，この失敗体験が対象者に対する罰となり，成功体験を得ることができる非麻痺手の動作獲得を優先し，麻痺手の使用が抑制される．このことにより，麻痺手の使用頻度は低下し，負の側面である使用依存性の可塑性を加速させ，体部位表現領域を縮小させ，その結果として対象者は麻痺手の動作を学習しなくなる．

このように形成された learned non-use に対し，訓練を通して「動機づけの回復」をさせ，「難易度の調整がされた麻痺手の訓練・生活

場面での使用」を実施し,「麻痺手を使用した成功体験」を体感させる.そして「さらに訓練と生活においての成功体験」を重ねることにより,麻痺手の使用頻度は向上し,正の使用依存性の可塑性が出現する.この正のループを繰り返し行うことにより,学習性不使用から脱却する.このことが,麻痺手に対する機能回復ならびに麻痺手の使用頻度向上に関するメカニズムとなっている.

4. CI療法の応用と行動強化

CI療法は従来,脳卒中片麻痺の上肢に対する治療法として普及してきている.しかし,課題指向型訓練やtransfer packageといった概念は,脳卒中片麻痺上肢以外の病態に対しても,脳卒中下肢に対するCI療法の報告[21]を含め複数の報告がなされており,十分応用できる可能性がある.

Taubら[22]は,自験例で慢性期の脳卒中片麻痺患者16名に,トレッドミル歩行訓練,地面での歩行訓練,起立・着座訓練,階段昇降訓練,各種バランス訓練などを,上肢のCI療法の際のように,下肢訓練課題をshaping項目として提示し,休憩をはさみ1日7時間3週間施行し,通常のフィットネス運動を行った群と比較した結果,訓練施行前に,歩行に介助が必要であった患者4名が歩行自立となり,ほかの中等度の歩行障害があった12名の患者も,多くの評価で対照群より優れていると報告している.つまり,CI療法はニューロリハビリテーションにおける運動療法の方法論として捉えることができる.

脳卒中理学療法における個別リハビリテーション時間外のアプローチの一つとして,運動学習理論を踏まえ,transfer packageの方法論を使用することで,訓練時間外での活用頻度ならびに活動量が向上すると考えられる.このことにより,行動強化が図られ好循環を生み出すことが重要ではないかと考える.

入院直後の家屋評価と退院後のモニタリング

1. 入院直後の家屋評価の背景と目的

入院直後の家屋調査は,2014年4月の診療報酬改定において入院時訪問指導加算として診療点数が設けられた.回復期リハビリテーション病棟入院料を算定する患者について,当該病棟へ入院日前7日以内または入院後7日以内に患者の同意を得て,保険医,看護師,理学療法士,作業療法士または言語聴覚士のうち1名以上が,必要に応じて社会福祉士,介護支援専門員,介護福祉士などと協力して,退院後生活する患家などを訪問し,患者の病状,退院後生活する住環境(家屋構造,屋内の段差,手すりの場所,近隣の店までの距離など),家族の状況,患者および家族の住環境に関する希望などの情報収集および評価を行ったうえで,リハビリテーション総合実施計画書を作成した場合に,入院中に1回に限り算定が可能となっている.

このことは回復期リハビリテーション病棟について,患者の早期機能回復,早期退院を一層推進する観点から,より充実したリハビリテーションの提供体制を評価する目的の一つとして策定されている.今日,地域包括ケアシステムの構築が推進され,回復期リハビリテーション病棟においては早期にかつ確実に在宅へ復帰させることが望まれ,脳卒中理学療法は,在院日数の短縮化が図られる中においても,在宅へと円滑に移行できるよう望まれている.

2. 入院直後の家屋調査における視点

入院直後の家屋調査は,退院後に生活する場所や社会背景を早い段階で知ることで,より効果的なプログラム作成のために有用である.住環境,家族構成,住環境に対する希望だけではなく,対象者の元の生活スタイル(動

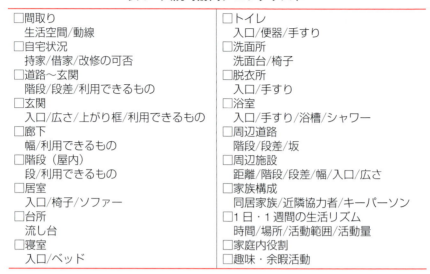

表3 入院時訪問チェックリスト

□間取り 　生活空間/動線 □自宅状況 　持家/借家/改修の可否 □道路〜玄関 　階段/段差/利用できるもの □玄関 　入口/広さ/上がり框/利用できるもの □廊下 　幅/利用できるもの □階段（屋内） 　段/利用できるもの □居室 　入口/椅子/ソファー □台所 　流し台 □寝室 　入口/ベッド	□トイレ 　入口/便器/手すり □洗面所 　洗面台/椅子 □脱衣所 　入口/手すり □浴室 　入口/手すり/浴槽/シャワー □周辺道路 　階段/段差/坂 □周辺施設 　距離/階段/段差/幅/入口/広さ □家族構成 　同居家族/近隣協力者/キーパーソン □1日・1週間の生活リズム 　時間/場所/活動範囲/活動量 □家庭内役割 □趣味・余暇活動

線，リズム，役割，活動量，活動範囲，余暇活動など）の情報を得ることも重要である（表3）．その情報をもとに，患者の病状を踏まえ，退院後の生活をより具体的にイメージし，身体機能の回復，必要なADL・IADLの獲得，環境への適応，活動量の確保，活動範囲の拡大，生活リズムの再構築，介護者の有無，介護者の介護力を盛り込んだリハビリテーション計画をチームで立てる必要があり，その中で理学療法プログラムを考えていく必要があると考える．また，病棟におけるADLは床面がフラットでスペース的にも確保され，日常とは違う環境で行われており，このことも十分に考慮してリハビリテーションを進めていく必要がある．

3．退院後のモニタリング

入院中より退院後の生活を見据えてリハビリテーションを実施し，退院前には必要に応じて退院前訪問指導の実施，家屋の改修，退院後活動の確認，自主訓練の指導，家族指導，サービス調整など，在宅生活を継続していく準備を行って，家庭へ復帰していく．

しかし，細井ら[23]らは，回復期リハビリテーション病棟退院1カ月後に患者の身体活動量は下がり，屋内・外の独歩自立レベルであった患者においても同様の結果であったと報告している．また，江口ら[24]は，生活期において退院後に介入すると，自宅に導入された手すりや福祉用具が適切に使われておらず，それどころか多額の費用を使って大改修した居室が使われていない事例に出会うことがあると述べている．

退院後の在宅生活をより長く継続していくためには，入院中からの患者教育が重要である．活動量の維持や運動習慣の継続，生活を安全に送るための環境調整，生活を維持するためのサービス調整，運動の習慣づくりが重要であると考える．

4．追跡調査

当院ではこれらを踏まえ，退院における調整が適切に行えているのか，退院後の生活をどのように過ごしているのか，在宅生活での問題点を把握し今後の関わりを考える一助とすることを目的に，退院患者に対し追跡調査を退院後1カ月，3カ月，6カ月で行っている（表4）．

表4　追跡調査　アンケート

Ⅰ．現在のADL状況について

Ⅱ．介助・介護負担について
　1．介助・介護に負担を感じることはありますか？
　　それはどのようなときですか？（日中と夜間に分けて）
　2．介助・介護について身体面・精神面・時間面の3つの側面についてお伺いします．
　　身体的な負担はありますか？　それはどのようなときですか？
　　精神的な負担はありますか？　それはどのようなときですか？
　　時間的な負担（制限など）はありますか？　それはどのようなときですか？
　全体として
　　負担度合は1～5（1：負担がない状態～3：想定内～5：疲弊しきっている状態）で
　　_____/5段階

Ⅲ．1日・1週間のスケジュール
　1．現在の1日の生活状況を教えてください．
　※起床～就寝まで

5 6 7 8 9 10 11 12 13 14 15 16 17 18 19 20 21 22 23 24 1 2 3 4

　2．現在の1週間の生活パターンを教えてください．

日	月	火	水	木	金	土

　3．1週間の生活状況を教えてください．
　　①運動頻度　　　　（週　　　回）
　　　運動内容
　　　上記運動項目を退院時から継続していますか？（はい・いいえ）
　　②趣味活動頻度　　（週　　　回）
　　　趣味内容
　　③外出頻度　　　　（週　　　回）
　　　外出先
　　④リハビリ状況　　（週　　　回）　　（1日に　　　時間）
　　　内容　□外来□訪問リハ□通所□その他（　　　　　　　　　　）

Ⅳ．介護サービス状況
　1．介護度の変化
　　退院されてから，介護度の変更はありましたか？
　2．上記1日のスケジュールでお答えいただいた以外に，現在受けているサービスはありますか？（ある・ない）
　　あると答えた方（内容：　　　　　　　頻度：週　　　回）

Ⅴ．入院中にしてほしかったこと（要望）
　1．入院期間中にしてほしかったことはありますか？
　2．入院期間中に患者様にできてほしかったことはありますか？

Ⅵ．今後してほしいサービスはありますか？

5．相互方向の連携

　医療・介護の機能分化が進む中，以前のように急性期から地域生活期まで一貫して患者の経過を追うことは難しくなっており，各期が連携しながら，専門性を発揮することが求められている．急性期から回復期，急性期から地域生活期，回復期から地域生活期の流れの中では，カンファレンスや診療情報提供によって，さまざまな共有が図られてきている．地域生活期から入院となった場合の，急性期への情報提供も重要であると考える．また，今後は回復期から急性期，地域生活期から急

性期,地域生活期から回復期へのフィードバックが極めて重要となり,そこから経験として蓄積していくことが求められると考える.

> **Conclusion**
>
> 　回復期リハビリテーション病棟における理学療法介入は,入院直後の家屋評価をもとに,予後を見据えた「9単位＋21時間＝1日」の生活を含めた総合的な計画が必要である.理学療法個別訓練時間外アプローチを考えるうえで,transfer package の方法論を用いることにより,行動強化が図られ,機能回復や活動量,活動時間,活動範囲の改善が期待できると考えられる.また,退院後のモニタリングを実施し,これまでの関わりを振り返ることで,より適切かつ効果的なアプローチを再構築することも重要なことであると考える.

文　献

1) 松嶋康之,他:入門講座・廃用症候群―定義,病態.総合リハ　41:257-262,2013
2) 森　啓至:生理学から見た廃用症候群.奈良　勲,他（編）:理学療法から診る廃用症候群.文光堂,2014,pp12-23
3) 浅川康吉:「寝たきり」はこうして予防すべし！　潮見泰藏（編）:脳卒中に対する標準的理学療法介入.文光堂,2007,pp275-288
4) 杉本　淳:身体活動量の測定―最近の進歩.リハ医学　37:53-61,2000
5) 田中貴子:理学療法における身体活動への取り組みのための測定・評価のポイント.理学療法　32:106-112,2015
6) 浜岡克伺,他:脳卒中患者の身体活動の意義およびその取り組みの実際と効果.理学療法　32:122-127,2015
7) Danielsson A, et al: Physical activity, ambulation, and motor impairment late after stroke. *Stroke Res Treat* 15: 1-5, 2012
8) English C, et al: Circuit class therapy and 7-day-week therapy increase physiotherapy time, but not patient activity: early results from the CIRCIT trial. *Stroke* 45: 3002-3007, 2014
9) Wu CY, et al: A randomized controlled trial of modified constraint-induced movement therapy for elderly stroke survivors: changes in motor impairment, daily functioning, and quality of life. *Arch Phys Med Rehabil* 88: 273-278, 2007
10) Morris DM, et al: Constraint-induced movement therapy: characterizing the intervention protocol. *Eura Medicophys* 42: 257-268, 2006
11) 道免和久（編）:CI療法―脳卒中リハビリテーションの新たなアプローチ.中山書店,2008
12) 道免和久:CI療法.里宇明元,他（監）:神経科学の最前線とリハビリテーション―脳の可塑性と運動.医歯薬出版,2015,pp179-181
13) Peurala SH, et al: Effectiveness of constraint-induced movement therapy on activity and participation after stroke: a systematic review and meta-analysis of randomized controlled trials. *Clin Rehabil* 26: 209-223, 2012
14) Krawczyk M, et al: Effects of sling and voluntary constraint during constraint-induced movement therapy for the arm after stroke: a randomized, prospective, single-centre, blinded observer rated study. *Clin Rehabil* 26: 990-998, 2012
15) Taub E, at al: A placebo-controlled trial of constraint-induced movement therapy for upper extremity after stroke. *Stroke* 37: 1045-1049, 2006
16) Wolf SL, et al: Effect of constraint-induced movement therapy on upper extremity function 3 to 9 months after stroke: the EXCITE randomized clinical trial. *JAMA* 296: 2095-2104, 2006
17) Gauthier LV, et al: Remodeling the brain: plastic structural brain changes produced by different motor therapies after stroke. *Stroke* 39: 1520-1525, 2008
18) Takebayashi T, et al: A 6-month follow-up after constraint-induced movement therapy with and without transfer package for patients with hemiparesis after stroke: a pilot quasi-randomized controlled trial. *Clin Rehabil* 27: 418-426, 2013
19) 竹林　崇:Transfer package の実際.道免和久（編）:ニューロリハビリテーション.医学書院,2015,pp136-

20) Taub E, et al：New treatments in neurorehabilitation founded on basic research. *Nat Rev Neurosci* **3**：228-236, 2002
21) 松本憲二：下肢のその他のニューロリハビリテーション．道免和久（編）：ニューロリハビリテーション．医学書院，2015，pp235-249
22) Taub E, et al：Constraint-Induced Movement Therapy：a new family of techniques with broad application to physical rehabilitation—a clinical review. *J Rehabil Res Dev* **36**：237-251, 1999
23) 細井俊希，他：回復期リハビリテーション病棟入院患者の活動量の変化―退院前後1ヶ月での活動量の比較．理療科 **26**：111-115，2011
24) 江口　宏，他：脳卒中回復期理学療法に期待すること―生活期理学療法の立場から．PTジャーナル **47**：494-502，2013

●脳卒中理学療法士に期待すること

2 医師の立場から

橋本茂樹[*1]

リハビリテーションの効率化のために互助的協働と訓練の立体的展開，そして目指すは"これぞリハというリハ"であってほしい

　リハビリテーションを行ううえで，理学療法士・作業療法士・言語聴覚士個々の短期目標（Short Term Goal；STG）をしっかり立てて，長期目標（Long term Goal；LTG）に向かうことになるが，その場合に各自が相棒リハビリテーションスタッフのSTGを理解して，自分のリハビリテーション時間の中で協力できることは何かを考えること（「互助的協働」）が大切である．自分がやっていることが相棒のSTGにどんなメリットがあるのか考えてみよう．そこにあるのはSTGの共有化である．これができてはじめてリハビリテーションスタッフチームなのだと思う．しかし，それができたとしてもまだ一人前だとはいえない．ここで大切なのは，リハビリテーションで行った訓練を残った21時間でいかに膨らませるかである．これが上手にできて一人前である．リハビリテーション訓練で行ったADLの向上訓練をいかに病棟で習熟，強化させられるのか，病棟での実践訓練が重要である．リハビリテーション時間内訓練を行動強化して実用化するには，病棟スタッフとの情報共有とゴールを見据えた協力関係が不可欠である．そこに，各スタッフの役割がある．各自の自分の役割の自覚と自律的発想が重要で，リハビリテーションチームの一員としてしっかりしたアイデンティティを持っている必要がある．病棟のスタッフ（看護師，ケアワーカー）や家族の協力を得ることで，その6単位3時間の訓練をより有効なものに仕立て上げられるか，これが訓練の「立体展開」（訓練の立体化）である．これにより病棟リハビリテーションチームとして十分な効率化を達成することが可能となる．

　また，この行動強化をうまく軌道に乗せるには，そこに報酬が必要である．その報酬となるものが「達成感」と「上手になったね」という家族や病棟スタッフ，主治医からの"お褒めの言葉"である．またゴールを患者と共有することがキーとなる．目標を手の届きそうなところに置き，何らかの形でその達成を"見える化する"ことはとても励みになるはずだ．

　訪問家屋調査を行い，退院先を見据えたアプローチも重要だ．これにより，的確なゴールを設定することができ，また目の前に具体的な在宅復帰のための問題点の克服というニンジンをぶら下げることができる．達成しなければならないゴールがより明瞭化される意義はリハビリテーション提供者側，受給者側の両者にとってとても大きい．そして，重要なことは，その訪問時にその人のこれまでの生活を知ることである．生きざまを感じてくることである．そして全人的復権を考えて，退院後の生活をイメージ化してリハビリテーションを組み立て

[*1] Shigeki Hashimoto/医療法人渓仁会札幌渓仁会リハビリテーション病院

る．これぞリハビリテーションというリハビリテーションをやってほしいものだ．

　私の持論の一つだが，「退院1カ月後までは回復期リハビリテーション病棟の責任下にある」という思いがある．いかに在宅に向けたソフトランデイングを図れるかが重要である．在宅の順応期に短期間でも訪問リハビリテーションを導入し，長期在宅生活が可能なように生活に馴染んでもらうことが大切である．そして診療報酬外となるが在宅訪問にて退院1カ月後の生活をモニタリングし，自分たちがやった入院リハビリテーションが本当に全人的復権に沿うリハビリテーションだったのか，また十分在宅での生活を想定した有効なリハビリテーションだったのか，さらに勧めた家屋改修が適切だったのか，"行って見てこい"と送り出したいものだ．これは自分たちにフィードバックしてくる，とてつもない財産となる．モニタリングの仕方は電話だったり，在宅部門との症例検討会だったりいろいろあるが，やはり"行って見てこい"にはかなわないだろうと思っている．

　超高齢社会の進展にて，全人的復権を根底に据えた，効率的リハビリテーションを行うことが今後さらに求められてくる．そのためにはチームでやれることは何かをとことん考えて，「患者生活をよく考えたLTGをたて」，STGを患者と共有しつつ，互助的協働と訓練の立体的展開を積極的に図ってほしいと思っている．

第3章

回復期における機器利用

　脳卒中理学療法に有用な数多くの機器が開発されており，ヒトの手だけでは成しえないさまざまな効果をもたらすことができる．現代の理学療法士には徒手と併せて機器の有効活用も求められており，本章ではrTMS，ロボティクス，車いすや福祉用具についてその適応と効果および活用方法を紹介していく．

1 回復期理学療法とrTMS

渡邉基起[*1]

> **Key Questions**
> 1. rTMSの理論と機能回復の生理学的機序
> 2. rTMSと併用した上肢機能回復のための運動療法の可能性
> 3. rTMSによる下肢機能回復の可能性

はじめに

脳を非侵襲的に刺激する方法は，1980年にMertonら[1]が高電圧低インピーダンス電気刺激を報告した．しかし，皮膚への疼痛や刺すような不快感を生じるという欠点があった．頭蓋骨を経て脳に電流を流す場合は，骨のインピーダンスが高いため，透過する際に減衰しない磁場を用いて脳を刺激するほうが効果的と考えられてきた．その後，1985年にBarkerら[2]が頭蓋骨外に円形コイルを置いて大脳皮質の一次運動野を刺激し，運動誘発電位（MEP：Motor Evoked Potential）を誘発したと初めて報告した．この報告により，局所に対して非侵襲的かつ無痛で高い空間分解能を有した経頭蓋磁気刺激（TMS：Transcranial Magnetic Stimulation）が電気刺激に代わる新たな刺激方法として確立された．TMSは単発や2連発の刺激により，機能的・生理学的検査に用いられている．近年，3連発以上の刺激も可能な反復性経頭蓋磁気刺激（rTMS：Repetitive TMS）が開発され，従来の検査のみならず疾患治療にも応用が可能であることが報告されている[3〜5]．本稿では，rTMSの概要および臨床的応用について述べていく．

rTMSの理論と機序

1．TMSの原理

TMSの原理には，ファラデーの電磁誘導の法則が用いられている．頭蓋骨上に設置した刺激コイルに電流が流れ，渦電流となって磁場が発生する．磁場は電流と異なりインピーダンスが少ないため，皮膚や頭蓋骨，脳脊髄液を減衰することなく透過する．さまざまな組織を透過した磁場は脳内で刺激コイルの電流とは逆の渦電流を発生させる．その逆渦電流により介在ニューロンなどの神経細胞の膜電位に脱分極を生じさせ，活動電位を惹起させる．

刺激コイルには円形コイルや8の字コイル，ダブルコーンコイル，Hコイルなどがあり，1.5〜3.0 cmの深さに存在する神経細胞を興奮させると考えられている[6]．

[*1]Motoyuki Watanabe／秋田大学医学部附属病院リハビリテーション部

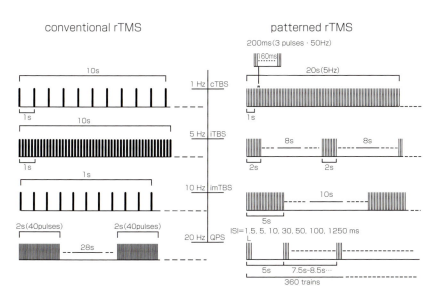

図1 刺激方法の違いによるrTMSの種類（文献4）より引用）

2. rTMSの設定

rTMSは，規則的な刺激を繰り返すconventional rTMSと非規則な刺激を繰り返すpatterned rTMSの2つに分類される．Patterned rTMSには，シータバースト刺激法（TBS：Theta Burst Stimulation）や反復4連発磁気刺激法（QPS：Quadripulse Stimulation）がある．さらに，TBSには持続的TBS（cTBS：continuous TBS）や間欠的TBS（iTBS：intermittent TBS），中間TBS（imTBS：intermediate TBS）などの刺激法がある（**図1**）[7]．本稿では，先行研究で取り上げられる機会の多いconventional rTMSを例にあげていく．

rTMSの設定条件には刺激部位や刺激頻度，刺激強度，刺激時間がある．

1) 刺激部位

rTMSという名のとおり，頭蓋骨を経て刺激を行う機器のため，一般的に刺激対象は大脳皮質となることが多い．しかし，脊髄小脳変性症に対して小脳へ刺激を行い歩行障害や小脳失調が改善したという報告[8]や四肢への磁気刺激により頭頂葉や運動前野の神経活動が亢進したという報告[9]，さらに運動課題が向上したという報告[10]もあるため，対象部位

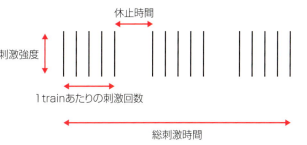

図2 刺激時間（文献8）より改変引用）

は多岐にわたっている．

2) 刺激頻度

一般的に1 Hz以下の刺激が低頻度，5 Hz以上の刺激が高頻度と分けられている．それぞれ異なる刺激効果が得られるため，設定条件の中で刺激頻度は重要だとする見解が多い．

3) 刺激強度

刺激強度には安静時運動域値（rMT：resting Motor Threshold）を用い，対象となる筋でMEPを導出し，何%のrMTで実施するかを決定することが多い．

4) 刺激時間

1trainあたりの刺激回数や休止時間，総刺激時間がある（**図2**）[11]．これらの設定をする際には，副作用を起こさないように安全性の

表1　1trainあたりの刺激回数（文献12）より改変引用）

刺激頻度（Hz）	刺激強度（%，安静時運動閾値が100%）						
	90	100	110	120	130	140	150
1	>1,800	>1,800	>1,800	360	>50	>50	>50
5	>10	>10	>10	>10	>10	7.6	5.2
10	>5	>5	>5	4.2	2.9	1.3	0.8
20	2.05	2.05	1.6	1.0	0.55	0.35	0.25
25	1.28	1.28	0.84	0.4	0.24	0.2	0.24

表2　20 Hz未満の10trainに対する休止時間
（文献7）より改変引用）

休止時間(s)	安静時運動閾値（%）			
	100	105	110	120
5	安全	安全	安全	データ不十分
1	危険	危険	危険	危険
0.25	危険	危険	危険	危険

基準を遵守する必要がある．

3．rTMSの安全性

　rTMSは開発当初にみられた副作用を鑑み，Wassermann[12]によって初めて安全性のガイドラインが報告された．そのガイドラインでは，rTMSの絶対的禁忌に①頭蓋内の金属，②心臓カテーテルをあげ，相対的禁忌に①妊娠，②乳幼児，③心臓病，④心臓ペースメーカー，⑤投薬ポンプ，⑥てんかんの家系などをあげている．さらに，最新のガイドラインをRossiら[7]が国際ワークショップの報告に基づいて作成している．わが国では，松本ら[2]がその要点を和訳している．特に注意すべき具体的な設定条件を抜粋した（**表1, 2**）[7,12]．rTMSに関わる場合は一読すべきである．

4．rTMSの機序

　シナプス効率を変化させるシステムとして長期増強（LTP：Long-term Potentiation）と長期抑制（LTD：Long-term Depression）がある．シナプスにおいて高頻度の脱分極が起こると伝達効率を増強させ，低頻度の刺激を行うと長期的に伝達効率が抑制されることが報告されている[13]．rTMSは刺激頻度などの刺激設定を変えることで異なる効果を生じさせ，その機序としてLTPとLTDの関与が考えられている．そのため，高頻度rTMS（5 Hz以上）やiTBS，刺激間隔の短いQPS（5 msなど）ではLTPを誘導し，低頻度rTMS（1 Hz以下）やcTBS，刺激間隔の長いQPS（50 msなど）ではLTDを誘導することになる．

脳卒中に対するrTMS―症状別治療例

　昨今，rTMSによる脳卒中片麻痺に対する治療効果が大きく取り沙汰されている．脳卒中に対してrTMSを行う場合，左右の脳が相互に行っている半球間抑制を理解する必要がある．Lauraら[14]は健常成人を対象に，①一側上肢の不使用によりMEPが低下し，半球間抑制が減少すること，②一側上肢の不使用に加えて対側上肢の過活動により対側からの半球間抑制が増加したことを報告している．このことは，脳卒中片麻痺においても同様のことがいえる．また，角田[15]は脳卒中片麻痺による上肢の不使用が半球間抑制により，発症前よりもさらに強い活動性の低下を引き起こし，左右半球間の活動性の不均衡が大きくなってしまうと述べている．そのため，治療戦略は，①障害半球の興奮性を増加させ，非障害半球への半球間抑制を増加させること，②非障害半球の興奮性を低下させ，障害半球

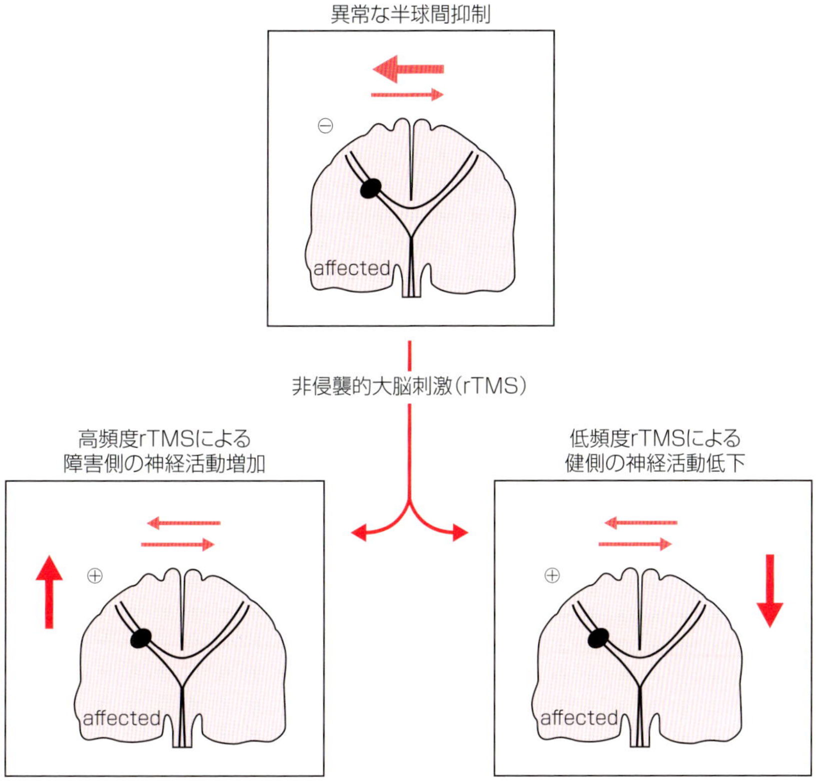

図3 脳卒中に対するrTMSの治療戦略（文献16）より改変引用）

への半球間抑制を低下させることの二通りとなる（図3）[16]．rTMSは，この2つの治療戦略を用いて，脳に可塑的変化を誘起することができる．そのため，その効果は片麻痺のみならず他症状への治療が試みられており，一定の成績を上げている．以下に，症状別の機序および先行研究を紹介する．

1. 上肢麻痺

上肢麻痺に対するrTMSの刺激部位は大脳の一次運動野とする報告が多い（図4）．上肢麻痺の回復機序としては，相互の半球間抑制の是正が必要という点では同様だが，①健側への低頻度rTMSによる半球間抑制の低下，または，②障害側への高頻度rTMSによる半球間抑制の増加の二通りとなる．Hsuら[18]によるメタ解析では，高頻度rTMSよりも低頻度rTMSのほうが効果が高いと報告してい

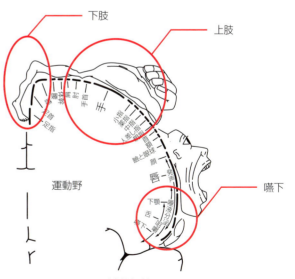

図4 rTMSの刺激部位（文献17）より改変引用）

る．一方，Sasakiら[19]は急性期では高頻度rTMSのほうが効果が高いことを報告しており，見解の一致は得られていない．しかし，

表3 上肢麻痺の先行研究

著者	患者数	発症からの期間	刺激方法	治療期間	効果
Sasaki N, et al[19] 〔J Stroke Cerebrovasc Dis, 2013〕	9	6〜29日	健側 M1, 1 Hz, 90% rMT, 1,800 pulses	5日	握力, 指タップ回数の改善
	11	6〜29日	障害側 M1, 10 Hz, 90% rMT, 1,000 pulses	5日	握力, 指タップ回数の改善
Kim C, et al[23] 〔Ann Rehabil Med, 2014〕	20	4週以内	健側 M1, 1 Hz, 120% rMT, 1,500 pulses	5日/週を2週	FMA, MFT, BIの改善
	20	4週以内	障害側 M1, 20 Hz, 90% rMT, 2,000 pulses	5日/週を2週	FMA, MFT, BIの改善
Kakuda W, et al[22] 〔Transl Stroke Res, 2016〕	1,725	12ヵ月以上	健側 M1, 1 Hz, 90% rMT, 1,200 pulses	5日/週を3週	FMA, WMFT, FASの改善

※M1：一次運動野, FMA：Fugl-Meyer Assessment, MFT：Manual Function Test, BI：Barthel Index, WMFT：Wolf Motor Function Test, FAS：Functional Ability Scale

どちらの刺激頻度でも痙縮抑制効果や動作の改善が認められている[20,21]. また, rTMS単独では持続効果はあまり期待できないが, 運動療法などとの併用が麻痺の持続的改善に非常に効果的である. わが国では, Kakudaら[22]がNEURO-15と称し, 15日間の低頻度rTMSと集中的作業療法の併用による改善効果を1,700例以上という大規模な対象数で報告している. そのほか, 先行研究の数例をまとめたものを表3に示す[19,22,23].

2. 下肢麻痺

下肢麻痺に対するrTMSの刺激部位は大脳縦列の深い部分にある(図4). また, 下肢の神経支配は上肢とは異なり, 対側大脳以外にも同側大脳に由来する交差しない神経線維が少なからず関与している[24,25]. そのため, 回復機序として, 相互の半球間の不均衡を是正する必要がある. すなわち, 両大脳の下肢領域を同時に賦活する必要があるため, 高頻度rTMSが最も適していると考えられている. 下肢麻痺への応用は, Kakudaら[26]が2013年に初めて歩行速度の持続的向上や生理的コスト指数(PCI：Physiological Cost Index)の即時効果を報告した. その後, 数例の報告がみられるが非常に少ない(表4)[26〜28]. Naghdiら[28]は低頻度rTMSを用いても下肢運動機能への影響はなかったと報告していることから, 現時点では下肢麻痺に対するrTMSには高頻度rTMSを用いるほうが効果的である.

3. 半側空間無視

半側空間無視(USN：Unilateral Spatial Neglect)の責任病変は前頭葉や側頭葉, 視床, 基底核など多岐にわたっている. 病態のメカニズムにはさまざまな考えがあり, rTMSの適応を考える際にはKinsbourne[29]が報告した方向性注意仮説が基となっている. USNへの応用は, 2001年にOliveriら[30]が初めて改善効果を報告した.

その機序として, 半球間抑制によって相互に均衡を保っていた大脳半球が一側の障害により不均衡が生じ, 障害側へ注意の偏位が生じてUSNが出現すると考えられている[31]. 現在, 健側半球への低頻度rTMSによる刺激側の抑制効果が, 結果として対側への半球間抑制を低下させ, 不均衡状態が是正されることでUSNが改善すると推測されている[32〜34]. そのため, USNに対するrTMSの刺激部位は頭頂葉後部(P5またはP6)となる. 近年, 少

表4 下肢麻痺の先行研究

著者	患者数	発症からの期間	刺激方法	治療期間	効果
Kakuda W, et al[26]〔Acta Neurol Scand, 2013〕	18	12ヵ月以上	両M1（TA領域），10 Hz, 90% rMT, 2,000 pulses	1回	歩行速度の向上 PCIの即時的改善
Chieffo R, et al[27]〔Arch Phys Med Rehabil, 2014〕	10	6～36ヵ月	両M1（TA領域），20 Hz, 90% rMT, 1,500 pulses	11日間/3週	FMAが改善
Naghdi S, et al[28]〔J Bodyw Mov Ther, 2015〕	7	7～51ヵ月	健側M1, 1 Hz, 90% rMT, 1,000 pulses	5日間	下肢への影響なし

※M1：一次運動野，PCI：Physiological Cost Index，FMA：Fugl-Meyer Assessment

表5 半側空間無視の先行研究

著者	患者数	発症からの期間	刺激方法	治療期間	効果
Oliveri M, et al[30]〔Neurology, 2001〕	7	1～48週	健側半球（P5 or P6），25 Hz, 115% rMT, 10発	1回	線分長判別課題の改善（即時効果のみ）
井上雄吉[31]〔Jpn J Rehabil Med, 2007〕	22	70～220日	健側半球（P5），1 Hz, 90% eMT, 500発	隔日/2週（計7回）	抹消試験，模写試験の改善 局所脳血流量の増加
Yang W, et al[32]〔J Neurol sci, 2015〕	38	60～180日	P3, 1 Hz, 80% rMT, 656発 P3, 10 Hz, 80% rMT, 1,000発	2回/日を2週 2回/日を2週	星印抹消試験，線分二等分課題の改善 星印抹消試験，線分二等分課題の改善

しずつUSNの報告が増えてきており，その効果への期待が高まっている（表5）[32～34]．

4. 失語

失語症は言語中枢である前頭葉下前頭回（ブローカ野）または側頭葉上側頭回（ウェルニッケ野）の障害である．失語症に対するrTMSは，Naeserら[35]が健側のブローカ野へ低頻度rTMS（1 Hz, 1,200 pulses）を10日間実施し，8ヵ月後でも改善が維持されていると2005年に初めて報告した．その機序として，左ブローカ野の障害により右脳が過活動となるという報告[36,37]を基に，相互の半球間抑制の不均衡を是正することが回復につながると考えられている．先行研究は，運動性失語（ブローカ野）に対するrTMSが多く，感覚性失語（ウェルニッケ野）に対するrTMSの報告はほとんどない．また，脳卒中片麻痺

と同様にrTMSで脳の可塑的変化を促すことで，言語療法との併用によりその効果はさらに高まる可能性がある．近年，先行研究も多く散見されるようになってきた（表6）[35,38～40]．

5. 嚥下障害

嚥下障害に対するrTMSは，Khedrら[41]が障害側の一次運動野へrTMS（3 Hz, 300 pulses）を5日間実施し，摂食・嚥下障害の臨床的重症度分類の改善を2009年に初めて報告した．嚥下の神経制御機構は，①脳幹の嚥下中枢（三叉神経核・顔面神経核・迷走神経背側核・舌下神経核など），②末梢性入力（三叉神経・舌咽神経・迷走神経），③下行性伝導路からの入力（皮質延髄路）の三要素に分類される．また，嚥下は大脳両側支配[42]とする説がある一方，優位半球が存在するとの報告[43]もある．そのため，嚥下障害に対するrTMSの機序と

表6 失語の先行研究

著者	患者数	発症からの期間	刺激方法	治療期間	効果
Naeser MA, et al[35]〔Brain Lang, 2005〕	4	5〜11年	健側ブローカ野，1 Hz，90% rMT，1,200 pulses	5日/週を2週	物品呼称課題の改善
Wang CP, et al[38]〔Stroke, 2014〕	45	6ヵ月以上	健側ブローカ野，1 Hz，90% rMT，1,200 pulses	5日/週を2週	物品呼称課題の改善
Yoon TH, et al[39]〔NeuroRehabilitation, 2015〕	20	6.8±2.39ヵ月	健側ブローカ野，1 Hz，90% rMT，1,200 pulses	5日/週を4週	物品呼称課題，復唱課題の改善
Rubi-Fessen I, et al[40]〔Arch Phys Med Rehabil, 2015〕	40	16週以内	右ブロードマン領野45，1 Hz，90% rMT，1,200 pulses	5日/週を2週	FIM（読解・表出），ANELTの改善

※ANELT：Amsterdam Nijmegen Everyday Language Test，FIM：機能的自立度評価表

表7 嚥下の先行研究

著者	患者数	発症からの期間	刺激方法	治療期間	効果
Khedr EM, et al[41]〔Acta Neurol Scand, 2009〕	26	5〜10日	患側 M1，3 Hz，120% rMT，300 pulses	5日間	摂食・嚥下障害の臨床的重症度分類の改善
Lim KB, et al[44]〔Ann Rehabil Med, 2014〕	37	3ヵ月以内	健側 M1，1 Hz，100% rMT，1,200 pulses	5日/週を2週	機能的嚥下困難スケールの改善　誤嚥の重症度スケールの改善
Lee JH, et al[45]〔Ann Rehabil Med, 2015〕	24	1ヵ月前後	健側 M1，10 Hz，110% rMT，1,000 pulses	5日/週を2週	摂食・嚥下障害の臨床的重症度分類の改善
Du J, et al[46]〔Clinical Neurophysiology, 2016〕	40	2ヵ月以内	患側 M1，3 Hz，90% rMT，1,200 pulses	5日間	水飲みテストの改善
			健側 M1，1 Hz，100% rMT，1,200 pulses	5日間	modified Rankin scaleの改善

※M1：一次運動野

して，相互の半球間抑制の不均衡を是正することが回復につながると考えられる（図4）．さらに，失語と同様にrTMSと言語療法との併用により即時効果および持続効果はさらに高まる可能性がある．先行研究の数例をまとめたものを表7に示す[41,44〜46]．

回復期における脳卒中へのrTMS

脳卒中に対するrTMSの報告は，介入期間が急性期から慢性期まで幅広く，効果も実証されている．特に慢性期の報告が多く，急性期や回復期ではまだ少ないものの，脳卒中後に起こる左右半球間の活動性の不均衡を考慮すれば，より早期から介入をする必要がある．rTMSは単独効果よりも理学療法や作業療法，言語療法などとの併用が効果的なため，より集中的かつ包括的にリハビリテーションを行う回復期での利用は大いに回復を期待できる．

Conclusion

rTMSは設定条件（特に刺激頻度）により，伝導効率を変化させることで異なる刺激効果をもたらす．脳卒中の治療には，低頻度rTMSを用いて健側半球の興奮性を低下させるか高頻度rTMSを用いて障害半球の興奮性を増加させ，半球間抑制の不均衡を是正する必要がある．上肢機能の回復には低・高頻度rTMSのどちらも効果がある．下肢機能の回復には高頻度rTMSのみ効果がある．rTMSは運動療法などと併用することで，長期的な持続効果を期待できる．

文献

1) Merton PA, et al：Stimulation of the cerebral cortex in the intact human subject. *Nature* **285**：227, 1980
2) Barker AT, et al：Non-invasive magnetic stimulation of human motor cortex. *Lancet* **1**：1106-1107, 1985
3) de Andrade DC, et al：Neuropharmacological basis of rTMS-induced analgesia：the role of endogenous opioids. *Pain* **152**：320-326, 2011
4) Filipovic SR, et al：Slow (1 Hz) repetitive transcranial magnetic stimulation (rTMS) induces a sustained change in cortical excitability in patients with Parkinson's disease. *Clin Neurophysiology* **121**：1129-1137, 2010
5) Loo C, et al：Effects of a 2- to 4-week course of repetitive transcranial magnetic stimulation (rTMS) on neuropsychologic functioning, electroencephalogram, and auditory threshold in depressed patients. *Biol Psychiatry* **49**：615-623, 2001
6) 松本英之，他：磁気刺激法の安全性に関するガイドライン．臨神生 **39**：34-45, 2011
7) Rossi S, et al：Safety, ethical considerations, and application guidelines for the use of transcranial magnetic stimulation in clinical practice and research. *Clin Neurophysiol* **120**：2008-2039, 2009
8) Shimizu H, et al：Therapeutic efficacy of transcranial magnetic stimulation for hereditary spinocerebellar degeneration. *Tohoku J Exp Med* **189**：203-211, 1999
9) Struppler A, et al：A fronto-parietal network is mediating improvement of motor function related to repetitive peripheral magnetic stimulation：A PET-H2O15 study. *Neuroimage* **36** Suppl **2**：174-186, 2007
10) Okudera Y, et al：The impact of high-frequency magnetic stimulation of peripheral nerves：muscle hardness, venous blood flow, and motor function of upper extremity in healthy subjects. *Biomed Res* **36**：81-87, 2015
11) Chen R, et al：Safety of different inter-train intervals for repetitive transcranial magnetic stimulation and recommendations for safe ranges of stimulation parameters. *Electroencephalogr Clin Neurophysiol* **105**：415-421, 1997
12) Wassermann EM：Risk and safety of repetitive transcranial magnetic stimulation：report and suggested guidelines from the International Workshop on the Safety of Repetitive Transcranial Magnetic Stimulation, June 5-7, 1996. *Electroencephalogr Clin Neurophysiol* **108**：1-16, 1998
13) Hess G, et al：Long-term depression of horizontal connections in rat motor cortex. *Eur J Neurosci* **8**：658-665, 1996
14) Laura A, et al：Use-dependent hemisphere balance. *J Neurosci* **31**：3423-3428, 2011
15) 角田 亘：新たな治療手段TMSとは．安保雅弘，他（編）：rTMSと集中作業療法による手指機能回復へのアプローチ．三輪書店，2010，pp43-44
16) Hummel FC, et al：Non-invasive brain stimulation：a new strategy to improve neurorehabilitation after stroke? *Lancet Neurol* **5**：708-712, 2006
17) Rasmussen T, et al：Further studies of sensory and motor cerebral cortex of man. *Fed Proc* **6**：452, 1947
18) Hsu WY, et al：Effects of repetitive transcranial magnetic stimulation on motor functions in patients with stroke：a meta-analysis. *Stroke* **43**：1849-1857, 2012
19) Sasaki N, et al：Comparison of the effects of high- and low-frequency repetitive transcranial magnetic stimulation on upper limb hemiparesis in the early phase of stroke. *J Stroke Cerebrovasc Dis* **22**：413-418, 2013
20) Málly J, et al：Recovery of motor disability and spasticity in post-stroke after repetitive transcranial magnetic stimulation (rTMS). *Brain Res Bull* **76**：388-395, 2007
21) Wupuer S, et al：F-wave suppression induced by suprathreshold high-frequency repetitive trascranial magnetic stimulation in poststroke patients with increased spasticity. *Neuromodulation* **16**：206-211, 2012
22) Kakuda W, et al：Combination Protocol of Low-Frequency rTMS and Intensive Occupational Therapy for Post-stroke Upper Limb Hemiparesis：a 6-year Experience of More Than 1700 Japanese Patients. *Transl*

Stroke Res **7**：172-179，2016
23) Kim C, et al：Comparison of the Effects of 1 Hz and 20 Hz rTMS on Motor Recovery in Subacute Stroke Patients. *Ann Rehabil Med* **38**：585-591, 2014
24) Chen R, et al：Role of the ipsilateral motor cortex in voluntary movement. *Can J Neurol Sci* **24**：284-291, 1997
25) Luft AR, et al：Comparing brain activation associated with isolated upper and lower limb movement across corresponding joints. *Hum Brain Mapp* **17**：131-140, 2002
26) Kakuda, et al：High-frequency rTMS using a double cone coil for gait disturbance. *Acta Neurol Scand* **128**：100-106, 2013
27) Chieffo R, et al：Deep repetitive transcranial magnetic stimulation with H-coil on lower limb motor function in chronic stroke：a pilot study. *Arch Phys Med Rehabil* **95**：1141-1147, 2014
28) Naghdi, et al：A pilot study on the effects of low frequency repetitive transcranial magnetic stimulation on lower extremity spasticity and motor neuron excitability in patients after stroke. *J Bodyw Mov Ther* **19**：616-623, 2015
29) Kinsbourne M：Mechanisms of unilateral neglect. Jeannerod M（ed）：Neurophysiological and neuropsychological aspects of spatial neglect. North-Holland, 1987, pp69-86
30) Oliveri M, et al：rTMS of the unaffected hemisphere transiently reduces contralesional visuospatial hemineglect. *Neurology* **57**：1338-1340, 2001
31) 井上雄吉：半側空間無視に対する低頻度反復経頭蓋磁気刺激（rTMS）の効果と局所脳血流量（rCBF）の変化について．*Jpn J Rehabil Med* **44**：542-553，2007
32) Yang W, et al：Comparison of different stimulation parameters of repetitive transcranial magnetic stimulation for unilateral spatial neglect in stroke patients. *J Neurol sci* **359**：219-225, 2015
33) Brighina F：1 Hz repetitive transcranial magnetic stimulation of the unaffected hemisphere ameliorates contralesional visuospatial neglect in humans. *Neurosci Lett* **336**：131-133, 2003
34) Shindo K, et al：Long-term effect of low-frequency repetitive transcranial magnetic stimulation over the unaffected posterior parietal cortex in patients with unilateral spatial neglect. *J Rehabil Med* **38**：65-67, 2006
35) Naeser MA, et al：Improved picture naming in chronic aphasia after TMS to part of right Broca's area：an open-protocol study. *Brain Lang* **93**：95-105, 2005
36) Belin P, et al：Recovery from nonfluent aphasia after melodic intonation therapy：a PET study. *Neurology* **47**：1504-1511, 1996
37) Rosen HJ, et al：Comparison of brain activation during word retrieval done silently and aloud using fMRI. *Brain Cogn* **42**：201-217, 2000
38) Wang CP, et al：Efficacy of synchronous verbal training during repetitive transcranial magnetic stimulation in patients with chronic aphasia. *Stroke* **45**：3656-3662, 2014
39) Yoon TH, et al：Therapeutic effect of repetitive magnetic stimulation combined with speech and language therapy in post-stroke non-fluent aphasia. *NeuroRehabilitation* **36**：107-114, 2015
40) Rubi-Fessen I, et al：Add-on Effects of Repetitive Transcranial Magnetic Stimulation on Subacute Aphasia Therapy：Enhanced Improvement of Functional Communication and Basic Linguistic Skills. A Randomized Controlled Study. *Arch Phys Med Rehabil* **96**：1935-1944, 2015
41) Khedr EM, et al：Treatment of post-stroke dysphagia with repetitive transcranial magnetic stimulation. *Acta Neurol Scand* **119**：155-161, 2009
42) 山田好秋：嚥下を制御する神経機構．*Niigata Dent. J* **29**：1-9，1999
43) Hamdy S, et al：The cortical topography of human swallowing musculature in health and disease. *Nat Med* **2**：1217-1224, 1996
44) Lim KB, et al：Effect of Low-Frequency rTMS and NMES on Subacute Unilateral Hemispheric Stroke With Dysphagia. *Ann Rehabil Med* **38**：592-602, 2014
45) Lee JH, et al：Effect of Repetitive Transcranial Magnetic Stimulation According to the Stimulation Site in Stroke Patients With Dysphagia. *Ann Rehabil Med* **39**：432-439, 2015
46) Du J, et al：Repetitive transcranial magnetic stimulation for rehabilitation of poststroke dysphagia：A randomized, double-blind clinical trial. *Clin Neurophysiol* **127**：1907-1913, 2016

2 回復期理学療法と車いす

青木克久[*1]　馬場孝浩[*2]

🔒 Key Questions

1. 車いす選定とシーティングのポイント
2. 車いす操作と駆動練習の進め方
3. 車いすでのADL自立支援への対応

はじめに

　脳卒中片麻痺患者の車いす使用率は，調査対象の重症度によって異なり，40％[1]や72％[2]と報告されている．Mountainら[1]は，入院時のFunctional Independence Measure（FIM）が80点未満，左片麻痺の場合には，退院時に車いすを使用する可能性が高いとしている．Teasellら[2]は入院時と退院時のFIMを調査し，リハビリテーションによりFIMが向上することを示しているが，重症者の改善率は低いとしている．当院の回復期病棟入院時に車いすを使用していた患者を対象として退院時の移動手段を調査したところ，歩行自立となり車いす不要が約3割にとどまり，普通型車いすが約5割，モジュラー型車いすが約1割，チルト型またはチルト・リクライニング型車いすが約1割と，約7割は車いすを継続的に必要としていた[3]．

　このようななか，回復期で提供するシーティングは，身体機能や動作能力の変化がある場合には定期的な評価に基づいて車いす環境を変更し，そして，退院先と入院期間を意識しながら退院後の生活に必要な物品や申し送りの準備をすることが求められる．車いす関連の物品から考えると，近年の科学技術の発展によって，臨床において選択できる車いす関連の機器は増えてきているものの，依然として備品の種類や数が少ないという問題がある．病院に入院する患者特性を捉えたうえで，十分な備品を準備しておくことが望まれる．

　また人側の視点で考えると，当院では担当理学療法士や作業療法士が個々の患者に合ったシーティングを行うが，シーティングの知識や技術の違いは否めず，患者に合っていない車いすを提供していたり，患者の変化に気づかず同じ車いすを使用し続けたり，身体機能の変化を捉えていても，どのようにシーティングを提供すればよいかわからないといったことを課題として感じることがある．不適切なシーティングは，姿勢の変形や望ましくない動作の習慣化を招く可能性があり，

[*1]Katsuhisa Aoki／鹿教湯三才山リハビリテーションセンター鹿教湯病院
[*2]Takahiro Baba／鹿教湯三才山リハビリテーションセンター介護療養型老人保健施設いずみの

身体機能や日常生活動作の悪化につながりかねない[4]．

車いす選定とシーティングのポイント

基本的なシーティングの手順を図1に示す．患者と対面する前に，カルテから診断名，医師からの指示，服薬状況，日常生活動作，家族構成，退院先の予定や環境などを情報収集することから始める．そして，患者と家族に現在のシーティングで困っていることをインタビューしながら改善すべき課題を把握する．Taylor[4]は，脳卒中患者は合併症や既往歴が多いため，糖尿病がある場合には，褥瘡の発生につながらないようにより注意が必要であること，睡眠薬や精神安定剤の服用をしている場合には，覚醒レベルの変動が予測されるため，覚醒レベルが低い時を想定したシーティングが必要であること，整形外科的な手術の既往がある場合には，脊椎疾患や股関節疾患の場合，術式を考慮しながら適切な姿勢を提供しなければならないことを指摘している．

シーティングの目標は，即時的な効果を期待して設定する短期と退院時に分けて，それぞれ決定する．廣瀬ら[5]は，シーティングの目的として，安楽性，機能性，生理的，移動能力，実用性，外観，介護の7つをあげ，特にわが国では介護者の視点で考えることが重要であるとしている．当院で開催したシーティングクリニックでは，脳卒中が60％以上を占めており，短期目標として，座位姿勢の改善が42％と最も多く，次いで車いすサイズの適正化25％，褥瘡の治癒・予防11％，離床・移動手段の確保9％，起立性低血圧の予防3％，誤嚥の予防3％，耐久性の向上3％，駆動能力の向上2％，痛みの軽減2％があげられていた[6]．これらの目的を理学療法士が理

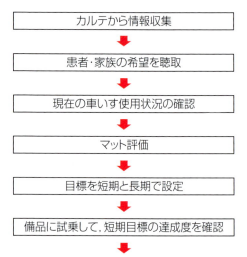

図1　車いすシーティングの手順

解しておくことで，患者や家族が気づいていない点を指摘しながら検討することができる．

患者・家族の希望を聴取した後，現在使用している車いすの使用状況として，姿勢，駆動，移乗，食事，連続座位時間，痛みなどを評価する．続いて，臥位で関節角度や筋緊張などの身体機能を評価し，座位で姿勢やバランスを評価するマット評価を行う．さらに，マット評価の情報をもとに，車いすやパーツを変更しながら試乗し，短期目標の達成度を確認する．退院時の目標は，退院先の生活を想定しながら，自費での購入や制度を利用しての作製の必要性を検討したり，患者・家族や介護者に伝えるべき使用方法や管理方法の内容を確認しながら設定していく．退院先が自宅であれば，車いすで生活できる環境であるか評価を行い，住宅改修の必要性について考えていく．

1．マット評価とは

マット評価とは，マット上という環境でシーティングの対象者の身体機能や姿勢などを背臥位と端座位でそれぞれ評価することで

あり，その目的は，個々のニーズに沿った最適な車いすを決定するために「人」側の情報を集めること，車いす上で姿勢が崩れている症例の場合，変形が固定されているものか，柔軟性があり修正可能であるのかを明らかにすることである[7]．Minkel[8]は，背臥位と端座位とも，まず骨盤や下肢の可動性，脊柱のアライメントを確認し，次に頭部と上肢の姿勢との関係を評価するとしている．背臥位では，股関節と膝関節を他動的に90°屈曲することで，座位を模擬した姿勢をとり，体幹が中間位を保持できるかを見る．臥位は，重力の影響を排除した状態であるため，重力の影響を排除しても，左右非対称であったり，体幹が屈曲位のままであったりする場合には，固定された変形，または拘縮と判断する．例えば，股関節屈曲に伴い骨盤後傾，体幹屈曲が過度に起きる場合には，バックサポートの張り調整やリクライニングを用いることを検討する．また，股関節・膝関節90°屈曲位から膝関節を伸展することで，ハムストリングスの柔軟性を評価する．ハムストリングスに短縮があれば骨盤後傾，腰椎後弯位となりやすい．麻痺側の足関節に背屈や外反の可動域制限が生じている場合には，フットサポートの高さ調整に加えて角度の調整が可能なものを検討する．上肢については，関節可動域や肩の亜脱臼の有無を評価し，亜脱臼がある場合にはアームサポートの高さ調整，テーブルやクッションの使用を検討する．

続いて，端座位で行うマット評価では，足底が床につく環境で，股関節と骨盤の角度を決めてから体幹や頸部の動きを評価していく．介助が必要であれば，どこの部位を，どのくらいの力で支えれば重力に抗して姿勢を保持できるかを見ていく．これらの評価は，提供する車いすのバックサポートの種類や角度の選定をする時に参考となる．座位能力は，1. 上肢の支持なしで保持可能，2. 上肢の支持ありで保持可能，3. 上肢の支持があっても保持ができないという3段階で評価するHoffer座位能力分類（JSSC：the Japanese Society of Seating Consultants：日本シーティング・コンサルタント協会版）があり，評価者間信頼性が高く[9]，短時間で簡便に評価でき，分類ごとにシーティングの内容が大まかに示されているため臨床にて活用されている[5,10]．

座位能力1は，身体寸法に合った車いすで，座クッションやバックサポートの必要性を検討しながら，食事，駆動，移乗などの自立を目指していく．座位能力2は，上肢を姿勢保持のために使用していることがあるため，骨盤または体幹を支えるためのクッションやパッド，座位保持装置を使用して，上肢を姿勢保持以外に使用できるか評価を行う．車いす座面にたわみがある場合には，骨盤の傾斜から体幹の不安定性が起きることが考えられるため，たわみを補正する．体幹が前に崩れる場合には，背張りやリクライニング機構といったバックサポートを調整する．シーティングを行うことで，上肢を姿勢保持以外に使用できるようになれば食事や駆動などを実際に行い動作を確認していく．座位能力3は，座位姿勢を保持できない状態であり，座クッションや骨盤，体幹サポートに加えて，ヘッドサポートを備えたチルトやリクライニング機構の使用を検討する．廣瀬ら[5]は，Hoffer座位能力分類（JSSC版）と移乗方法の関係として，手の支持なしまたは手の支持ありで座位可能なレベルは，立位移乗や座位移乗の対象であり，座位不能なレベルはリフト使用が基本としている．必要に応じてアームサポートやフットサポートを着脱できるもの，立ち上がりやすいよう座面が高いものなどを選択しながら，移乗自立度を評価する．

2．車いすの試乗，効果判定

マット評価に基づいて，選定した車いすや

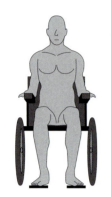 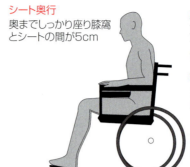

図2 車いすと身体との適合

シーティングパーツに試乗して，まず車いすの寸法の推奨値[11]を参考にしながら，アームサポート高，シート幅，シート奥行き，バックサポート高，前座高，フットサポート・シート間距離を確認する（**図2**）．そして，シーティング前後での使用状況を比較し，短期目標の達成度を確認する．変更内容は，病棟スタッフに申し送り，生活場面での経過をみていき，それと同時に退院時の目標の達成に向けた準備を進めていく．担当理学療法士は，身体機能や動作能力の変化に応じて，シーティングの変更を常に検討していく．

担当理学療法士がシーティングの手順を理解し，多職種と相談しながら進めていくことができる場合もあるが，実際にシーティングをしていく中で困った時や退院先に合わせて本人用の車いすを購入，または作製する必要がある時には，多職種が集まるシーティングクリニックを開催することとしている．多職種が集まることで，医師から医学的管理や今後の予後予測や退院先に関する情報，看護・介護スタッフから病棟生活の情報，義肢装具士から車いすを作製および整備する側の視点，社会福祉士から介護保険や障害者総合支援法などの制度の情報を収集しながら，理学療法士は，作業療法士と協力しながら車いす使用者や家族のニーズを把握したうえで，身体機能や動作能力の評価に合わせた車いすを提供することができる．

退院先が施設であれば，備品で利用できるもので対応が可能であるか，対応できない場合には，自費で購入するのか，障害者総合支援法などの制度を利用して作製するのかを考える．退院先が介護保険を利用できる自宅や有料老人ホームなどであれば，レンタルでの対応ができるのかを確認していく．制度を利用して作製する場合には，実際に使用した効果を確認し患者にとってその車いすが必要である理由を伝えるということが必要となる．申請の準備をする期間，申請から認可されるまでの期間，業者に注文して作製されるまでの期間，納品されてから乗車して調整したり患者や家族に使い方を指導する期間を考慮する必要がある．

回復期の入院期間短縮が迫られると，制度を利用した場合には入院中に申請から納品まで完結することが難しくなることが予想される．入院中に車いすを使用していた脳卒中患者が退院後にどのように車いすを使用しているか調査した研究[12]では，約3割は，車いすを使わずに杖や歩行器などを使用しながら歩いて移動していたこと，車いすを使用している約7割は，大きな問題なく使用できているものの，故障時や不具合が生じた時にどのように対処していいかわからないという意見が多くあったと報告している．この報告より，

退院時に車いすに関する相談先を明確にしておくこと，定期的な利用状況を確認するなどのフォローが必要であることがわかる．

車いす操作と駆動練習の進め方

片麻痺者が車いすを駆動する方法は，非麻痺側の片手片足で操作をすることが基本となる[5,7,11]．片手のみでハンドリムを駆動した場合には，駆動側とは反対に車いすが回転してしまい，まっすぐ進むことができないため，足で手と反対の向きに車いすを舵取りしながら進む必要がある[13]．下肢駆動に関しては，下肢と体幹機能が低い場合には麻痺側への崩れが生じること[14]，体幹を前傾させることで下肢駆動がしやすくなること[15,16]が報告されている．また，駆動時に足が着きにくい場合には，殿部を前方に滑らせて体幹が屈曲した状態となりながら足を着けることがある[17]．そのため，座クッションの必要性を考慮しながら，低い座面の車いすを選択し足が着きやすくすることが重要となる[5]．

しかし，座面が低くなりすぎると，麻痺側下肢をフットサポートに載せると股関節が外旋し下腿がパイプに押し当てられてしまったり，移乗時に立ちにくいといった問題が生じやすい．Cronら[17]は，駆動側の大腿部（クッション中央から前端）のみを低くするデザインの片麻痺用ウレタンフォームクッションと平面型のクッションを使用して，駆動性や座圧の変化を，10名の片麻痺者と1名の下肢切断者で比較した結果，片麻痺用クッションは，駆動前後での座圧変化が少なく，駆動効率が向上することを示している．川田ら[18]は，8cmの厚さでアンカー機能を有し駆動側大腿部のパッドを外したクッションの使用時は，クッション未使用時や4cmの平面型のクッション使用時と比べて，駆動時の骨盤後傾角度と大腿二頭筋の筋活動が小さく，駆動速度は速いと報告している．武田ら[19]は，体格に合わせてモジュラー型車いすを調整することで，標準型車いす使用時と比べて，駆動速度は速く，主観的評価としての駆動しやすさは向上するとしている．以上の先行研究より，体格に合った車いすや駆動側の大腿部が低いクッションの使用を検討することで，駆動しやすさにつながると考えられている．

また，大田尾ら[13,20]は，脳卒中患者を対象に駆動の可否や駆動速度に影響を及ぼす要因を検証し，ロジスティック回帰分析の結果から立位バランス能力と腹筋が関係していると結論づけ，この2要因に対するアプローチの必要性を示唆している．Kirbyら[21]は，片麻痺者が屋内外の平地，段差，路面傾斜，不整地などで片手片足駆動を行いその成功率を評価している．そして，上り勾配や後輪だけでの走行を要求されるもので特に成功率が低いことを示している．これらより，屋内外での片手片足駆動では，環境整備がされているかどうかによって，自立度が変化することがわかる．駆動の評価は，速度については，JSSCから5mの直線を駆動する時間を測定する方法が提案されており[7]，自立度に関してはFIMやBarthel Indexが用いられる．

1．症例紹介

低い座面のモジュラー型車いすに駆動側の大腿部をカットしたクッションを使用して駆動練習を行った1症例を提示する．症例は，80歳代，女性，診断名は脳梗塞（右片麻痺）で，合併症として骨粗鬆症，心房細動がある．身体機能の評価では，上田式12段階片麻痺機能検査は上肢0手指0下肢1，感覚は鈍麻，SIAS（Stroke Impairment Assessment Set：脳卒中機能評価法）では体幹機能の垂直性2，腹筋0であった．マット評価では，股関節は左右とも90°以上屈曲可能，麻痺側ハムストリングスの緊張は亢進しており股関節・膝関節

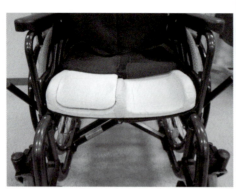
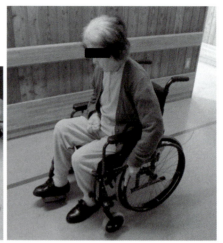

図3　駆動側の大腿部を低くできる座クッション（左）と症例の駆動姿勢（右）

90°屈曲位での膝伸展には抵抗感があった．Hoffer座位能力分類（JSSC版）は1，FIMは食事6，移乗3，駆動2，合計41（運動25，認知16）であった．

　普通型車いすでの駆動は，前座高42 cmに乗車時間が長く座り直しができないことを考慮し6 cmのウレタンクッションを使用して評価した結果，以下のような問題がみられた．

- 下腿長に対して車いす前座高が高く，足底が十分に床に着かない．
- 駆動時に足部がフットサポート，キャスターに干渉してしまう．
- 上肢と下肢の協調的な運動が困難．一度使いやすい上肢を使い始めてしまうとその後も継続的に上肢のみに頼ってしまい身動きが取れなくなる（麻痺側へ曲がっていってしまう，その場で回転してしまう）．
- もともと意欲も低かったため，上手くできないことでさらに意欲が低下し，練習にも取り組めない．

　駆動能力の向上を目標としたシーティングとして，前座高は39 cmと低く設定できるモジュラー型車いす（スタートヘミ，Ottobock社）に変更し，駆動側の大腿部が取り外せるタイプの7 cmウレタンクッション（FCアジャスト座クッション，アイ・ソネックス社）を使用したところ，非麻痺側の足が床に届きやすくなった（**図3**）．この車いすは，14.6 kgと比較的軽量で，タイヤが細く，駆動抵抗が小さいため，駆動初期の重さを感じにくいこと，座位バランスが良い患者にはシート角度をフラットに近づけることで足側に体重がかけやすいという利点がある．また，キャスターには外側に位置するオフセット機構がついており，回転時に足と当たりにくく，駆動側フットサポートを外すことで足部の操作スペースを広くとることができる．

2．駆動練習の手順と期間

①上肢を参加させてしまうと上肢のみに依存しやすかったため，まずは下肢のみを使っての駆動練習を実施した．体幹を前傾させ，症例自身の手で膝上から押しつけるようにして足底への荷重を促した．

②徐々に膝を押しつける手を外し，下肢のみで駆動練習を進めた．

③下肢の使い方が上手くなってきたところで上肢を参加させ，上下肢での駆動練習実施した．

表1 シーティング前後での評価

測定項目	小項目	介入前	介入後3週
SIAS	体幹垂直	2	3
	腹筋	0	0
FIM	食事	6	6
	移乗	3	4
	移動	2	4
	合計	41	53
駆動速度	5m駆動	58.6秒	18.9秒
ズレ量（JSSC版）	非麻痺側	1.3 cm	0.3 cm
	麻痺側	1.2 cm	0.1 cm
痛み	殿部痛	なし	なし

①～③の練習を3週間で行った.

3．シーティング介入前後での評価

シーティング介入前と介入後3週間の時点での評価を表1に示す. 駆動速度は, 5m駆動で58.6秒→18.9秒に改善がみられ, FIMは2→4に向上していた. 駆動距離は, 数m→50m以上可能となったものの, 狭いスペースを通ることや方向転換に一部介助が必要であった. また, 駆動前後でズレ量（JSSC版）を測定したが, 非麻痺側, 麻痺側ともにズレは減少しており, 殿部の痛みはクッションを使用して認められなかった. そのほか, 駆動しやすくなったことで練習に対する意欲も向上し, 駆動のみでなく, 移乗やトイレ動作練習にも意欲的に取り組めるようになり, 生活場面でも離床機会が増えていった. 理学療法の中では, 介入後3週の時点から, 退院先である施設での駆動を想定して, 普通型車いすでの駆動練習を開始した. 最終的には, 介入後6週で退院する時には, 普通型車いす, 市販のクッションでの病棟内移動が自立となった.

車いすでのADL支援への対応

1．「仙骨座り」と「骨盤の傾斜」

脳卒中片麻痺者は,「仙骨座り」と「骨盤の傾斜」の2つの不良姿勢となることが多く,「仙骨座り」は尾骨部, 仙骨, 脊椎棘突起の褥瘡リスクを増加させ, 体幹屈曲位によって内臓の圧迫を招き,「骨盤の傾斜」は, 下側になった座骨結節への圧集中や側弯を助長し, 上肢が体幹の不安定性を代償するために使用されるといった問題を引き起こす[5]. 車いす座位姿勢の評価方法は, 定性的な表現だけでなく, 機器を用いて国際規格ISO16840-1「座位姿勢の表現方法」に基づいて, 客観的に計測する方法[5,22]が提案されてきている.

また, 乗車時間や駆動などの影響により殿部が前方にずれた姿勢を表現する際には, 殿部のずれを定量的に評価するズレ度（JSSC版）[7]というものがある. ズレ量は, 膝蓋骨下縁と車いすシートパイプの前端までの距離を測定することで表され, 乗車直後と一定時間後または駆動後に再度測定して差をとることで算出できる. 同一患者のシーティングの効果を比較する場合には, ズレ量を用いるが, 複数の患者で比較する場合には, 体格による違いを解消するために, それぞれの上肢長でズレ量を除して算出するズレ度を用いるとされている. 臨床では, 視診だけでなく, 体が前かがみになった時にバックサポートと殿部の間にどのくらいの隙間があるか, 左右の腸骨稜の高さを触診し傾斜がどれくらいあるかを確認する.

仙骨座りの原因は, ①座の奥行きが長い, ②ハムストリングスが短縮している, ③背がシート状であり腰椎, 骨盤を支持しない, ④ドーナツ様円座を使用している, ⑤介護時に, 殿部が座の奥まで入っていない, ⑥股関節屈曲や体幹伸展の関節可動域制限がある, ⑦車いす走行時に足で操作している, ⑧クッショ

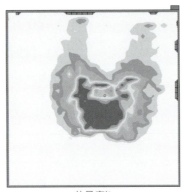
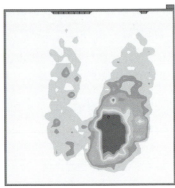

| 姿勢崩れなし | 仙骨座り | 骨盤の傾斜 |

図4　接触圧分布

ンがなく痛みから逃れようとしているなどが関係しているとされている[5]．また，片手片足駆動によりバックサポートに体幹を押しつける症例では，車いすからの反力によって殿部が前方に滑りやすい[23]．仙骨座りの対策を考える時には，上記原因で改善できるものがあるか一つひとつ確認することが求められる．

骨盤の傾斜の原因は，片麻痺患者の体幹筋力低下や立ち直り反応の低下[5]，側弯変形がある[11]，車いすのスリングシートのたわみによって骨盤が水平位に保持しにくい[5,11]，座幅が広すぎる[11]，非麻痺側上下肢による麻痺側へのPusher現象[24]があげられている．骨盤の傾斜の対策は，側弯変形がない場合には，スリングシートのたわみ補正，座クッションの使用，適切な座幅となるよう車いすへの変更または骨盤を左右から支えるパッドをつけることを行う．さらに，体幹の不安定性があれば体幹を支えるための背張り調整，パッドや座位保持装置の使用を検討する．側弯変形がある場合には，骨盤の傾斜を許容したうえで，骨盤や体幹のサポート方法を決めていく．麻痺側上肢の重さで体幹が側方に崩れている場合には，上肢に着目したシーティングを検討する．補装具使用による脳卒中後の肩関節亜脱臼の予防および治療に関するコクランレビュー[25]では，車いす用テーブルやアームサポートの使用により，即時的には肩の亜脱臼に対する補装具の効果ありと報告されている．ただし，車いすテーブルは，ずり落ちや立ち上がり防止のために使用すると身体拘束とみなされる場合もあるので，取り外しができるかどうか，目的である良肢位保持の評価を記録しているかを多職種で検討すべきである．

2．痛み

痛みを有する場合には，痛みの部位や強さを評価する．JSSCでは，信頼性，妥当性，感度が高いため，Visual Analogue Scale（VAS）を第一選択とし，VASでの評価が難しい場合には，Face Scale（FS）やNumerical Rating Scale（NRS）を使うことも必要としている[7]．痛みの軽減のためには，座・背クッションの使用だけでなく，1日の乗車スケジュールの調整を行う．そのほか，乗車しながら姿勢を変換できるチルトやリクライニングも痛みの軽減のために使用されている[7]．

3．褥瘡

褥瘡があるまたはリスクが高い場合には，座・背クッションの使用や座位時間の制限を検討する．当院では，座面の接触圧を客観的

な数値で示すことができる圧力分布測定装置を用いて評価している．姿勢崩れなし，仙骨座り，骨盤の傾斜による圧力分布の違いを**図4**に示す．姿勢崩れなしでは，左右の座骨結節に圧がかかっているが，仙骨座りでは仙骨に，骨盤の傾斜では片側の座骨結節に圧が高いことがわかる．臨床的には，測定機器の特性や姿勢によって接触圧は変化しやすいことを考えると，絶対値を比較するというよりは，シーティング前後で接触圧がどのように変化したかを相対的に比較するほうが適している．また，圧力分布をパソコンの画面にて視覚的に表示することで，患者や家族，職員にシーティングの効果を示すことができることも利点といえる．さらに，当院では，褥瘡治癒を図るため，早期よりベッド上のポジショニングと車いす上のシーティングの両面から介入できるよう，褥瘡対策委員会と車いすを管理する係が円滑に情報交換を行える仕組み作りを行っている[26]．

4．摂食・嚥下

当院では，作業療法士と理学療法士で食事場面をラウンドしながら，摂食・嚥下に問題がある場合には，食事量，自立度，誤嚥や姿勢崩れの有無を評価し，看護師，介護福祉士，言語聴覚士と改善に向けた情報交換を行っている．自力で食べる患者には，フットサポートから足を下ろすことで，体が前に移動しやすく摂食動作が行いやすいことを多く経験する．また，摂食時に姿勢が崩れる場合には，カットアウトテーブルを使用して前腕の支持を増やすことで食べやすくなることがある．誤嚥の危険性があり嚥下造影検査（videofluoroscopic：VF）を行う場合には，医師，歯科医，看護師，栄養士，言語聴覚士，作業療法士とともに同席し，適切な姿勢保持となるようにティルトやリクライニング角度やヘッドサポートの位置を確認している．

おわりに

回復期の片麻痺患者に対する車いすシーティングの手順と駆動やADL支援の方法を述べてきた．患者の変化に合わせてシーティングを行っていくことは，機能回復や動作能力の向上を最大限に引き出すことにつながると考えられるが，入院中だけではなく退院後の生活を見据えた関わりが求められる．患者や家族の希望する車いす生活を提供するためにも，多職種と協力しながら，限られた期間でできることを考えていきたい．

Conclusion

回復期の脳卒中片麻痺患者に提供する車いすシーティングは，患者本人の希望や身体機能や動作能力の変化に応じて柔軟に変更していくことが求められる．また，退院先と入院期間を意識しながら退院後の生活に必要な物品や申し送りの準備をすることも忘れてはならない．本稿では，基本的なシーティングの手順を概説したうえで，脳卒中片麻痺患者の駆動練習やADL支援の方法について記載した．

文献

1) Mountain AD, et al：Rates and predictors of manual and powered wheelchair use for persons with stroke：a retrospective study in a Canadian rehabilitation center. *Arch Phys Med Rehabil* **91**：639-643, 2010
2) Teasell RW, et al：A rehabilitation program for patients recovering from severe stroke. *Can J Neurol Sci* **32**：512-517, 2005
3) 馬場孝浩, 他：回復期リハビリテーション病棟での退院に向けた車いすやパーツの準備状況. 第6回日本シーティング・シンポジウム抄録, pp46-47, 2010
4) Taylor SJ：An overview of evaluation for wheelchair seating for people who have had strokes. *Top Stroke Rehabil* **10**：95-99, 2003
5) 廣瀬秀行, 他：高齢者のシーティング第2版. 三輪書店, 2014, pp 36-86
6) 馬場孝浩, 他：当院の車いすクリニックの経過と課題. 第4回日本シーティング・シンポジウム抄録, pp71-72, 2008
7) 廣瀬秀行, 他（編著）：障害者のシーティング. 三輪書店, 2014, pp 2-11, 14-39, 50-53
8) Minkel J：The physical assessment. 27th International Seating Symposium, 2011
9) 古賀 洋, 他：Hoffer 座位能力分類（JSSC版）の評価者間信頼性の検証. リハビリテーション・エンジニアリング **24**：92-96, 2009
10) 木之瀬 隆：高齢者のシーティング—車いすシーティングと座位能力分類による対応. 理学療法兵庫 **12**：29-36, 2006
11) 伊藤利之, 他（監）：車いす・シーティング—その理解と実践. はる書房, 2005, pp171-177
12) Garber SL, et al：Wheelchair utilization and satisfaction following cerebral vascular accident. *J Rehabil Res Dev* **39**：521-534, 2002
13) 大田尾 浩, 他：脳卒中片麻痺患者における屋内での車いす駆動の可否に影響を及ぼす要因. 理学療法科学 **26**：359-363, 2011
14) 川田教平, 他：片麻痺の車いす側下肢駆動の分析. 理学療法科学 **23**：789-793, 2008
15) 百瀬公人, 他：車椅子の下肢駆動における体幹の役割. 理学療法学 **30**：326, 2003
16) 保坂幸毅, 他：体幹の傾きの違いによる車いすの片足駆動の解析—脳卒中片麻痺者を対象として. 秋田大学医学部保健学科紀要 **18**：110-119, 2010
17) Cron L, et al：Clinical evaluation of the Hemi Wheelchair Cushion. *Am J Occup Ther* **47**：141-144, 1993
18) 川田教兵, 他：片麻痺者の車椅子駆動動作の分析—車椅子クッションが駆動開始動作に及ぼす影響. 理学療法科学 **28**：787-790, 2013
19) 武田 太, 他：成人片麻痺患者の車椅子駆動に対するモジュラー型車椅子の有効性について. 埼玉理学療法 **10**：33-37, 2003
20) 大田尾 浩, 他：脳卒中片麻痺患者の車いす駆動速度に影響を及ぼす要因. ヘルスプロモーション理学療法研究 **2**：149-153, 2013
21) Kirby RL, et al：Wheelchair-skill performance：controlled comparison between people with hemiplegia and able-bodied people simulating hemiplegia. *Arch Phys Med Rehabil* **86**：387-393, 2005
22) 廣瀬秀行：座位姿勢計測システム. *Journal of Clinical Rehabilitation* **18**：361-363, 2009
23) 馬場孝浩, 他：片麻痺患者の車いす駆動における殿部ズレの発生要因. 理学療法学 **33**：567, 2006
24) Broetz D, et al：New aspects for the physiotherapy of pushing behavior. *NeuroRehabilitation* **20**：133-138, 2005
25) Ada L, et al：Supportive devices for preventing and treating subluxation of the shoulder after stroke. *Cochrane Database Syst Rev* **25**：CD003863, 2005
26) 青木克久, 他：当院における車いすに関連した褥瘡に対する対応—車いす係と褥瘡対策委員会からの介入を経験して. 第6回日本シーティング・シンポジウム抄録, pp38-39, 2010

3 回復期理学療法と福祉用具

藤井　智[*1]

> 🔒 **Key Questions**
> 1. 身体機能のアセスメント
> 2. 家族と住環境のアセスメント
> 3. 福祉用具と住宅改修の活用事例

はじめに

福祉用具は，「心身の機能が低下し日常生活を営むに支障のある老人又は心身障害者の日常生活上の便宜を図るための用具及びこれらの者の機能訓練のための用具並びに補装具をいう」と定義されている（福祉用具の研究開発及び普及の促進に関する法律）．このように福祉用具は，日常生活を支援する機能を有しており，理学療法士が，脳血管障害者の入院中および退院後の生活を支援するうえで不可欠な用具であり，選定・導入に向けたノウハウを習得することは大切である[1]）．

特に，バリアフリー環境である回復期病棟から，バリアフリー環境とは言い難い在宅に帰るときには，福祉用具導入のみで済むのか，または併せて住宅改修を必要とするのか判断し，生活環境の整備を進めなければならない．

本稿では，筆者らの経験をもとに，回復期の脳血管障害者に対し，退院に向けた福祉用具の導入と，導入に合わせた住宅改修について，どのような視点で評価し整備を実施していくか整理する．

評価すべき視点

福祉用具導入や住宅改修といった環境整備における理学療法士の役割として，第一に，環境整備プランを作成するための身体機能面の評価を行うことがある．しかし，単に身体機能の評価だけでは，支援すべき生活障害を明らかにすることは困難であり，環境整備をプランするためには，種々の評価を併せて行う必要がある．

理学療法士が用いている評価には，身体機能や日常生活状況，環境に関するものはあるが，そこから決定すべき環境整備の内容が明確になるわけではない．そこで，環境整備をプランするための評価視点として，主に「本人」，「介助者」，「住環境」に焦点をあて，その内容を記す．

1. 本　人

1）屋内移動様式

具体的な環境整備プランを考えるうえで，

[*1] Satoshi Fujii／横浜市総合リハビリテーションセンター機能訓練課

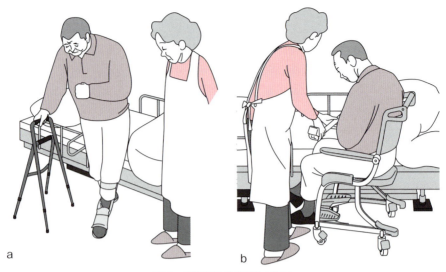

図1 移動様式の使い分け
aのように通常は杖歩行だが，速度が遅いため，入浴時にはベッド上で着替え，浴室まですばやく移動できるように，bの入浴用車いすを利用する．

最初に考慮すべきことは，身体機能評価から在宅に向けた移動様式を決定することである．決定された移動様式により福祉用具が選定され，さらに，福祉用具が使いやすくなるよう住宅改修が検討される．しかし，選択すべき移動様式は，環境条件や介助者条件など脳血管障害者のおかれた状況により異なるため，入院中の移動様式をそのまま在宅に持ち込めないことも多く，本人だけでなく，評価者も退院に向けた移動様式を確定していくことは決して楽ではない．

入院中の状況を考えてみよう．病棟内では，「理学療法士と介助での歩行を行うが，介助者がいないならば，車いすで自立移動を行う場合」や，「ベッドから部屋の入口のトイレまでの短距離は杖歩行だが，食堂までは少し距離があり，耐久性に欠けるため車いすの利用となる場合」がある．また，「理学療法室では，実用性は低いが，能力向上を図るために積極的な訓練として重介助であっても歩行を練習するが，病棟では食事や排泄場面など移動先での活動余力を考慮し，無理のない範囲で，安全に車いすで移動する方法を取る場合」が

ある．このように，一日の中で耐久性や自立度から判断して，いくつかの移動様式を使い分けている場合も少なくない[2]．

退院後，新たに始まる在宅生活においても同様に，介助者がいない場合は動ける範囲は制約されるが一人でも移動できる方法を，また，本人が移動すると思われる動線の距離から対応できる方法などを検討し，なおかつ，無理のない安全な方法であるかを確認して，移動様式の使い分けをアドバイスすることが大切である．

さらに，在宅では生活場面からも移動様式を検討する必要がある．日常的に杖での介助歩行を行う人が，入浴時には狭い脱衣所ではなく，介助しやすいベッド上で着替えを行うことも多い．このとき，ベッドから浴室まで，裸体のまま歩行すると寒いため，すばやく移動できるように，入浴用の車いすを利用する（図1）．また，わずかな移動が繰り返し行われる調理場面では，いちいち杖を使うよりも流し台や机につかまり移動する，といった場面などが考えられる．

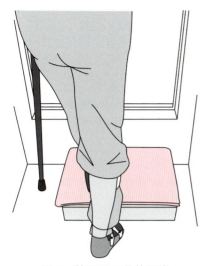

図2　装具での段差昇降
入浴時に装具を装着し、裸体で入口段差を昇降する。

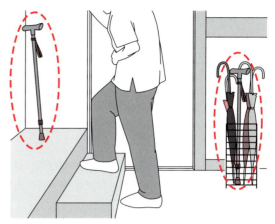

図3　屋内・外の福祉用具の交換
左側の上がり框の上に屋内用のT字杖、右側の傘立てに屋外用のT字杖を置き、その間を伝って歩く。

2）屋内での履き物

　移動様式の決定に加えて考慮しておかなければならないことは、自宅内の履き物についてである。

　病院内では、何らかの靴や装具を履いているが、自宅内では靴や装具を装着しなければ、靴下やスリッパを履いての歩行となる。靴や装具を履いていないと、滑ってしまうなど歩行が不安定にならないか、といった裸足歩行での確認は必須である。

　特に日常生活では、入浴時の洗い場移動や夜間のトイレ利用時などが問題になりやすい。洗い場の段差昇降や濡れた床面を安全に歩けるのか、夜間照明の環境で、寝起きの状態でも間に合うようにトイレへ移動できるかを把握しておきたい。入浴においては、歩行が不安定な場合は、**図2**のように裸であっても装具を装着して歩くことを、夜間の排泄において装具を装着すると間に合わない場合は、無理せず尿瓶を利用することを勧めるとよい。

3）屋外移動様式

　屋内移動が独歩の人でも、屋外では、長い距離を移動するなどの理由で、T字杖や車いすといった福祉用具を利用している人は多い。したがって、入院中に移動用具を使用していなくても、屋外移動様式について確認しておく必要がある。

　このとき、単に目的地までの到達距離だけでなく、「信号が間に合うかといった速度面」や、「人混みでもぶつからずに歩けるのかといった注意面」、また、「行動範囲を広げるための電車/バスといった公共交通機関の利用の可能性」を含め、自宅周辺の環境を評価し、移動様式を決定しなければならない。

4）屋外と屋内の移動用具の交換

　外出するためには、まず玄関での靴の着脱動作を考える。座位姿勢で行うのか、立位姿勢で行うのかを決め、靴の着脱場所を整備していく。屋外で使用する移動用具を屋内に持ち込むことに抵抗がある人では、屋内用を上がり框に置き、屋外用は玄関周辺に置き、交換するなどの対応をしているものである（**図3**）。

　屋内用と屋外用の移動用具の置き場が離れるならば、その間は移動用具がない状態となるため、安全性の確認が不可欠である。特に屋外で電動車いすを利用する人の場合は、スペースの問題などから、そのまま玄関内に入

ることが難しいことが多く，どこに車いすを駐車しておくのか，また，上がり框への歩行がどこまで可能かを判断しておくことが，自立を考えるうえで非常に重要になる．

5）心理状態

退院に向けた整備の調整には，心理的な影響も考慮する．脳卒中のような中途障害者において，麻痺のある状態で過ごす退院後の生活は，麻痺がなかった発症前とは全く異なる状況になるため，今後の生活に対し多かれ少なかれ不安は生じるものである．不安が強く，心理的な混乱が顕著ならば，福祉用具導入や住宅改修の内容も過剰となったり不十分となったりしてしまうものである．

また，不安以外にも，本人や介助者が想定される以上のさらなる身体機能の回復を期待していると，障害状況に納得を得られず，退院を目指した環境整備を受け入れにくいものである．例えば，何とか自分で動くことで回復していくことを強く思う人では，身体機能を補完する福祉用具を取り入れない選択をすることがある．その結果，動作負担が大きく，転倒による怪我なども危惧されてしまう．

最終決定は，生活当事者の本人・家族にあるため，妥当なプランに至らないと思うならば，理学療法士の一方的な提案に終わる前に，最低限必要な環境整備にとどめ，退院後の生活の中で，より具体的な環境整備を再考していく2段構えの対応が適切であろう．

2．介助者

1）介助力

身体障害を有する高齢者が在宅で生活していくうえで，人的援助は不可欠である．しかし，高齢者が障害者を介助しなければならない場合，腰痛や健康状態の悪化などの要因を十分評価しなければならない．十分な介助力が得られないならば，介助者にとって体力をそれほど必要としない，できるだけ容易で安全な方法を考えることが大切である．階段や玄関の上がり框のような大きな段差の昇降介助は，身体的負担が大きいため，危険を回避するために階段昇降機や段差解消機といった福祉用具が有効となる（**図4，5**）．

福祉用具の効果の一つとして，介助者を守ることで，障害者の生活を継続的に支援できる点が挙げられる．

2）精神的な負担

福祉用具を導入すると，介助者に対する力の負担はかなり軽減するが，作業時間が増える場合がある点を注意する．例えば，ベッドから車いすへの持ち上げ介助を移乗用リフトの利用に変更する場合を考える．今までほんのわずかな時間の介助で済んでいたことが，吊り具のセッティングやリフトの操作に時間がかかってしまい，力が軽減しても，かえって面倒だと負担に思う人も少なくない[3]．腰痛予防の必要性など，介助者側への効果を明確にしておくことが重要である．

また，生活行為からも，精神的な負担を考えておくべきである．排泄は，頻度が高い行為であるとともに，誰しもトイレに行くことを希望するものである．トイレまでの移動動作は軽介助であったとしても，時間が未定で頻回な行為である．そのため，介助者の時間的なゆとりをなくし，精神的に大きな負担となってしまうことがある．負担感の軽減を図るために，介助でトイレを利用することはあっても，ときにはベッド上で尿瓶を使い自立で済ます方法を選択することも大切である．また，入浴は，生活行為の中でも難しい動作であり，環境整備を実施しても介助負担感は大きく残ることも多い．介助者の負担が大き過ぎると予想できるような場合は，訪問入浴サービスなど公的サービスの援助から開始してもよいと考える．

3）入院中の介助経験の度合い

入院中における介助体験の有無については

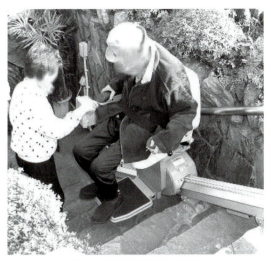

図4　階段昇降機の設置

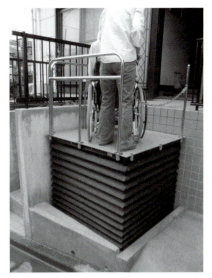

図5　段差解消機の設置

確認しておきたいものである．ほとんど来院していないため，十分な介助指導を受けていない人，または，来院しても介助を看護師などに任せて見ているだけの人が，介助者となる予定ならば，本人の動きに合わせて適切な介助を行えるか，判断しにくいものである．

平野ら[4]は，入院早期から家族への介助指導を実施することは，在宅復帰後の生活を促進するための有効な対策になると述べている．

指導を受けながら，日々病棟での介助を積極的に行う人は，入院中に介助法が身についており，環境整備を含め，退院に向けた指導も理解しやすいものである．

3．住環境

入院中に自宅を訪問し，実地の確認をすることは，具体的な整備内容を指導するうえで有効である．しかし，気をつける点は，訪問時に家族の気遣いから，人が通りやすいようにゴミ箱や椅子を動かしてあり，普段の様子と異なってしまう場合がある．本人が戻るであろう，生活用品が置かれたありのままの環境を評価しなければ意味のないことである[5]．訪問時に，まずは確認しておくべきであろう．

1）ベッドの位置決め

福祉用具の導入率が高いものは電動ベッドであり，まずはどこで寝るかの確認が必要になる．加えて日中をどこで過ごすのかを把握し，トイレや浴室などへの動線を検討していく．このとき，寝室と家族と過ごす居室が同一階にあると，ベッドから離れて生活する傾向にあることを経験から得ている[6]．

2）段差やスペースによる移動制約

ベッドからのトイレや浴室などへの生活動線を考え，杖歩行や車いす移動に向けた段差やスペースを評価する．段差と一口に言っても，家屋内にはさまざまな段差が生じている．2，3cmの敷居程度の段差であっても車いす移動や歩行に支障をきたすことがある．

車いすを使用する場合は極力段差をなくすことが望ましい．段差の撤去が困難ならばスロープの設置を検討するが，狭い廊下で有効な長さが取れるかを確認しておく．

歩行の場合では，昇降可能な段差の高さや，敷居など障害物をまたぐことができる幅の確認が大切である．はっきりとした段差は，気にかけてしっかりと昇降するが，1cm程度の

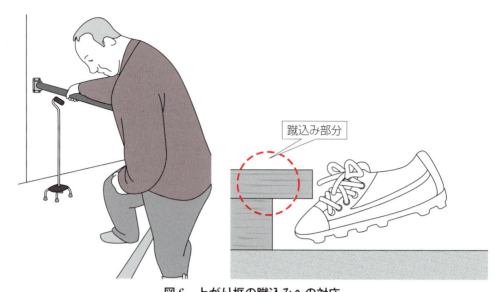

図6 上がり框の蹴込みへの対応
蹴込みの凹部分に当て板をし，足先が引っ掛からないよう工夫した．

わずかな段差は，昇降するというよりも，足を持ち上げずにそのまますり足のように歩行し，気づかずに段差に足を引っかけてバランスを崩すことがある．したがって，段差を改修しても，わずかな段差が残ってしまうならば，かえって段差を残したままのほうが気づきやすく無難なこともある．

さらに，病院にない環境として，階段や上がり框などの段差部分の蹴込みがある．注意すべき点は，蹴込みに麻痺の足先が引っかかってしまうことである．引っかかった足を抜くことが困難な場合は，蹴込みによって生じる凹みを解消することが求められる（**図6**）．

引き出し式の台などを用いて，体験しておくと，本人へのアドバイスもしやすいものである（**図7**）．

もう一つの制約としてスペースの問題がある．特にトイレや浴室は面積が狭いのに加えて，ドアなどの建具の開口幅が狭いため，車いすのまま近づくことができるのか，介助が行えるかを確認しておく．

車いす自体の通行幅員はあったとしても，

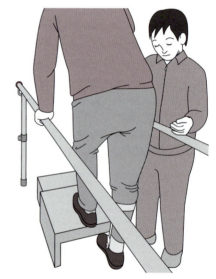

図7 蹴込みを想定した段差上りの練習

ハンドリムを操作するための上肢の操作スペースが十分に確保できない場合も多い．病院において，脳卒中片麻痺者は一側上下肢での車いす駆動だが，在宅では，家具やドアを把持して車いすを引きつけながら走行する方法が便利である（**図8**）[7]．入院中に狭いスペースでの取り回し方法を確認しておくとよい．

また，トイレなど車いすが利用できない場

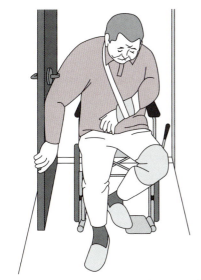

図8　ドアを引っ張っての車いす駆動

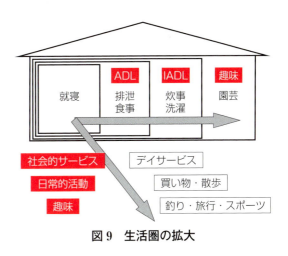

図9　生活圏の拡大

所では，歩行を取り入れることになるため，平行棒での移動から手すり歩行を確認しておくと，環境整備プランが立てやすくなることをよく経験する．

3）家具の可動性

入院中，杖歩行を行っている片麻痺者でも，狭い日本家屋では，壁や家具にすぐに手が届きつかまれるため，杖を常に持ち歩くことが面倒だという理由から，伝い歩きを選択することも多い．したがって，家具の配置替えを一つの環境整備として捉え，伝い歩きしやすい環境をいかに整えることができるかが重要になる．このとき，どの程度家具を配置替えできるのか，タンスや机は重量があり動きにくいものであるか，または，金具で壁や床に固定できるのか，を併せて確認しておくべきであろう．

ケアプランの確認

環境整備プランを立てる際には，併せて退院後のケアプランを確認することが重要である．退院に向け，ホームヘルパーの介助での買い物を考えて，屋外移動に車いすを導入しても，買い物場面に人的援助が確保されなければ，実際の活動には至らない状況になってしまう．したがって，介護支援専門員などと連携を図っていくことが大切となる．

ケアプランにおける環境整備のアプローチ効果として，本人の「自立の支援」，介助者の「介助負担の軽減」や，シャワー浴から日本人好みの浴槽に浸かり，リラックスして楽しみを得るといったような「生活の質的向上」がある．ほかに，**図9**に示すような，屋内および屋外への段階的な「生活圏の拡大」があり，屋内では，「ADL」，「IADL」，「屋内での趣味活動」の順に，屋外では「社会的サービス」，「日常的活動」，「外出での趣味活動」の順に活動を考えていくと，生活圏を拡大しやすいと考える[8]．

しかし，入院中に外出していない人が退院後外出したり，入院中シャワー浴で済ませている人が自宅の浴槽を利用したりするなど，入院中に行われなかった生活行為がみられる場合は，多かれ少なかれ本人にとっては動作負担が増え，介助者にとっては介助力の増加だともいえ，継続的に動作が行えるかを，より考慮して対応すべきである．

すべての効果を網羅できる環境整備はあり得ず，どのような効果に重点をおいて，無理のないプランを立てていくかが大切である．

帰宅経験

　一時帰宅により実際の家で活動した経験は，環境整備を考えるうえで大きな影響がある．自宅に行ったからといって生活問題が明確になるとは限らないが，少なくとも自分の行動した部分においては問題点をイメージしやすく，環境整備プランが具体化しやすいものである．さらに，退院前に整備のなされた自宅に実際に外泊して，浴室やトイレなどの利用体験が行われると，さらなる問題の有無が明らかになりアドバイスしやすいものである．

福祉用具の習熟性

　福祉用具は，メーカーや機種によって使い方が異なるため，退院に向け新たな機種を導入すると，使い方に慣れるまでいくぶん時間がかかるものである．福祉用具の操作自体を習熟していない場合は，退院後も困ったときに使い方のアドバイスを受けることができるよう，福祉用具専門相談員との連絡が確保されている体制が望ましい．

　福祉用具の使い方を指導する際，シミュレーションにて，身体の使い方も指導すべきである．身体の使い方の指導を受けた場合とそうでない場合とでは，福祉用具の導入効果が異なってくるものである[9]．

　シミュレーションには，病院での確認と在宅での確認がある．福祉用具の導入を検討するうえで重要なことは，本人や介助者ができる限り導入後の環境と生活をイメージできるようにすることである．病院では個々の生活イメージがつかみにくいが，バリアフリーであり，住宅改修は不要な状況である．在宅では，生活行為そのものはイメージしやすいが，住宅改修が必要ならば福祉用具を持ち込んでも実際に使いにくいことが多い．いずれにしても，実際の生活場面での使用に近づくようシミュレーションするが，本人や介助者が実際の利用場面を正しくイメージできなければ，福祉用具の使用手順を知るだけに終わってしまう．

福祉用具の改良

　介護保険による貸与・購入といった形で，すぐに試用・導入ができることや，費用の面を踏まえると，既製品で済ますことが，一般的に求められるものである．しかし，既製品での対応が困難だと思われる場合，「既製品に必要なものを付加する方法」や「既製品の一部を改良する方法」，「新規に開発する方法」が考えられる．これらは，メーカーのエンジニアやリハビリテーション工学技士などの専門家と連携し行うことになる．しかし，作製・導入に時間がかかるため在宅生活の開始には間に合わないことが多い点に注意しておく．

おわりに

　福祉用具の導入にあたっては，今まで述べてきたように，身体機能のみならず，介助者要件，住宅状況はもちろんのこと，生活スタイルまでを含めた幅広い適合性を評価しなければならない．そのためには，家族を含めた生活状況を確認しないまま，福祉用具の紹介を行うべきではなく，この点を前提とした技術向上が今後の理学方法の中でも検討されなければならない．

　福祉用具は，単にカタログ情報から選定しているだけでなく，どのように生活の中で利用していくかがポイントであり，本人の身体機能を十分に生かし，安全で快適な生活支援が行われて，真の福祉用具導入が成立するものだと考える．

Conclusion

　福祉用具は，脳血管障害者の入院中および退院後の生活を支援するうえで不可欠な用具であり，理学療法士による選定・導入に向けた評価視点は重要である．主に，「本人」に関しては，屋内移動様式，屋内履き，屋外移動様式，屋内・外の移動用具の交換，心理状態，「介助者」に関しては，介助力，精神的な負担，入院中の介助経験の度合い，「住環境」に関しては，ベッドの位置決め，段差やスペースによる移動制約，家具の可動性などを捉えて，環境整備プランを立てることが必要だと考える．

文献

1) 伊藤利之：介護保険とリハビリテーション．診断と治療　**102**：429-433，2014
2) 藤井　智：高齢者・障害者の心身特性と環境整備のポイント．水村容子（執筆代表）：新版　福祉住環境．市ヶ谷出版，2008，pp43-94
3) 藤井　智，他：在宅リハビリの視点で行う介護環境評価．コミュニティケア　**5**：17-23，2003
4) 平野恵健，他：入院時からの家族参加型自主練習が脳卒中片麻痺患者の在宅生活と家族の介護不安に及ぼす影響．日本保健科学学会誌　**18**：5-15，2015
5) 河添竜志郎：理学療法士が出来る在宅生活環境の整備とその技術—必要な存在になるために．理学療法学　**36**：50，2009
6) 鈴木基恵，他：介護保険対象者における特殊寝台の利用実態．リハ工学カンファレンス講演論文集　**22**：233-234，2007
7) 藤井　智：脳卒中（片麻痺）．水落和也，他（編）：ADLとその周辺—評価・指導・介護の実際（第3版）．医学書院，2016，pp58-78
8) 藤井　智：退院時における住宅改修のポイント．地域リハ　**7**：186-189，2012
9) 田中　理，他：高齢者介護にかかわる福祉用具開発の現状と課題．老年精神医学雑誌　**12**：1021-1027，2001

4 回復期・生活期理学療法とロボティクス

北島昌輝[*1]　浅見豊子[*1]

🔒 Key Questions

1. ロボットの種類と適応
2. ロボットを用いた理学療法プログラムとその効果
3. ロボットと理学療法士

はじめに

　政府は「『日本再興戦略』改訂2014」の中で,「ロボットによる新たな産業革命」の実現に向けた取り組みの一つとして,ロボットをこれまで主流であった産業分野から医療・介護分野にも展開していくことをあげている. そして,医療・介護分野にロボット技術を活用することで,脳卒中発症後早期に社会復帰できる社会を目指すとしている. 具体的には,日常生活における歩行などの移動支援や,移乗などの介助支援を行うリハビリテーション(以下,リハ)ロボットの開発,臨床応用,普及拡大である[1]. すでに臨床現場では,種々のロボットが開発され,臨床的研究も含め活用されてきている.

　そのような中,当院では2014年10月にロボットリハビリテーション外来(以下,ロボットリハ外来)を開設し,ロボットを利用したリハを行っている. 当院は急性期病院であるが,当院のロボットリハの対象は,回復期への移行期の症例や生活期の症例も含んでおり,本稿では,当院でのロボットリハの現状の一部を紹介した.

当院で使用しているロボットの種類と適応

1. ロボットの種類

　リハ・介護を支援するロボットは,以下の3つに分類される[2]. 主に病院での運動機能回復練習中に,患者の運動を適度に支援する練習支援型ロボット,運動機能回復練習中や実生活での活動を補助し,修正自立状態を目指す自立支援型ロボット,実生活における排泄や入浴,移乗時の介護者の動きを支援する介護支援型ロボットである.

　当院では,脳血管疾患患者の歩行障害に対するロボットとしては,練習支援型ロボットとしてロボットスーツHAL®自立支援用下肢タイプ(CYBERDYNE社),歩行練習アシスト(トヨタ自動車社),練習支援型および自立支援型ロボットとしてHonda歩行アシスト(本田技研工業社),ウォークエイド®(帝人ファーマ社),フットドロップ・システム

[*1] Masaki Kitajima, Toyoko Asami/佐賀大学医学部附属病院リハビリテーション科

NESS L300™（フランスベッド社）の5種類を導入している．これら以外にも，施設によっては，REX（Rex Bionics社），WPAL（アスカ社），Ekso GT（Ekso Bionics社）などのロボットが導入されている．

これらのロボットを使用する際に重要なことは，まず個々のロボットの特性を把握し，患者の疾患や歩行状態に応じたロボットを適切に選択することであると考える[3,4]．

2．ロボットスーツ HAL®

ロボットスーツ HAL®（以下，HAL®）は，装着者が身体を動かそうと意図した際に，脳から運動ニューロンを介して筋肉に伝達される生体電位信号を皮膚表面に貼り付けられたセンサーで検出し，股関節・膝関節にこれに対応した動きを与え，随意運動を補助・拡張し身体機能の改善を図るロボットである[5,6]（**図1**）．つまり，筋紡錘からの求心性信号を中枢神経系にフィードバックするものである．下肢タイプのHAL®には，福祉用，自立支援用，2015年11月に医療機器製造販売承認を取得した医療用があり，さらに両脚用と単脚用がある．

適応は，脳血管障害や難病などの脳・神経筋系疾患による歩行障害がある患者であり，禁忌は，著しい関節の障害や中等度以上の運動失調のある者，ペースメーカーなどの能動的埋め込み機器使用者などがあげられる．

練習では，専用のパソコン画面上に表示される装着者の重心位置や歩行時の重心の軌跡を随時確認しながら行う．

3．Honda 歩行アシスト

Honda 歩行アシストは，装着者の歩行動作と協調して，両側股関節外側に配置されたモーターが股関節の屈曲・伸展運動を補助することで，立脚足の倒立振り子モデルを誘導するロボットである[7]（**図2**）．立脚初期，立

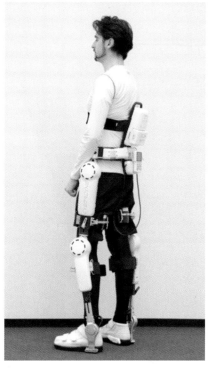

（Prof. Sankai, University of Tsukuba/CYBERDYNE Inc.）
図1 ロボットスーツ HAL®

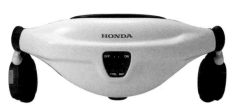

図2 Honda 歩行アシスト

脚後期，遊脚初期，遊脚後期の4期に着目して補助する方向や量を調整して，歩幅と歩行率の増大，歩行時の負担軽減，均衡がとれたスムーズな歩行の実現を図る．

適応は，脳血管障害による歩行障害のある患者では，Functional Ambulation Category（FAC）において4以上の者であるが，2以上であれば注意しながら行うことが可能とされている．その他の疾患では，人工股関節置換術後の運動器疾患患者を対象とした報告もみられる．

練習では，歩行距離をタブレット端末に入力すると，その歩行の歩幅やケイデンス，股関節の屈曲・伸展角度が表示され，リアルタイムに歩行状態を把握できる．また，過去の歩行データと比較すると練習による変化を容易に知ることができ，患者への客観的なデータを提示しながらのフィードバックにも有効である．

当院におけるロボットを用いた理学療法プログラムとその効果

1．開始までの流れ

当院のHAL®とHonda歩行アシストを用いた理学療法プログラムの主な対象としては，脳卒中後遺症片麻痺患者の生活期の症例が多いが，回復期病院より紹介された回復期後期の症例も含まれている．脳卒中以外の疾患としては，頭部外傷後遺症，脊髄損傷，多発性硬化症などがある．また，対象になった症例で痙縮のある者には，リハの前処置としてボツリヌス療法を併用している．痙縮の出現は，運動麻痺の回復段階を停滞させる一因となるといわれているが，ボツリヌス療法で用いるA型ボツリヌス毒素製剤が神経筋接合部に作用し，痙縮筋の筋収縮を抑制する．わが国では，2011年より脳血管疾患患者の上下肢痙縮に保険適用となっているが，当院では下肢のロボット対象者に対して300単位（左大腿二頭筋，左腓腹筋内側頭，左腓腹筋外側頭，左ヒラメ筋に各々75単位）を目安に施注し，リハを開始している．なお，評価としては，病歴の聴取，関節可動域，筋力，Brunnstrom stage，Modified Ashworth Scale（MAS），Barthel Index（BI），歩行評価などを行っている．

リスク管理については，通常の場合と同様，脳血管疾患の運動療法中止基準に基づき行っており，練習中はバイタルサインの確認のほか，練習による疲労の具合を聴取している．また，転倒にも十分注意をしながら行っている．そのほかとしては，ロボットによっては着脱に時間を要するものもあるので，できるだけ短時間で装着できる工夫なども行っている．

2．自立支援用HAL®を用いた理学療法プログラムと効果

1）練習内容

立位バランス練習，ステップ練習，転倒予防のためのスリングとトレッドミル（HAL®トレッド）を用いた歩行練習で，1回60分，週1回，6週間実施している．

2）使用方法

本体の装着前に，生体電位信号を読み取るための電極を皮膚表面に両脚合わせて10カ所に貼付する．当院では，使用者の疲労を防ぐために，理学療法士2名が5分程度で完了している．HAL®のアシスト量，屈曲・伸展バランス，最大出力上限を患者に応じて調整できるようになるには経験を要する．通常，高いアシスト量から調整していくほうが安全ではある．また，両下肢用のHAL®を片麻痺患者に用いる場合には，非麻痺側下肢で感じるHAL®自体の重みを極力除外できるよう工夫する必要がある．

HAL®単独では，麻痺側下肢の内転・内旋パターンと足関節屈曲・伸展の制動が困難であるため，必要に応じて理学療法士が徒手的介助を行ったり短下肢装具を使用している．これらにより，痙性分回し歩行例においても，滑らかな歩行を誘導することができる．

3）HAL®を用いたリハの効果

〔症例1〕　左放線冠に脳梗塞を発症した50代の男性

当院での理学療法を開始した時点で，発症後2年が経過していた．右片麻痺があり，下肢のBrunnstrom stageはstage Ⅳ，MASは1.5であった．歩行は短下肢装具とT字杖で屋外

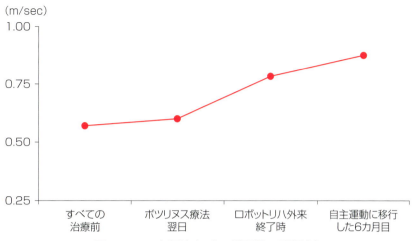

図3　10m歩行速度（50代男性，脳梗塞）

歩行が自立していた．理学療法の結果，10m歩行速度は，すべての治療前の 0.57 m/sec からボツリヌス療法翌日には 0.60 m/sec，ロボットリハ外来終了時には 0.78 m/sec に向上した．その後，自主運動に移行しロボットリハを行っていなかったロボットリハ外来終了後 6 カ月目でも 0.87 m/sec であり，歩行能力の改善が維持されていた（図3）．

また，脳卒中後片麻痺例で，下肢の Brunnstrom stage が stage Ⅲ またはⅣの 10 名（男性 8 名，女性 2 名，平均年齢 63.1 ± 6.5 歳，平均罹病期間 3.8 ± 1.5 年，MAS 2.4 ± 0.7）について検討を行った．まず，歩行能力については，室内歩行が自立する可能性があるといわれている 0.4 m/sec 以下群（4 名）と 0.4 m/sec 以上群（6 名）の改善率を比較した．歩行速度とケイデンスの改善率は前者で平均 10％，3％であったのに対して，後者で 33％，11％であった．

このことから，HAL®は，生活期の歩行可能なレベルの患者における歩行能力を高める道具の一つとして有効である可能性が示唆された．また，POMS（Profile of Mood States）を用いた気分評価では，「活気」の向上と「抑うつ-落ち込み」の減少を認めており，身体面のみならず精神面への効果も期待された．

3．Honda 歩行アシストを用いた理学療法プログラムと効果

1）練習内容

主にステップ練習と歩行練習で，1 回 60 分，週 3 回，8 週間実施している．

2）使用方法

Honda 歩行アシストが股関節屈曲・伸展運動を補助してくれるため，理学療法士は，麻痺側立脚期の骨盤帯の回旋を抑制する介助を行っている．このほか，麻痺側下肢の踵接地から支持の促し，体幹の前後動揺への注意の促しといった声かけも同時に行っている．

3）Honda 歩行アシストを用いたリハの効果

〔症例2〕静脈洞血栓症出血性梗塞，開頭血腫除去術後の 50 代の男性

当院での理学療法を開始した時点で，発症後 2.5 年が経過していた．左片麻痺があり，下肢の Brunnstrom stage は stage Ⅲ，MAS は 3 であった．歩行は短下肢装具着用と T 字杖にて屋外歩行が自立していた．理学療法の結果，10m 歩行速度は，すべての治療前の 0.80 m/sec から，ボツリヌス療法のみで 0.92 m/sec，ロボットリハ外来終了時には 1.23 m/sec に向上した．その後，自主運動に移行した 6 カ月目も 1.30 m/sec とさらに改善がみられた

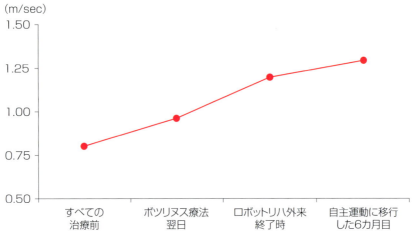

図4　10m歩行速度（50代男性，静脈洞血栓症出血性梗塞）

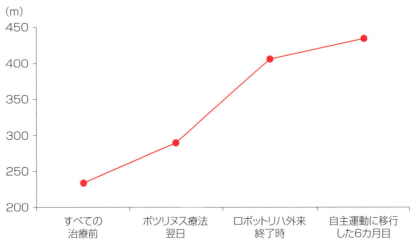

図5　6分間歩行距離（50代男性，静脈洞血栓症出血性梗塞）

（図4）．同様に，6分間歩行距離は，230m，290m，404m，438mとボツリヌス療法のみでも延長したが，Honda歩行アシストを用いたリハを加えたことで，さらなる改善がみられた（図5）．

三次元歩行解析では，歩幅は麻痺側ですべての治療前の34cmから，ボツリヌス療法のみで36cm，ロボットリハ外来終了時には44cm，非麻痺側で18cm，23cm，40cmに拡大し，歩行率は81step/min，72step/min，71step/minとなった（図6）．また，治療前後で股関節の屈曲・伸展角度の振幅の増大を認めた（図7）．

リハにHonda歩行アシストを用いることで，麻痺側脚の倒立振り子運動が誘導しやすくなり，麻痺側脚の支持性の増加で非麻痺側脚の歩幅が延長できたことが示唆された．患者本人からは外出が楽になったとの声が聞かれ，家族からも一緒の速さで歩けるといった満足感が得られた．

また，脳卒中後片麻痺例で，下肢のBrunnstrom stageがstage ⅢまたはⅣ，屋外歩行自立の6名（男性5名，女性1名，平均年齢55.8±10.6歳，平均罹病期間4.5±4.4年，MAS 2.3±0.8）について検討を行った．10m歩行速度と6分間歩行距離では，すべての治

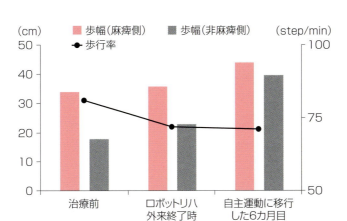

図 6　歩幅と歩行率

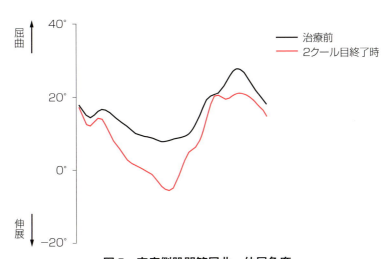

図 7　麻痺側股関節屈曲・伸展角度

療前は 0.9±0.2 m/sec，228±20 m であったが，ロボットリハ外来終了時には 1.3±0.3 m/sec，368±47 m となり，6 分間歩行距離は有意に延長していた．

このことからは，Honda 歩行アシストも，生活期の歩行可能なレベルの患者における歩行能力を高める道具の一つとして有効である可能性が示唆された．

このように，生活期の脳卒中片麻痺患者に対する当院のロボットリハ外来におけるボツリヌス療法後の HAL®や Honda 歩行アシストを用いたリハは，歩行能力を改善しその効果が長期的に継続する傾向がみられた．しかし，まだ少ないデータでの結果であり，今後はさらに蓄積された結果をもとに，リハにおけるロボット利用の意義，あるいは現在 6 カ月と設定されている脳卒中リハの有効期限の再考などについて考えていく必要があると思われる．

ロボットと理学療法士

ロボットの利点として，1 つには，歩行練習において，従来の徒手的介助や下肢装具のみでは困難であった動作の修正が，何度も繰り返しながら動作を補助できる点がある．また，ロボットが適切な量とタイミングで運動を補助することで，歩行時の問題点の修正が

容易で，より望ましい運動パターンでの反復練習が行える．2つ目としては，ロボットには，パソコンやタブレットなどの画面に重心の軌跡や関節角度といった情報をリアルタイムに表示できるものがあり，視覚的・聴覚的フィードバック機構がある．これにより，理学療法士は，立位や歩行練習中の重心位置や股関節や膝関節の屈曲・伸展角度，麻痺側下肢の荷重量などの変化をリアルタイムに観察でき，即座に患者の動作の修正を試みることができる．また患者にとっても，練習課題への理解が高まり，運動学習が容易となる．

上記の利点が示すように，ロボットを用いたリハではどうしてもロボット機能に焦点があてられやすい．しかし，決してロボットが単独でリハを遂行するものではないことを忘れてはいけない．ロボットを用いた歩行練習で最も重要なのは，患者の身体機能や歩行状態を把握し運動理論に基づいたうえで，適切なロボットを用いた適切な運動方法を選択することにほかならないのである．そして，このことは理学療法士が最も得意とするところであり，理学療法士はロボットがリハの道具の一つであることを前提に，ロボットを上手く活用していかなければならない．そうすることにより，ロボットを用いた歩行練習をより効果的なものに発展させ，理学療法を新しい世界へと導くことになるのではないかと期待するわけである．

ロボット技術は，これから超高齢社会となる中で，リハ領域においての必要性がさらに増していくことが予想されるが，いまだ機器の導入費用や診療報酬，必要とされるマンパワー，理学療法士の操作スキルなどといった面で多くの課題が山積している．しかし，2016年4月にHAL®医療用下肢タイプがロボットとしては初めて保険収載され，まだ対象は難病の8疾患に限定されてはいるものの，これはリハ領域におけるロボット治療という新領域の幕開けである．今後も一歩一歩の歩みを続け，リハ領域のロボットの活躍の場がさらに広がっていくことを願いたい．

Conclusion

近年，種々の歩行支援ロボットが開発され，それらを導入する医療・介護施設が増えてきている．当院では，生活期の脳卒中患者の歩行リハビリテーションにおいて，歩行支援ロボットと痙縮の治療を目的としたボツリヌス療法を併用した治療を行い，歩行能力を改善に一定の効果が得られている．今後は，さらに蓄積された結果をもとに，リハビリテーションにおいて，歩行支援ロボットを利用する意義などについて考えていきたい．

文　献

1) ロボット革命実現会議：ロボット新戦略．経済産業省発表資料：63-70，2015
2) 平野　哲，他：リハビリテーションロボットの開発現況．日義肢装具会誌　**29**：90-97，2013
3) 浅見豊子：ロボットリハ外来開設の意義と上肢ロボットの有用性．月刊新医療　**11**：96-98，2015
4) 浦川　将，他：ロボットスーツHALの特性からリハビリテーションへの適応を探る—ロボットによる歩行リハビリテーションの再考．みんなの理学療法　**27**：18-25，2015
5) 山海嘉之，他：サイバニクスと神経疾患治療の未来—HALによる機能再生治療—．神経内科　**86**：596-603，2017
6) 機能再生医療〜サイバニクス治療の夜明け〜．再生医療　**2**：90-101，2017
7) 大畑光司：「歩行アシスト」を用いたリハビリテーション．クリニカルエンジニアリング　**25**：149-153，2014

脳卒中理学療法士に期待すること

3

看護師の立場から

菊池由香[*1]

　私は2016年から看護学校の専任教員として基礎看護教育に携わっています．改めて基礎看護教育の重要性と「看護師のたまごを育てる」難しさを日々感じながら学生と向き合っています．

　執筆の依頼をいただいて，ある理学療法士との記憶がよみがえりました．私が脳神経外科病棟に勤務していたときのことです．受け持っていた患者さんは長期間，人工呼吸器管理下にありました．私たちはカンファレンスを開催し，人工呼吸器下にあっても何かできることはないか，と話し合い少しずつ離床を進めていきました．離床はベッドアップから開始し，端座位，そして機械浴まで進めていきました．機械浴では呼吸状態に注意し，アンビューバッグで換気しながら実施していきました．患者さんは，人工呼吸器から離脱するまでには至りませんでしたが，自発呼吸がみられるようになり換気モードが変更になりました．また，患者さんの家族も機械浴で入浴ができたことをとても喜んでくださいました．

　今では多職種との連携・協働は，専門性を発揮した医療サービスを提供するうえで欠かせません．今考えると，あのときの援助は「協働」ではなく「協同」だったのかもしれませんが，互いに専門職としての役割を発揮できたのではないかと思っています．また，カンファレンスの重要性を感じ，常にカンファレンスの時間を大切に，そして有効なものにしたいと心がけています．みなさんは，カンファレンスで専門職の立場から伝えられているでしょうか？　報告会で終わっていませんか？　もしかして看護師が怖くて発言できませんか？（笑）．カンファレンスは情報共有の場でもありますが，それだけではないでしょう．それぞれの立場から意見を述べることが患者さんと家族のためになるのです．だからこそ，脳卒中理学療法士にも看護師にもそれぞれの視点で意見を述べていってほしいものです．

　私は臨地実習で学生に「入院したときから退院を見据えた援助を行うことが，看護師に求められる一つにある」と伝えています．学習途上の学生にはイメージがつきにくい部分です．特に治療を優先とした急性期の実習では，退院をイメージした援助は難しいでしょう．ですが，患者さんが回復してからでは遅いのです．看護師は「生活の視点」で患者さんをとらえ，理学療法士は「機能の回復」という視点で訓練を行っています．理学療法士にも，早期に退院のイメージ化を図り，「機能の回復」という視点だけでなく，「生活の視点」も踏まえた訓練を期待します．そして，それぞれの専門性を発揮して「協働」できることを願います．

[*1] Yuka Kikuchi／茨城県結城看護専門学校

第4章

認定理学療法士・専門理学療法士の思考過程

　脳卒中理学療法のエキスパートは日々どのように考え，課題を克服し，理学療法を行っているのだろうか．エキスパートといえども目の前の患者に対し全く悩まない理学療法士は存在しない．本章では回復期における成功例と難渋例を通して，脳卒中認定理学療法士・専門理学療法士たちが自問自答しどのように根拠を持って判断しているか，その思考過程を覗いてみたい．

1 回復期における成功例①
—重度の身体機能障害により座位保持困難であった症例の実用歩行獲得

甲田宗嗣[*1]

🔒 Key Questions

1. 重度身体機能障害を有する症例の一般的予後とは
2. ターニングポイントにおける選択肢と判断基準
3. 日常生活活動を改善するための動作練習

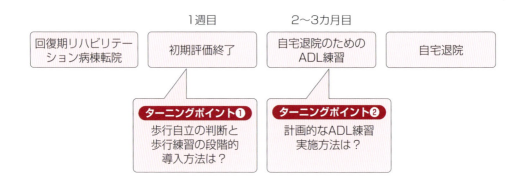

はじめに

 一般的に，脳卒中発症後1カ月経過して端座位保持が困難な場合，実用歩行の獲得は困難な場合が多い．しかし，このような症例に対しても，基本動作練習，歩行練習を計画的に実施することで，実用歩行を獲得するケースも少なくない．本稿では，回復期リハビリテーション病棟での理学療法開始時に認知機能は比較的保たれているものの，端座位保持困難であった症例に対し，どのように考え理学療法を行ったか思考過程を紹介することとする．

症例紹介

 症例は70歳代半ばの男性で，自宅で倒れているところを妻が発見し，救急病院に搬送され，右被殻出血と診断された．出血量は7cc程度で，保存的に加療された．発症から約4週間で当院に転院となった．当院転院時は意識レベル清明で，食事の自力摂取可能，理解力はある程度保たれており，改訂長谷川式簡易知能評価スケールは24/30点であった．入院時のmodified Rankin Scaleは5点，看護必要度は12点であった．ブルンストローム・ステージは上肢1，下肢2，手指1であった．

[*1] Munetsugu Kota/広島都市学園大学健康科学部リハビリテーション学科

1. 当院転院時の身体機能と活動レベル

当院転院時の身体機能は，われわれが開発した動作能力指標[1]（表1）によって定量的に評価した．入院時の動作能力は，寝返りは介助なく片側の肩甲骨を完全に浮かせることができるものの，完全に寝返ることはできず（2点），端座位保持は，手すりなどを利用すれば5秒間以上の端座位保持が可能であったが，手を膝の上に置くと5秒間の端座位保持が困難であった．その他の動作については全介助のレベルであった（表2）．Berg Balance Scaleは，全く動作遂行できず0点であった（表3）．Functional Independent Measure（FIM）による日常生活動作能力の評価は，車いす座位保持にて行うことができる食事と整容については見守りで可能であったが，その他の運動項目については全介助レベルであった．FIMの認知項目については，ナースコールを押せないことがあるなど問題解決能力が一部低下していたが，その他は年齢相応であった（表4）．

その他の主な評価内容を表5に示す．

2. 転院時評価からの一般的な予後予測

当院に転院時の身体機能を二木[2]の脳卒中患者の早期自立度予測基準にあてはめてみると，ベッド上生活は全介助（起座，座位保持が介助・監視・指示が必要），基礎的ADL（Activities of Daily Living）の食事は実行レベルであったが，尿意の訴えと寝返りは介助レベルに該当した．年齢が60歳以上で，このレベルの身体機能の場合，95％信頼区間が91～100％で歩行は自立できないと予測された．

また，38施設，6,252人のデータをもとに算出された急性期と回復期リハビリテーション病棟における脳卒中患者の退院時FIMの予測式[3]を用いて，本症例の転院時の情報から算出された退院時のFIM合計点の予測値は82.6点であった．浅川ら[4]によると，FIM総得点が90点未満の脳卒中患者において退院先を検討した結果，自宅退院群で77.9±11.1，非自宅退院群で54.2±21.7であったと報告している．これらの知見から本症例が予測式どおり回復すれば自宅退院は決して難しくない目標であることが示唆された．

しかし別の報告において，植松ら[5]は，374名の高齢脳卒中患者の入退院時FIMを分析することで，自宅退院に必要な要件を考察しており，トイレ移乗動作が自立，かつ患者以外の同居家族が1人以上いた場合，自宅復帰率は96％と報告している．一方で，トイレ移乗が要介助の場合の自宅復帰率は22％であり，トイレ移乗動作自立の重要性が示されている．また回復期脳卒中患者1,479名を対象にした入院時FIM運動項目合計点から退院時FIM各項目の改善を調査した報告によると[6]，本症例と同レベルである入院時FIM運動項目が20点台であった場合，トイレ移乗動作が自立する割合は15％，歩行が自立する割合は8％であり，自宅退院のために重要な要素であるトイレ動作の自立は，決して簡単な目標ではないと考察された．

これらの文献データから推察すると，本症例が自宅退院できる可能性はあるものの，入院時の身体機能が決して高いとはいえず楽観視はできないように思われた．また，歩行自立に関しては，可能性を完全に否定するわけではないが，自宅退院のための介入を優先させるべきと考えられた．

3. 歩行自立を目標にすることになったターニングポイント

ターニングポイント❶
- 先行研究から歩行自立困難？
- 現状の運動機能からのポジティブ要因は？
- 歩行練習の段階的導入方法は？

前項のとおり，二木[2]の予測では本症例の歩行自立の可能性は低いと判断されている．二木の報告は1982年と古いが，永井ら[6]の報

表1　動作能力指標（文献1）より引用）

①寝返り（背臥位から側臥位．ただし寝返り後の四肢の位置は問わない）
- □1 寝返りの全てに介助を要する．
- □2 介助なく片側の肩甲骨を完全に浮かせることができる（手すりなど使用可）．
- □3 片側のみ寝返ることができる（手すりなど使用可）．
- □4 両側へ寝返ることができる（手すりなど使用可）．
- □5 両側へ寝返ることができる（手すりなど使用不可）．

②起き上がり（背臥位から端座位）
- □1 起き上がりのすべてに介助を要する．
- □2 両側の肩甲骨をベッドから完全に浮かせるまでは，自力で動作できる（手すりなど使用可）．
- □3 自力で起き上がることができるが，殿部のずり落ちや前方への転落の危険があり見守りが必要であったり，介助に至らないまでも手を添えたりする必要がある（手すりなど使用可）．
- □4 自力で起き上がることができる（手すりなど使用可）．
- □5 自力で起き上がることができる（手すりなど使用不可）．

③静的座位バランス
- □1 端座位保持に介助を要する．
- □2 5秒間の端座位保持可能．手すりなどを使用してもよい．
- □3 5秒間の端座位保持可能．手は膝の上とする．
- □4 30秒間の端座位保持可能．手は膝の上とする．
- □5 2分間の端座位保持可能．手は膝の上とする．

④動的座位バランス
- □1 手すりなどを使用せずには端座位保持ができない．
- □2 片方の手で膝を10回叩打することができる．
- □3 一側の上肢を肘伸展位で肩を90°屈曲する運動を5回繰り返すことができる．
- □4 片方の手で反対側の腓骨外果を触り，端座位まで戻る動作を5回繰り返すことができる．
- □5 片方の手で反対側の腓骨外果を触り，端座位まで戻る動作を15秒で5回できる．

⑤立ち上がり
- □1 椅子（40cmの座面高，肘掛けなし）からの立ち上がりの全てに介助を要する．
- □2 殿部（坐骨結節）を座面から一瞬でも浮かせることができる（手で座面を押したり，膝を把持したりといった上肢の参加は可）．
- □3 上肢を参加させれば自力で立ち上がることができるが，転倒の危険があり見守りが必要であったり，介助に至らないまでも手を添えたりする必要がある．
- □4 上肢を参加させれば安定して立ち上がることができる．
- □5 上肢の参加なしで立ち上がることができる．

⑥静的立位バランス
- □1 立位保持に介助を要する．
- □2 10秒間の立位保持可能（手すりの使用可．両手でもよい）
- □3 30秒間の立位保持可能（手すりの使用可．両手でもよい）
- □4 30秒間の立位保持可能（杖の使用可．どのような杖でもよく，両杖でもよい）
- □5 2分間の立位保持可能（杖の使用不可）

⑦動的立位バランス
- □1 手すりなどを使用せずには立位保持ができない．
- □2 片方の手で大腿外側を10回連続で叩打することができる（手すりや杖などの使用不可）．
- □3 片方の手で膝を両側交互に10回連続で叩打することができる（直立位まで戻らなくてもよい）．
- □4 片方の手で反対側の腓骨外果を1回触り，直立位まで戻ることができる．
- □5 片方の手で反対側の腓骨外果を触り，直立位まで戻る動作を介助なく15秒間に3回繰り返すことができる．

⑧足の振り出し動作
（2分の1足長以上を1歩とし，左右どちらからでも良い）
- □1 1歩振り出すのに介助を要する．
- □2 手すりを持てば1歩振り出せる（足を振り出して着地した後3秒間立位保持できる，以下同様）
- □3 杖を持てば1歩振り出せる（杖の種類は問わない，手すりは不可）
- □4 杖を持てば1歩振り出せ，反対側の足を揃えることができる．
- □5 何も持たずに1歩振り出せ，反対側の足を揃えることができる．

⑨歩行
- □1 平行棒内で3歩行周期歩くために介助を要する．
- □2 平行棒内では3歩行周期歩くことができる．
- □3 杖を使えば10m以上歩くことができる（杖の種類は問わない）．
- □4 杖を使えば50m以上歩くことができる（杖の種類は問わない）．
- □5 何も持たずに50m以上歩くことができる．

⑩階段昇降
- □1 昇降するのに介助を要する．
- □2 手すりを使えば階段（5段以上，段差15cm以上）を昇降できる（2足1段可）．
- □3 杖を使えば階段を昇降できる（2足1段可）．
- □4 何も持たずに階段を昇降できる（2足1段可）．
- □5 1足1段で何も持たずに階段を昇降できる．

⑪床からの立ち上がり
- □1 床からの立ち上がりに介助を要する．
- □2 台を使えば両膝立ちか片膝立ちになることができる．
- □3 両膝立ちか片膝立ちになった後，台の上に座ることができる．
- □4 台に手をついて立ち上がることができる．
- □5 台を使わずに立ち上がることができる．

⑫ジャンプ動作
- □1 ジャンプ（同時に両足を浮かせる）するのに介助を要する．
- □2 1回ジャンプできるが，転倒の危険があり見守りが必要であったり，介助に至らないまでも手を添えたりする必要がある．
- □3 安全に1回ジャンプできる．
- □4 ジャンプ前の足趾先端の位置に踵が着地するよう前方にジャンプできる．
- □5 ジャンプ前の足趾先端の位置に踵が着地するよう前方にジャンプでき，さらに後方にジャンプしてもとの位置に戻ることができる．

表2 動作能力指標の入退院時変化

	入院時	退院時		入院時	退院時
寝返り	2	4	動的立位保持	1	3
起き上がり	1	5	足の振り出し動作	1	5
静的座位バランス	2	5	歩行	1	4
動的座位バランス	1	4	階段昇降	1	2
立ち上がり	1	4	床上起立	1	1
静的立位保持	1	5	ジャンプ	1	1
			合計	14	35

表3 Berg Balance Scale の入退院時変化

	入院時	退院時		入院時	退院時
立ち上がり	0	3	両手前方リーチ	0	2
立位保持	0	3	症状物拾い上げ	0	0
座位保持	0	4	後方振り向き	0	2
着座	0	3	360°方向転換	0	0
移乗	0	2	段差踏み替え	0	0
閉眼立位保持	0	3	タンデム立位	0	0
閉脚立位保持	0	0	片脚立位	0	0
			合計	0	22

表4 FIM の経時推移

入院後（カ月）	0	1	2	3	4	5	入院後（カ月）	0	1	2	3	4	5
食事	5	5	5	5	5	5	歩行	1	1	1	2	4	5
整容	5	5	5	5	5	5	階段	1	1	1	1	4	4
清拭	1	1	4	4	4	4	理解	7	7	7	7	7	7
上半身更衣	1	1	3	3	3	3	表出	7	7	7	7	7	7
下半身更衣	1	1	2	2	3	4	社会的交流	7	7	7	7	7	7
トイレ移乗	1	2	5	5	5	5	問題解決	5	5	5	5	5	5
排尿管理	2	3	5	5	5	5	記憶	7	7	7	7	7	7
排便管理	2	3	6	6	6	6	運動項目計	23	29	46	50	58	60
ベッド移乗	1	3	3	5	5	5	認知項目計	33	33	33	33	33	33
トイレ移乗	1	2	4	5	5	5	総計	56	62	79	83	91	93
浴槽移乗	1	1	2	2	4	4							

告（2010年）でも，入院時のFIM運動項目合計点が20点台の場合，退院時に歩行自立した者は185名中の8.1%であったというデータがあり，歩行自立の可能性は低いと言わざるをえない．

しかし，歩行自立に対する本症例の極めて強いニードもあり，歩行自立の可能性に関する臨床的考察を改めて行った（**図1**）．ネガティブ要因は前項で取り上げた研究報告に従った内容であるが，ポジティブ要因は，特に，認知機能が保たれていることや，脊柱の変形が少なく可動性が保たれていることがあげられた．これらのポジティブ要因に十分な疫学的根拠があるとは言い難いが，臨床経験上，年齢以上の若さを感じさせ，自宅退院とともにある程度の歩行能力獲得へ向けてのプログラムを取り入れるべきという考えに至った．

表5 入院時のその他の評価

項　目	内　容
ニード	歩いて自宅に帰りたい．車いすは考えない．最低限の身の回りのことは自分でしたい．
家庭環境	妻と2人暮らし．妻は軽度の認知症で，セルフケアはできるが，介護は十分期待できない．子どもは娘2人で，一方は遠方，もう一方は同市内だが，初回面談から介護はできないと訴える．キーパーソンは妻か娘になると推測するが，判断できず． 持ち家（木造2階建て）．
職業・生活歴	中規模企業経営後に会長職．趣味のゴルフや企業の会議など，活発に活動していた．
既往歴	糖尿病，高血圧（服薬でコントロール良好）
関節可動域，筋力	関節可動域は入院時において特記すべき問題なし．脊柱のアライメントおよび可動性は年齢に比較して良好．非麻痺側の筋力は年齢相応で良好．
感覚	表在感覚および深部感覚は上肢で重度鈍麻，下肢で中等度鈍麻．下肢の深部感覚について，麻痺側の踵を強く叩打すれば知覚できるが，足趾の運動覚は脱失，膝関節の運動覚は曖昧．

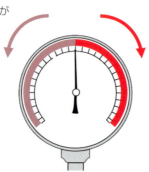

図1　入院時の本症例における歩行自立を予測するための要因

ネガティブ要因
・端座位保持困難
・FIM運動項目の合計点が低い（23/91点）
・尿意がない
・高齢（70歳代半ば）

ポジティブ要因
・FIM認知項目の合計点が高い（33/35点）
・年齢の割に脊柱の変形が少なく，可動性は保たれている
・特記すべき関節可動域制限がない
・病前の活動は活発で，非麻痺側上下肢の筋力は良好

4．初期の基本動作練習の手順

　回復期リハビリテーション病棟入院患者の身体機能改善を効率よく行うためには，病棟生活で看護師や介護士が起居・移乗動作などの動作練習をできる限り行うことが望ましい．そのため，理学療法では，病棟で練習しても十分効果が得られる程度まで，早期に身体機能を改善させることが肝要となる．特に，本症例のような重度の身体機能低下が認められる場合は，できるだけ早く病棟での練習を開始することで，理学療法では立位，歩行練習などを積極的に進めることができる．

　理学療法初期の基本動作練習の手順を図2にまとめた．さまざまな考え方があり，症例によっても異なるであろうが，筆者は手を膝の上にないしベッドの上に置いて30秒程度端座位保持を取れる程度の静止座位バランス能力を得ることを目安に，長下肢装具を装着した立位保持練習を開始している．30秒間の根拠としては，座位バランスが低下した者にとって，全く体動なく30秒間の静止座位を保持することは困難であり，通常，何度か比較的大きな体動が生じたり，姿勢が崩れることがあるためである．30秒間座位保持するためには，体動や姿勢の崩れに対し，何度か対応できる程度の座位バランス能力が必要となる．立位練習を効率よく実施するためには，この程度のバランス能力は必要であると考え

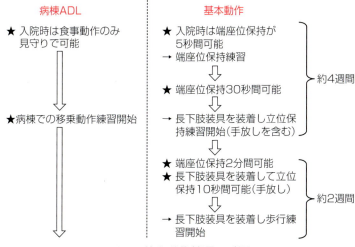

図2 基本動作練習の手順
端座位保持時間の計測に関しては，手は膝の上ないしベッドの上とし，手を動かすことは許容した．

る．また，この程度の端座位バランスを早期に獲得できれば，非麻痺側上肢でPバーを持つなどして1人介助で靴の着脱が可能となり，病棟でも1人介助で移乗動作練習を行える可能性が高まる．

歩行練習開始の目安についても，ある程度の座位バランスが回復してからのほうが効率がよいと考える．筆者は，2分程度端座位保持可能，長下肢装具を装着して手放しで10秒程度の立位保持可能という指標を目安にしている．体重免荷トレッドミル歩行練習の介入研究をみても，対象者の採択基準に端座位保持可能や介助で立位保持可能をあげているものは少なくない[7]．

5．歩行練習のポイント

本症例の歩行に関する経過は，入院後4週目で長下肢装具が完成し，立位バランス練習を開始し，6週目から長下肢装具による歩行練習を開始し，8週目から長下肢装具をカットダウンし，金属支柱付短下肢装具（足関節はダブルクレンザック継手）にて歩行練習を開始した．

長下肢装具から短下肢装具への移行時期については，さまざまな考え方があろうが，筆者は，理学療法開始時に端座位保持困難である症例に対しては，長下肢装具を装着し平行棒内歩行練習を行い，ごく軽度介助で平行棒を3往復程度歩行可能になる時期を目安に膝継手のロックを解除し，膝関節の体重支持力があるかどうかを検討することが多い．その理由は，平行棒内であっても，ほとんど介助なく歩行できるためには，重心の左右移動を上手に利用した麻痺側下肢の振り出しと歩行周期全体にわたる上半身の安定性は不可欠な要素であり，この要素の獲得が平行棒内歩行から四点杖歩行に移行してからの効率を高めると考えるからである．

これらの観点から，筆者は本症例と同じようなレベルの症例の歩行練習においては，無意識にリズムよく歩行するよりも，安定性を学習することを優先している．したがって，歩行スピードや歩幅を増大させることよりも，適度な一定の歩幅で歩行することを重視している．体重免荷トレッドミル歩行練習の先行研究[7]のプロトコルの詳細にも，歩行スピードを増大させる条件として，体幹が直立であること，麻痺側立脚期に膝関節の体重支

持が十分で，股関節が十分伸展していること，麻痺側遊脚期に足部のクリアランスが保たれていることなどが明記されている．

本症例は理学療法で四点杖歩行練習を継続し，退院 2 週間前には，自室から食堂まで看護師の見守りのもと 3 食歩行で往復し（片道約 40 m），椅子の出し入れやドアの開閉も見守りで可能になった．

6．理学療法介入の経過

ターニングポイント❷
・装具着脱練習のスケジュールは？
・階段昇降練習のスケジュールは？
・ADL 動作獲得までの期間の見極めは？

主な理学療法介入の経過を**表 6** に示す．ポイントは，装具および靴の着脱練習を四点杖での歩行練習を開始してすぐに始めることである．脳卒中患者で，装具や靴の着脱が自立しないのに歩行が自立レベルになることはまれである．装具および靴の着脱練習は，患者自身が動的座位バランスの安定性を認識し，集中して練習するために有効な練習であり，これを四点杖歩行練習開始時期から行うようにしている．

本症例の場合，装具および靴の着脱が自立するまでに，理学療法室の環境で練習開始から 2 カ月間，病棟ベッドの環境で自立するまでにさらに 1 カ月間を要した．

本症例の家屋調査をしたところ，玄関までに 15 cm 程度の段差が 2 段，30 cm 程度の上がり框があった．そのため，退院後も外出時に歩行を取り入れるには，階段昇降動作もある程度の習熟が必要であると考えられた．階段昇降練習を効率化するために特筆すべき工夫はしていないが，手すりを用いて階段昇降が見守りで可能，あるいは四点杖を用いて軽度介助で実施できるようになるには，経験上，四点杖での平地歩行が軽度介助から見守りで可能になってから 2 カ月程度の練習期間が必要になるため，早めにプロトコルを立てて取り組んだ（**図 3**）．

自宅で歩行を導入した場合，退院して環境

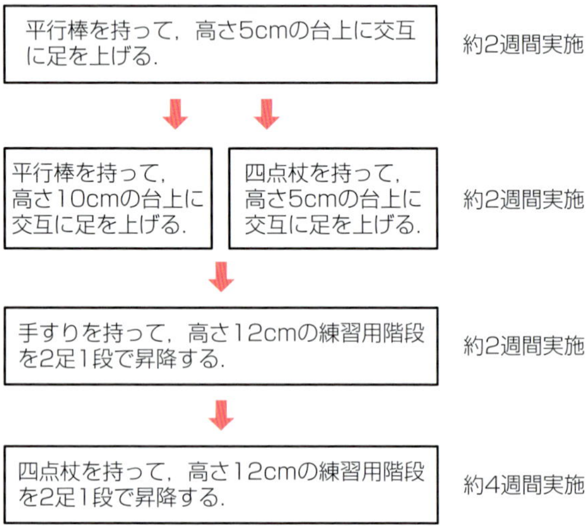

内容	期間
平行棒を持って，高さ 5 cm の台上に交互に足を上げる．	約 2 週間実施
平行棒を持って，高さ 10 cm の台上に交互に足を上げる． / 四点杖を持って，高さ 5 cm の台上に交互に足を上げる．	約 2 週間実施
手すりを持って，高さ 12 cm の練習用階段を 2 足 1 段で昇降する．	約 2 週間実施
四点杖を持って，高さ 12 cm の練習用階段を 2 足 1 段で昇降する．	約 4 週間実施

図 3　階段昇降動作獲得のための基本動作練習

表 6　主な理学療法介入の経過

月　数	主な理学療法内容
0～1 カ月	ベッド上動作練習，起居・移乗動作練習，静的・動的座位バランス練習
1～2 カ月	ベッド上動作練習，起居・移乗動作練習，静的・動的座位バランス練習，長下肢装具を装着して立位バランス練習，長下肢装具を装着して歩行練習（平行棒内），短下肢装具を装着して歩行練習（平行棒内）
2～3 カ月	ベッド上動作練習，起居・移乗動作練習，短下肢装具を装着して歩行練習（四点杖），装具および靴の着脱練習（床方向へのリーチ動作練習）
3～4 カ月	短下肢装具を装着して歩行練習（四点杖），装具および靴の着脱練習，12 cm 段差の階段昇降練習（手すり使用）
4～5 カ月	短下肢装具を装着して歩行練習（四点杖），装具および靴の着脱練習，12 cm 段差の階段昇降練習（手すり，四点杖使用），床からの立ち上がり練習，退院前指導

に慣れるまでは何度か転倒することが予測されたので，床からの立ち上がり練習も階段昇降練習と同様に，早めにプロトコルを立てて取り組んだ．

7．退院に向けての調整と退院後の経過

入退院時の比較では，動作能力指標が入院時14点から退院時35点まで改善し，Berg Balance Scaleが0点から22点まで改善した．また，FIM運動項目が入院時23点から退院時60点まで，FIM総計が入院時56点から退院時93点まで改善した．退院直前の病棟での歩行能力はほぼ見守りで行われていたが，まだ転倒リスクがあり，見守りは継続したまま退院となった．

家屋改修は，トイレや浴室の改修，玄関などへの手すり設置と段差解消，屋内にある数cm程度の小さな段差解消を行った．本人は退院後も歩行で生活することを強く望まれたが，体調を崩すこともあるからと説得し，念のため車いすで移動できるスペースを確保した．また，退院して2〜4週間は特に転倒のリスクが高いと予想されたため，4週間は週2回訪問リハビリテーションを導入した．そのほか，デイサービスと訪問介護を利用するようケアマネジャーと協議した．

退院から1カ月経過して，患者に電話で生活状況を確認したところ，入院中に危惧していたものの，退院後2回ほど転倒したとのことであった．幸い，大きな外傷はなかったものの，立ち上がりには苦労したとのことで，床からの立ち上がり動作をしっかり練習しておいてよかったとのことであった．また，訪問リハビリテーションで行う動作練習が役に立っているとのことであった．

おわりに

本稿では，あくまでも一例として理学療法士の思考過程を紹介しており，この思考過程が妥当かどうかは読者の判断に委ねたい．

理学療法士は患者のニードを最大限尊重し，ニードを実現するための介入を試み，実現できない場合には患者が納得できる客観的データを提示することが望まれる．動作練習において客観的データを示す際，介助なしで何が何回・何秒間できたかという単純なものでかまわないと筆者は考えている．このような単純で明確な基準をもとに症例に合わせたきめ細かなプロトコルを提示できることが，理学療法士にとって必須のスキルであると思われる．

Conclusion

本症例のように，端座位保持が困難というような重度身体機能障害の症例は，一般的には実用歩行獲得は難しい．本症例に対する理学療法は，病棟での練習機会を増やし，効率化を図るため，まず静止座位バランス練習を集中して行い，病棟看護師により移乗動作練習を行えるようになってから歩行練習を開始した．また，日常生活活動を改善するための動作練習のプロトコルは，段階的に難易度を変更できる内容を計画的に取り入れ，難易度の変更は簡単で明確な基準を設けた．症例に合わせたきめ細かなプロトコルが理学療法の効率化の一助となるものと思われる．

文献

1) 甲田宗嗣，他：脳卒中片麻痺患者に対する動作能力指標の開発．脳卒中 **33**：175-181，2011
2) 二木 立：脳卒中リハビリテーション患者の早期自立度予測．リハ医学 **19**：201-223，1982
3) 鄭 丞媛，他：急性期と回復期リハ病棟における脳卒中患者の退院時 FIM の予測式．*Jpn J Compr Rehabil Sci* **5**：19-25，2014
4) 浅川育世，他：回復期リハビリテーション病棟に入院した脳血管障害者の転機に影響をおよぼす因子の検討．理学療法科学 **23**：545-550，2008
5) 植松海雲，他：高齢脳卒中患者が自宅退院するための条件―classification and regression trees（CART）による解析．リハ医学 **39**：396-402，2002
6) 永井将太，他：回復期脳卒中片麻痺患者における入院時重症度別の FIM 運動細項目の経過解析．理学療法科学 **25**：1-6，2010
7) 甲田宗嗣：脳卒中者に対する体重免荷トレッドミルを用いた理学療法．福井 勉，他（編）：理学療法 MOOK 19，三輪書店，2016，pp90-100

2 回復期における成功例②
―若年脳卒中者に対する復職

片山 旭[*1]

Key Questions
1. 復職に向けた専門・認定理学療法士の視点
2. 復職に対してどのようなプロセスを踏んでいくか
3. 理学療法士として対象者をどう支援していくか

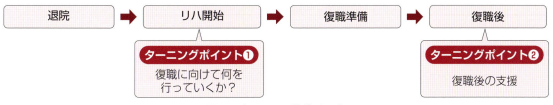

図1 ターニングポイント

はじめに

回復期において，若年脳卒中者に関わる機会は少なくなく，また若年脳卒中者の多くは発症前に何らかの仕事を行っている場合が多いと思われる．脳卒中発症後，リハビリテーションを進めていく過程で，課題の一つにあがるのが「復職」である．本稿では，若年脳卒中患者の復職について，専門・認定理学療法士がどのような視点で関わっているかを，症例を通じてお伝えしたいと思う．

症例紹介

基本情報：50代女性，要支援2．診断名：右被殻出血・定位血腫除去術後・左片麻痺．現病歴：6月に自宅にて入浴中に体調不良となり，急性期病院へ救急搬送される．定位血腫除去術後，7月に回復期病院へ転院し，12月に在宅復帰となる．主介護者は夫であり，大学生と高校生の娘がいる．職業は医療事務で，週5日フルタイムで勤務していた．また発症前は自動車の運転を行っていた．

1. 理学療法評価（回復期病院転院時）

ブルンストロームステージ：左―上肢Ⅱ・下肢Ⅳ・手指Ⅱ．表在感覚：左―触覚消失．高次脳機能障害：軽度注意障害あり．筋緊張：動作時に亢進．基本動作（寝返り・起き上が

[*1] Akira Katayama／医療法人広島南診療所訪問看護ステーションみなみ

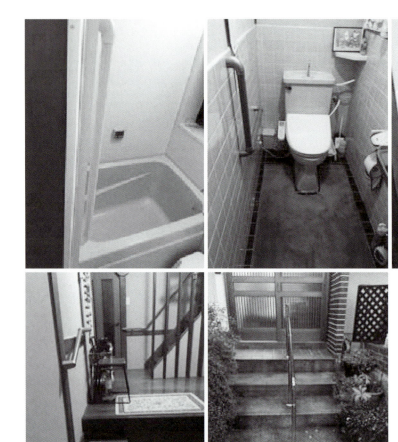

図2 本症例における住環境整備

り・立ち上がり・立位保持）：見守り〜軽介助．歩行については実用性はなく，治療場面において，平行棒内で金属支柱付長下肢装具を使用して介助を要していた．ADL：FIM（Functional Independence Measure）—運動52点，認知32点，合計84点．

2．訪問での理学療法導入の経緯

11月中旬に家屋調査・試験外泊を繰り返し，退院の準備を進めていった．そして1月下旬に回復期病院にて本人・夫・主治医・看護師・担当理学療法士・相談員・地域包括支援センター担当者・訪問看護ステーション担当者で退院前の会議を開催した．その中で本人から在宅復帰後に職場復帰をしたいと希望があり，そのために専門的視点から相談対応できる支援者が必要であるとの結論に至り，週1回の理学療法士による訪問サービス開始となった．

3．理学療法評価（在宅復帰時）

ブルンストロームステージ：左—上肢Ⅳ・下肢Ⅴ・手指Ⅳ．表在感覚：左—触覚鈍麻．高次脳機能障害：著明なものはなし．筋緊張：動作時に亢進．基本動作（寝返り・起き上がり・立ち上がり・立位保持）：自立はしている

が，支持物を使用することが多い．歩行については短下肢装具と杖を使用して自立している．ADL：FIM―運動83点，認知35点，合計118点．入浴は手すり・シャワーチェア（退院後3カ月で不要となる）を使用しており，玄関については手すりと式台を使用している．また，トイレや階段・玄関ポーチ部分に手すりを設置している（**図2**）．自宅は2階建ての持家で，主な生活場所は1階である．そのほか，家事動作（炊事・洗濯・掃除・買い物）については時間をかければ自力で行えるが，基本的には家族と協力しながら行っている．

4．理学療法プログラム

ターニングポイント❶
復職に向けて何を行っていくか？（**図1**）
- 身体機能面の維持
- 在宅生活を安定させること

復職に向けた短期目標として，まずは身体機能面の維持と在宅生活を安定させることを考えている．入院中，毎日のように行っていた理学療法などが，退院後には頻度・量ともに減ってしまう．そのため，せっかく獲得した基本動作能力が低下してしまう可能性が非常に高い．また，回復期で行われた住環境整備は微調整が必要になってくる場合や，在宅生活を送っていく中で新たに発覚した問題点へのアプローチなどを行っていく場合もある．

本症例においては，身体機能面の維持を目的とした関節可動域練習や筋力強化練習などの理学療法をベースとしつつ，手すりや式台設置後の動作確認・不足部分の新たな手すりの設置，自動車運転についての評価・アプローチを行った．特に自動車運転に関しては，自動車への乗り降り・右上下肢でのハンドル・アクセル・ブレーキ使用に関する評価に加え，自動車改造における業者や運転再開における手順などの情報提供を行った（**表1**）．また，

自動車への乗り降り評価
ハンドル・アクセル・ブレーキ操作評価
自動車改造方法情報提供
運転再開における手順情報提供

表1　自動車運転に関する評価・情報提供

関節可動域練習
筋力強化練習
住環境整備微調整
情報提供（自動車運転・装具修理）
職場環境などの問診（仕事内容・移動手段・勤務形態など）

表2　在宅復帰後のアプローチ

業務内容は若干変更
部署異動なし
勤務形態は週5日フルタイム勤務（変更なし）
出勤方法は公共交通機関から自家用車へ変更

表3　職場復帰詳細

装具修理に対する相談先や修理の流れ・耐用年数などの情報提供も行った．身体機能面の維持と在宅生活を安定させることが職場復帰の準備へとつながっていくと思われる．また，同時に仕事内容や職場までの移動手段・勤務形態などの問診を行いながら，復職に向けたイメージをより具体的に行っていった（**表2**）．

復職準備

12月に在宅復帰してから，翌年3月に本人・職場上司・産業医の3者での面談があり，職場復帰に向けた具体的な話が進められた．業務内容に若干の変更はあったが，部署異動などもなく在宅復帰から4カ月後の4月に職場復帰となった．勤務形態としては，当初は週3日からの勤務を予定していたが，体力的にも問題がないとのことで，最終的には週5日のフルタイム勤務となった．また出勤方法としては，発症前は公共交通機関であったが，本人の負担を考慮し，自家用車へと変更となった（**表3**）．

この間，本人からの報告のみで，復職に対して理学療法士が直接関わることはなかった．復職に対しては，理学療法士が直接的に関与する場合もあるが，多くは間接的に関与することが多いように思われる．本人からの報告をもとに，情報提供などを行い，復職の後押しをしていくことも必要であると思われる．具体的には，週5日のフルタイム勤務や自家用車での通勤について，理学療法士の立場から後押しを行った．復職に関してこの時期の本症例においては，どちらかといえばメンタル的なサポートが主であったように思われる．

ターニングポイント❷
復職後について
・復職後の支援

復職が成功した後にも，本症例の人生は続く．脳卒中者において，復職を行うことにより，活動性が上がることはもちろんよいことではある．しかし，その分筋緊張が亢進し，関節可動域制限や歩容が変化するケースも少なくない．本症例においても動作時の筋緊張亢進に伴い，左足関節背屈可動域制限や，歩行時の左足内反尖足・足趾屈曲が強くなり，荷重時に痛みを伴うことが増えてきた（図3）．

また仕事先での新たな問題点が発覚し，それらに対する対応も必要であると思われる．本症例においては電話対応をしながらメモをとることや，物差しで線を引くことについての相談などがあった．電話対応中のメモをとることについては，受話器を麻痺側の左手で保持をして左耳に受話器をあてる際に，受話器が左耳にあたっていないとのことであった．左手での受話器の保持はできており，左側の感覚障害により，受話器が左耳にうまくあたっていないことが原因であると考えた．対応として，立鏡を使って受話器の位置を視覚的に確認するよう伝えた．日常生活においてはスマートフォンを使用しているため，スマートフォンのスピーカー機能を使用して通話＋メモをとることを提案した．物差しで線を引くことについては，片手で使用できる摩擦係数の高い物差しや，文鎮を使用して線を引くことを提案したが，最終的には自身の診察券を物差し代わりに使用した．

上記2点の問題については，脳卒中者からよく受ける相談であるため，復職の有無に関係なく，評価・確認してみてもよいと思う．

自動車運転に関しては，復職当初は不安からか運転頻度は少なく，家族の運転で通勤を

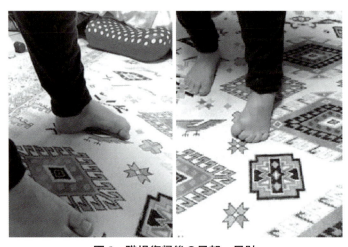

図3　職場復帰後の足部・足趾
退院時と比べて筋緊張が亢進し，左足関節の内反尖足・足趾が強くなっている．

行っていた．しかし休日に家族同席にて練習を行い，結果，徐々に運転頻度は増えていき，最終的には職場まで自身の運転で通勤ができるようになった．

復職と理学療法士 （表4）

私は理学療法士が若年脳卒中者の復職に関わる場合，特別なことは何もしなくてよいと思っており，実際に特別なことは何も行っていない．身体機能面をしっかり評価・アプローチし，動きやすい体づくりを行っていく．住環境整備を行い，在宅生活を安定させていく．対象者・家族からの相談に対して専門的視点から必要な情報提供を行っていく…．これらは復職に限ったことではなく，普段われわれが行っていることである．私は理学療法士として当たり前のことは当たり前に行うことが「復職」，もしくは「参加」につながってくると考えている．プラスアルファとしては医療職として，または一人の人間としてのどうあるべきかを常に考えている．復職に限らず臨床の現場において，理学療法士として，医療職として，一人の人間として…．これらのバランスを図りながら，対象者に関わっていくことを私は大切にしている．しかし，復職に関わる過程の中で専門外の知識や対応を行わなければならない場合もある．その際は必要に応じて他職種に相談・連携を図っていく必要がある．理学療法士は責任感が強い方が多いがゆえに，自分だけでなんとかしようとする傾向があると個人的には思う．大切なのは自分たちに何ができて何ができないかをしっかり見極めていくことだと私は考えている．チームとして連携を図りながら復職を支援していくことも必要であると思われる．

症例を振り返って

本症例における回復期病院退院後の復職に向けた流れとしては，在宅復帰→身体機能面の維持・在宅生活の安定化→復職準備→復職→復職後フォローとなった（図4）．退院→復職ではなく，一つひとつ段階を踏みながら進めていくことが必要であると思われる．本症例は回復期病院退院後，スムーズに職場復帰が行えたが，それは本人の意思や家族の支援・職場の理解が必要不可欠であったと思われる．それに加えて理学療法士が介入することにより，在宅生活を安定させ，また身体機能面の低下を可能な限り予防し，よりスムーズに職場復帰が達成できたのではないかと思われる．本症例を通じて，「参加」を支援することに加えて，「参加」を継続していくことも必要であると改めて感じた．本症例が1日でも長く仕事が続けられるよう切に願っている．

理学療法士として当たり前のことを当たり前に行う
理学療法士・医療職・人としてどうあるべきか
必要に応じて他職種に相談・連携を図っていきチームとして復職を支援していく
自分達に何ができて何ができないかをしっかり見極めていく

表4 復職支援において必要なこと

在宅復帰 → 身体機能面の維持・在宅生活の安定化 → 復職準備 → 復職 → 復職後フォロー

図4 回復期病院退院後の復職に向けた流れ

> **🔓 Conclusion**
>
> 　復職に向けた専門・認定理学療法士として，身体機能の維持と在宅生活を安定させる視点・在宅復帰後のアプローチの視点を持って対象者と関わっている．復職に対するプロセスとして，単に退院→復職ではなく，在宅復帰→身体機能面の維持・在宅生活の安定化→復職準備→復職→復職後フォローと，一つひとつ段階を踏みながら進めていくことが必要であると思われる．私自身，理学療法士は理学療法士として，当たり前のことを当たり前に行うことによって「復職」を支援していくことが必要であると考えている．

3 回復期における難渋例①
―脳血管障害：重度麻痺・高次脳機能障害合併例

松田雅弘[*1]　安達香奈恵[*2]　万治淳史[*2]

> **🔒 Key Questions**
> 1. 重度意識障害・高次脳機能障害による回復遷延例に対する回復期リハにおける理学療法の第一選択（運動障害と高次脳機能障害が及ぼす影響とは）
> 2. 重度運動障害・高次脳機能障害に対する評価・治療戦略
> 3. 回復期リハにおける理学療法の工夫と情報共有

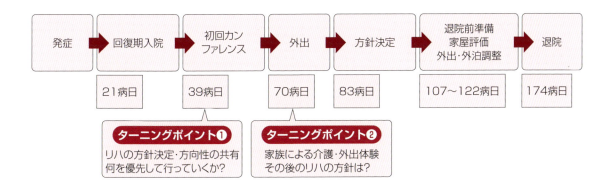

はじめに

　脳血管障害後の回復期リハビリテーション（以下，回復期リハ）は，急性期の加療を終えた患者の生活動作自立度の向上と在宅復帰を目指す．患者の生活自立度の回復に関しては発症時の脳損傷の程度，回復期リハ移行時の重症度，高次脳機能障害の有無がまた，在宅復帰に関しては患者の移動能力（介助量）が予後予測の重要な因子となる．しかし，回復期リハ移行後も重度の意識障害・運動麻痺・高次脳機能障害が残存し，機能障害の改善や在宅復帰が困難な症例がみられる．このような症例では，予後予測の立案，問題点抽出・目標設定・治療プログラム立案が非常に難渋する．本稿では難渋例に対し，生活全般の改善や在宅復帰の可能性を模索した理学療法について紹介したい．

[*1] Tadamitsu Matsuda/城西国際大学福祉総合学部理学療法学科
[*2] Kanae Adachi, Atsushi Manji/埼玉みさと総合リハビリテーション病院

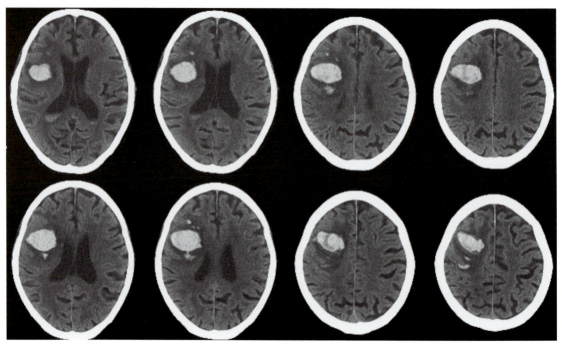

図1　右前頭‐側頭葉の出血像

症例紹介

①基本情報：80歳代，女性．
②診断名：脳出血　右前頭・側頭皮質下出血（アミロイドアンギオパチー疑い）．
③既往歴：骨粗鬆症，不安神経症，認知症，陳旧性脳出血（右後頭葉）．
④現病歴：左片麻痺・意識障害で発症（GCS E3V4M5，右への共同偏視，MRI・CTにて右前頭側頭葉に4×2.5×6 cmの出血巣（**図1**），既往などから保存的治療．
⑤病前生活情報：杖歩行にてADL自立（MMSE 21点，HDSR 26点）．

画像評価と急性期病院からの申し送り

①画像評価：発症日CT検査にて，右前頭‐側頭葉，放線冠レベル～皮質直下に及ぶ広範な出血が認められた（**図1**）．
②急性期病院経過情報

発症日～：CT上広範な脳出血が認められたが，既往から手術は行わず保存加療．
4病日～：急性期リハ開始．JCS Ⅱ-10，左片麻痺BRS Ⅰ，動作全般全介助レベル．摂食嚥下練習，麻痺側関節可動域練習，座位・立位保持練習などを実施．日中車いす乗車時間を設けるが頸部右側屈，車いす座位崩れが著明，傾眠で指示が入らないこともあり．
18病日：リハ目的で当院回復期リハ病院に転院．

理学療法初期評価（19病日）

①意識レベル：JCS：Ⅱ-10，GCS：E3V4M5．
②全体像：ベッド臥床時，頸部伸展・右回旋で右上方視線偏倚，絶えず非麻痺側上肢でベッド柵やカーテンなど周囲のものに手を伸ばし，体動，刺激をなくすと傾眠する．車いす乗車時も同様の反応がみられ，オーバーテーブルなど身体を安定する物がない

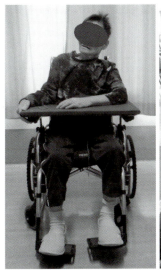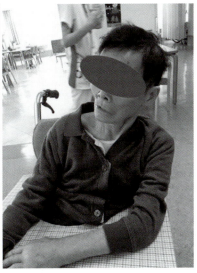

図2　初期車いす座位

入院時，車いす座位では頸部伸展・右回旋，視線は右上方偏倚していた．クッションやオーバーテーブルを使用しても，上記傾向は強く残存し，非麻痺側上肢もオーバーテーブルを強く把持していた．これらの物品がないと姿勢が崩れ，高次脳機能障害の影響により，非麻痺側後方上方へのリーチ・探索，物品の強制把持などがみられ，麻痺側アームレスト外側へ身体が傾倒していた．

と，左側に傾倒してしまう（**図2**）．コミュニケーションは声かけに応答はあるが，見当識低下，内容整合を欠く状態．
③BRS：左上肢・手指−Ⅰ，下肢−Ⅱ．
④表在・深部感覚：検査困難であるが動作観察から重度鈍麻〜脱失の可能性あり．
⑤高次脳機能障害：机上検査困難であるが動作観察から左半側空間無視，左側身体失認，Pusher現象がみられる〔左側からの刺激応答困難，自己の手の認識困難，臥位での右側への寝返り介助への抵抗，座位での麻痺側への傾倒（**図2**）より判断する〕．
⑥基本動作：全般全介助（座位保持も困難）
⑦ADL：全介助
　機能的自立度評価（FIM）：26点（運動点14点，認知12点）

他部門情報

1．作業療法評価と問題点，プログラム

重度の上肢麻痺・可動域制限，高次脳機能障害（検査困難，観察から発動性・意欲低下，見当識障害，記憶障害，注意障害，半側空間無視，失認が疑われる），認知機能低下（HDSR 8点，MMSE 6点）も認められた．車いす上での座位も不安定で非麻痺側上肢は支持物の押し返しなどがみられ，協力動作が得られにくい（**図2**）．これに対し，車いす上での姿勢安定とわずかに協力が得られた顔拭き，整髪などの整容動作から動作能力の向上や動作場面の拡大を図り，更衣など車いす上で可能な身の回り動作に一部協力が得られるようになることを短期の目標と設定した．

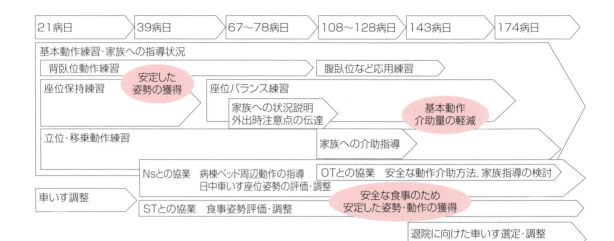

図3　理学療法プログラム

2. 言語聴覚療法評価と問題点, プログラム

上記の高次脳機能障害のほかに軽度の構音障害, 嚥下機能障害がみられた. 注意障害や無視の影響により, 食事に集中できず, 姿勢の崩れ・左口唇からの食べこぼし, 送り込みの弱さ, 嚥下反射のタイミングのずれがみられた. これに対し, 病室など刺激を制限した環境で摂食介助を行い, 食事を安全に一定の摂食量を確保することを目標に設定した.

予後予測

回復期における脳卒中後の予後予測については歩行自立度や在宅復帰に焦点をあてたものが多く, 重度で検査実施困難な症例の経過について詳細な予測は非常に少ない. 本症例は高齢 (80歳以上), 発症後3週間で意識障害が遷延, 麻痺・高次脳機能障害ともに最重症, 動作全般に全介助を要することなどから, 予後も運動麻痺・高次脳機能障害は重度, 日常生活は重度〜全介助であると予想され[1,2], 在宅復帰も困難と考えられた[3]. 画像からも前頭・側頭葉にわたる出血が運動・感覚野皮質直下に及び, 運動機能の改善は難しく, 注意障害や半側空間無視なども高度に残存することが予想された.

回復の見込みとして, 急性期退院時の画像からも広範な血腫残存がみられ, 意識レベル低下・発動性低下も遷延しているが, 今後の経過で血腫の消退などによる発動性の低下の改善などは期待されると考えられた.

理学療法プログラム (図3)

1. 臥位・座位保持の困難症例

意識障害・重度高次脳機能障害が遷延し, 座位保持も困難な症例に対し, まず何を行うか？

> **ターニングポイント❶**
> 入院〜初回カンファレンス
> ・重度麻痺・高次脳機能障害遷延例に対し, まず何を目的とするか？
> ・身体機能回復目的？
> 　(関節可動域練習・筋力運動・麻痺の回復)
> ・基本動作能力回復目的？
> 　(寝返り・起き上がり・移乗動作練習)
> ・姿勢保持能力回復目的？
> 　(ベッド上・車いす座位保持練習・周辺物品の調整)

回復期リハは麻痺肢運動回復や認知・高次

脳機能回復の治療が主となり，身の回り動作など生活に直結する動作や作業の直接的な練習が可能となる．特に原疾患のリスクがあり，臥床時間が長い症例ほど原疾患の影響に廃用の影響が加算される．しかし，本症例のような重症例の場合は臥位・座位が不安定なため，病棟での安静度を上げにくい．加えて，意識障害，注意障害，半側空間無視やPusher現象などの高次脳機能障害により，自身の身体や空間の定位が行えず，不安定な姿勢（車いすからのずり落ち），危険な体位や動作（ベッド上での頸部過伸展など）から，外傷や褥瘡，誤嚥などの二次的なリスクも惹起してしまう．これに対し，ベッド上の姿勢の工夫，車いす座位の獲得を目指す必要がある．安全な姿勢保持などを各職種で共通理解するために情報共有し，できるだけ早期にリハ以外の生活を含めて安定して，本人が意識的・無意識的に実施できる体位・動作の獲得を目指す．

2．身体機能へのアプローチ
　―姿勢・基本動作の安定を目指す―

　理学療法では頭頸部の定位と座位姿勢の安定性向上を目標とした．臥位姿勢で頭頸部の位置によって過剰な頸部の筋緊張がみられたため，正中軸を意識できるようにベッド上で頭頸部・体幹の回旋運動や側臥位になることで左右への荷重感覚の促通を行った．また，過度にトータルな伸展活動がみられたため，両下肢を介助で徐重しながら股関節屈曲運動を実施し，伸展活動の抑制につなげた．そのことで，臥床時の頭頸部のアライメントの改善や呼吸状態の改善につながった．さらに，頭頸部アライメントと接触支持面からの感覚入力が改善したことで，正中軸の身体感覚向上に寄与した．

　座位保持安定のため，背臥位から側臥位になる動作において非麻痺側上下肢の過活動を緩めながら on elbow になるよう練習し，押し返しの軽減や右側への重心移動および右股関節の自由度改善を図った．これにより，右上下肢の過活動軽減とともに背臥位から座位姿勢への移行が円滑となった．

3．高次脳機能障害へのアプローチ

　半側空間無視やPusher現象など高次脳機能障害に対しては，右側への注意偏向を抑えるための情報の遮断や刺激入力による過活動の抑制を図りながら実施した（右側壁設定での座位練習や練習場面を外部からの刺激の少ない病棟訓練ベッドで行う，前方にテーブルや枕を置き，頭部・体幹を載せるなどして安定性を保障，視覚刺激を遮断）．また，上記，身体機能へのアプローチのなかでも背臥位〜側臥位〜パピーポジション〜腹臥位への移行など（図4）で，視覚や聴覚への外乱刺激の制限や上下肢過剰活動の低減を図り，半側空間無視，Pusher現象による姿勢調制や動作遂行困難の低減を図った．このように選択的な注意を意識した取り組みが，余計な活動を軽減し練習効果を高める．

4．車いすやベッドなど環境へのアプローチ

　回復期入院初期の理学療法による四肢機能・姿勢安定性の改善に合わせて，病棟レベルでの離床・摂食機能改善を促すため，車いすの調整と環境調整を行った．具体的には褥瘡予防・座面安定化を図るためのエア・モールドタイプのクッションの適用（図5），身体寸法への適合や安定した座位が可能となるようにセミモジュール型・背張り調整可能な車いすの適用，麻痺側上肢の自重免荷や麻痺側の側方への重心虚脱に対するオーバーテーブルの適用を行った．

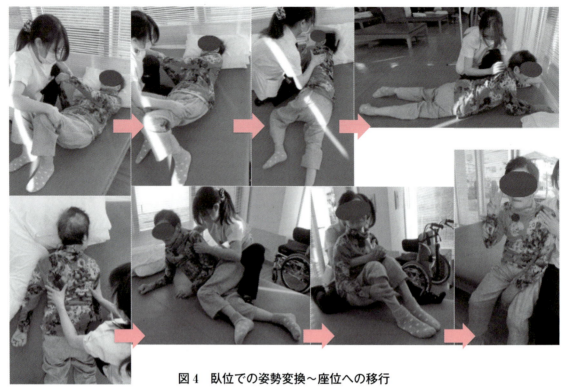

図4　臥位での姿勢変換〜座位への移行

頸部伸展，非麻痺側上下肢の過剰活動（Pusher現象），麻痺側の認識低下，空間認識の低下の改善を目的とした臥位姿勢変換練習．麻痺側上下肢の自重免荷，関節安定性を保障しながら側臥位へ移行，非麻痺側へ荷重した状態で頸部屈曲〜パピーポジションに移行し，体幹前面筋の活動を促す．腹臥位でリラックスと呼吸リズムに合わせた胸郭運動，体幹筋活動，身体への感覚入力を行う．視覚刺激は遮断し，注意転導を避け，身体感覚の入力を促す．これらの練習の結果，on elbow から座位への移行の際，非麻痺側による押し返しなどは軽減がみられた．座位で自己身体の認識を高める．端座位では非麻痺側上肢の挙上やコントロールがみられる．

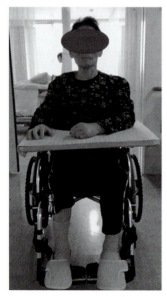

図5　エア・モールドタイプのクッション

理学療法経過

経過で臥位・座位での頸部の伸展・右回旋偏位や右上下肢の過活動が徐々に軽減し，座位保持の介助量軽減や安定した座位保持時間が数秒〜数十秒可能となった．落ち着いて座位保持や座位での非麻痺側上肢操作が可能になり，起立・移乗動作の介助量軽減に向けた理学療法を展開した．自力で起立動作や姿勢保持は困難なため，移乗動作時の協力動作獲得の練習を行った．右上肢は姿勢保持のため支持物につかまると離すことが困難であり，支持・把握することで連合反応が強まり，座位から左下肢は足底接地困難であり，この移乗動作の繰り返しは左上下肢の屈曲拘縮を招

く．そのため，介助者に手を回し過剰な努力をせずにできることを目指した．治療として背臥位で左上肢を誘導し，左上肢に注意が向くよう両手を組み正中軸での選択的な上肢運動を促し，左上肢の引きこむ抵抗がなく動作可能になってから，正中を越えての上肢運動・体幹回旋や寝返りを実施した．座位では机上でのワイピングや空間操作を伴う輪入れなどを行った．課題には，発動性や認知的要素を伴うようなことを取り入れ，姿勢の安定化はセラピストがコントロールしながら行った．

体の正中を交差してリーチ動作が座位姿勢で可能になり，座位バランスが安定してきた．そのため，移乗動作時にセラピストの声かけで介助者に手を回すような正中を越えての運動が可能になり，麻痺側後方への崩れが軽減し，左下肢が接地した円滑な移乗動作が可能となった．

転帰先決定

> **ターニングポイント❷**
> 家族による介護・外出体験，本人・家族による希望の決定
> ・その後のリハの方針は？
> ・自宅退院？　⇔　施設入所？
> ・⇒動作練習・介助指導？　家屋評価・改修指導？
> 　福祉用具選定・調整？　外出・外泊の調整？

転帰先決定には家族の意向が大きく関与する．入院時から家族は強く在宅復帰を希望され，協力的であり，家屋も改修可能な持ち家であった．しかし，入院時の家族ニードは，歩けるようになってトイレに一人で行けることを希望しており，症例の現状からは遥かに高いニードであった．早い段階で家族へのムンテラを実施し，家族に病状を理解していただいた．理学療法士は介助量軽減を目的とした身体機能面の改善，早期からの介助指導・外出体験を家族に実施し，本人と家族に介助を体験してもらうことで，介助方法の習得と大変さを理解していただいた．

このように在宅復帰が現実的であるかどうかを一緒に考えたうえで，在宅復帰への準備を開始した．発症後，3カ月（回復期入院後2カ月）で理学療法士見守りのもと，家族の介助での起居・移乗が可能となり，家屋状況評価や自宅での動作指導を行い，自宅への外出や外泊が可能となった．自宅での生活や介護を実際に行うことで，日内・日差変動や1日の介護イメージを持つことは，在宅復帰に向けて非常に重要な事項となる．

その後の経過

初期の予測で本症例は回復期転院時，意識障害遷延，重度運動麻痺と高次脳機能障害を呈しており，経過においても顕著な運動機能・高次脳機能の回復はみられず，日常生活自立度の改善は難渋が予測された．しかし，座位の安定性向上を目的とした練習，車いす座位の環境調整などにより，端座位保持が軽度介助～わずかな時間であれば見守りで可能となり，車いすへ移乗して食事や病棟でのレクリエーション参加などが可能となった．動作は依然として全般的に介助を要する状況であったが，起き上がり・移乗動作の際に非麻痺側上下肢による協力動作が得られるようになった．また，日常生活動作では顔拭き・整髪・飲水・上衣更衣・整容など馴染みがある活動であれば，協力動作や一部参加が可能となった．これにより，現在必要な環境調整を考案し，声かけ方法や安全な介助方法の家族指導が可能となり，在宅復帰について検討が可能となった．

症例を振り返って

重度の後遺症が予想される症例は，重度な麻痺のため限定された動きで可能な機能改善

を目的とした練習を実施し，活動・参加機会の拡充，介助量の軽減が図れるかを模索する．環境設定も機能を改善するための方法，代償的な調整方法を意識してアプローチする．また，これらの治療介入や環境設定が最大限の効果を発揮するために，他職種の介入場面や病棟での介助方法，家族の動作介助への参加に対して積極的に理学療法士は関与する．そのなかで，PTの関わりによって治療介入の効果が反映されているかを検討して，治療介入やその他に関わる手法を決定していく．

一方で，高次脳機能障害も残存し重度の障害を有する症例であっても，機能の回復や動作レベル改善の可能性について模索していく必要がある．そのためにも脳画像より回復の程度の予測は重要である．近年，重症患者に対しても活動度の高いアプローチ（免荷装置による立位・歩行練習，早期からの長下肢装具の利用など）や，機能的電気刺激・非侵襲的脳刺激法（反復経頭蓋磁気刺激，経頭蓋直流刺激など）なども開発されて，多くの臨床研究もみられる．このような研究の知見やガイドラインも参考とし，できるだけ回復の可能性を探って治療展開していくことが必要である．

Conclusion

　重度障害遷延例では離床機会の設定，安定した車いす座位姿勢，安全な摂食・嚥下が可能となるよう，動作介助方法や車いす座位環境の設定を多職種と協業のうえで検討し，共有する．

　画像所見や急性期の経過から予後予測する．重度障害の後遺が予想される症例では入院生活のリスクを考え，安楽な姿勢・生活動作が可能となるよう身体面・高次脳機能の評価，姿勢・動作を阻害する因子の分析，患者能力を最大限引き出せる課題・環境設定を行う．

　本人・家族への病状の理解を促し，転帰に合わせて円滑な退院が可能となるように援助していく．その際の理学療法士の役割は，患者の病状について家族に理解できるよう十分に説明を行い，介助が必要な場合は介助負担などについても理解を促すことである．家族の介助が必要な場合は，患者・家族にとって安全・安楽な動作や介助が可能となるように実地での動作・介助指導を行う．これらの取り組みが転帰を左右する場合もあるため，これらの取り組みについても多職種と情報共有を行い，円滑なマネジメントが可能となるように努める．

文　献

1) 二木　立：脳卒中リハビリテーション患者の早期自立度予測．リハビリテーション医学　19：201-223，1982
2) 永井将太，他：回復期脳卒中片麻痺患者における入院時重症度別のFIM運動細項目の経過解析．理学療法科学　25：1-6，2010
3) 植松海雲，猪飼哲夫：高齢脳卒中患者が自宅退院するための条件—Classification and regression trees（CART）による解析．リハビリテーション医学　39：396-402，2002

4 回復期における難渋例② —重症例の在宅復帰

山下浩樹[*1]

Key Questions

1. 運動麻痺や失語・失行が重度な患者に対する回復期病棟での理学療法とは
2. 自宅退院を実現するための多職種での家屋訪問・家族指導とは
3. 退院後の機能維持,向上を図るための関わり方や環境調整とは

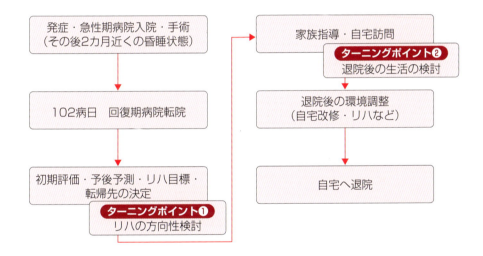

はじめに

『脳卒中治療ガイドライン2015』[1)]では回復期リハビリテーション(以下,リハ)において「転帰予測による目標の設定,適切なリハビリテーションプログラムの立案,必要な入院期間の設定などを行い,リハチームにより,包括的にアプローチすることが勧められる(グレードB)」としている.このチームに属する理学療法士に必要な役割として,「身体機能についての適切な評価・予後予測」,「患者のニーズの把握と目標設定(特に移動)」,「評価・予後予測に基づいた適切な理学療法プログラム設定および実施」,「リスク管理」,「ベッド上や車いすのポジショニング,杖・下肢装具など動作環境設定」,「他スタッフ(医師・看護師・作業療法士・言語聴覚士・臨床心理士・ソーシャルワーカーなど)との連携」,「退院後の生活に備えた環境設定(自宅改修・リハサービスなど)」,「退院前の運動指導および家族指導」といった多岐にわたる項目が

[*1] Hiroki Yamashita/いわてリハビリテーションセンター機能回復療法部

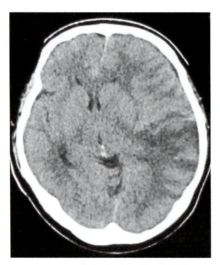

図1　発症直後（外減圧術前）

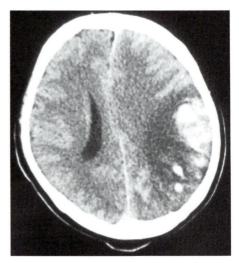

図2　発症直後（外減圧術前）

考えられる．回復期病棟で在宅復帰を目指す重症の脳卒中患者を担当する理学療法士が，以上のような役割を果たしながら，どのような思考過程を経て対応したのか，症例を通して考えてみたい．

症例報告

症例とした患者は48歳の男性であり，家族は妻と3人の子どもである（高校生，中学生，小学生）．自宅近くの写真店に夫婦とも勤務し，撮影の業務を行っていた．

自宅は，当センターから約100 km離れた岩手県沿岸地域にあり，3階建てで，居室は2階，寝室は3階であった．既往歴としては潰瘍性大腸炎（寛解），扁桃腺リンパ腫がある．仕事の傍らトライアスロンの大会に出場するなど活動的な生活をしていた．

現病歴は意識障害で発症し，急性期病院に救急搬送されていた．搬送時，JCS10で失語を認めた．CTでは左側頭頭頂部の出血を確認した．しかし，その日のうちに意識レベルが低下し，出血増大（出血性梗塞かprimaryの脳出血か不詳）と切迫脳ヘルニアを認め緊急手術（左前頭頭頂側頭開頭外減圧術）が行われた．その後は2カ月近く昏睡状態が続き，67病日目には頭蓋形成術を行った．

102病日目に当センター回復期リハ病棟に転院となった．転院前は右片麻痺と完全失語は残存しているが理解できる単語もあり，特に家族の話題時などに強く反応することがあったとのことであった．入院時の診断名は左脳出血であり，障害名は右片麻痺，失語症，失行症，摂食・嚥下障害であった．入院時の画像所見では，発症時の画像で左半球に広範な出血があり，脳ヘルニアを起こしており正中線が変位（**図1，2**）している状態が確認された．外減圧術後も広範な出血が残っていた（**図3**）．当センター転院時の画像では，発症からの経過が長く，血腫は吸収されているが，左大脳半球の広範囲に損傷が残存していた．左前頭葉の損傷は比較的少ないように見受けられるが，ほかの広範な損傷部位と情報をやりとりすることの困難さが見られ，機能的には左大脳半球の役割がほぼ失われていると判断された．また，大脳全体に軽度の萎縮も認められた（**図4**）．画像データからは回復が非常に困難と考えられたが，一方で年齢が若いこと，臥床期間が非常に長かったこと，および失語などの影響から現在持っている潜在的

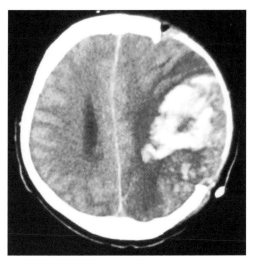

図3　外減圧術後

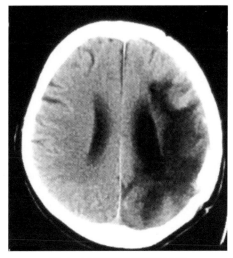

図4　回復期病院転院直後

な能力を十分に発揮できていないことなどポジティブな要素も考えられた．そのため，回復期病棟において日常生活動作を行いながら，脳の残存している機能を可能な限り賦活させていくことが重要と考えられた．

　急性期病院における理学療法について，担当理学療法士より「ベッド上安静の時間が長く，加えて右上下肢の筋緊張異常亢進や被動時痛が強く著しく活動が制限されていた．身体に触れることや左方への寝返りまでも拒否があった．89病日目より車いす乗車を行い，以降自発的動作や積極性が見られてきた．転院前には膝装具を使用して介助歩行練習を行った」という内容の申し送りを文書で受け取った．

1．理学療法初期評価と予後予測

　右半身の重度の麻痺に加え，筋緊張亢進および長期の臥床による拘縮もあり，ほぼすべての日常生活動作に介助を要する状態であった．さらに失語や失行も重度であり，コミュニケーションをとることが困難であり，本人としても新しい病院の環境に戸惑っている様子が見受けられた（**表1**）．

　退院時の機能予測については，当センターでは入院時の各種評価をもとに当センターで独自に作成した重回帰分析を用いた入院3カ月後予後予測式[2〜4]に当てはめた結果も参考としている．その結果によるとMOA（Motor Age Test：下肢体幹運動年齢検査）入院3カ月後予測スコア20.7カ月（つかまり立ち・手すりを使用した階段昇降ができるレベル），MFS（Manual Functional Score：上肢機能検査）入院3カ月後予測スコア15.0点（廃用手レベル），BI（Bathel Index）入院3カ月後予測スコア45.7点（介助レベル）であった．

　脳卒中における予後予測はこれまでさまざまなものが試みられてきた．しかし単一の施設で高い精度で予後を予測できる方法がつくられても，他施設の多患者群に対してはかなり精度が低下してしまうレベルであるといわれている[5]ことなどの理由により，「その予測精度，適用の限界を理解しながら使用するよう勧められる」[6]とされている．当センターでの例を見ると，本症例を含む40〜60歳代の入院患者については予後予測式より良くなる例が比較的多い．しかし，本症例は発症してから回復期病棟入院までの期間が当センター回復期病棟入院患者平均（約30日）より非常に長く，廃用症候群が見られること，脳の障

表1　初期評価のまとめ

①	意識レベル	JCS3（ぼんやりしていた）
②	コミュニケーション	失語症（全失語）Yes/Noの表出も不可．ある程度周囲の状況は理解できていた
③	筋緊張	頸部・体幹・四肢とも非常に高かった
④	関節可動域	頸部，背部，右肩甲帯・上肢に制限．両足関節の背屈制限
⑤	随意運動	頸部は緊張が強くほとんど自動運動が不可．麻痺側上下肢はわずかに動かすこと可
⑥	麻痺側筋力	廃用の影響あるが大きな筋力低下なし
⑦	Brunnstrom Stage	右：上肢Ⅱ，手指Ⅱ，下肢Ⅱ
⑧	感覚	表在・深部ともに重度鈍麻（観察上）
⑨	疼痛	右上肢に運動時痛
⑩	基本動作	すべての動作に介助必要
⑪	動作能力	MOA*7カ月（手すりなどにつかまりながら座位保持が見守りで可能）
⑫	ADL	BI（Barthel Index）0点
⑬	高次脳機能障害	全失語，失行，注意障害，半側空間無視（正面の物体について認識しにくいレベル）

*MOA：Motor Age Test（下肢体幹運動年齢検査）

害範囲が非常に広く，失語以外にもさまざまな高次脳機能障害が見られることから，今後運動機能の回復があっても退院後は日常生活動作で見守りが必要な場面が出現すると予測された．

2．理学療法プログラム

ターニングポイント❶
リハの方向性の検討
・本人の理解しやすいトレーニングの模索
・自宅退院か？　施設入所か？

本症例の特徴として大きく2つの問題が挙げられた．

1つ目は，昏睡状態が長く，全身的な廃用が進んでいたことであり，2つ目は，失語・失行などの高次脳機能障害が重度で，日常生活動作などの通常行う練習の理解や遂行が困難であったことである．1つ目の問題に対しては，バイタルサインをチェックしながら積極的に座位や立位を取っていくこととした．2つ目の問題については，前医でリハに拒否的な場面が見られたとの情報もあったが，転院後の新しい環境で本人の混乱が大きくなることも想定しプログラムを実施した．

具体的には，担当スタッフ間で本人の心理的状態を共有し合い，どんな動作の反応がよいのかを探っていった．動作練習などを実施しようとする際，説明に対してうなずく動作ははっきり見られたがYes/Noの判別がはっきりしないことが多く，その動作練習をやってよいのか迷う場面が多かった．ただ，練習を実施することについては拒否的な反応はほとんど見られなかった．『脳卒中治療ガイドライン2015』[7]では「認知障害に対するリハビリテーションには，損なわれた機能そのものの回復訓練と代償訓練がある．いずれも「日常生活活動の改善を目的とすることが勧められる（グレードB）」とされているが，本症例の場合に当てはめると，病院での生活への適応に関係のある日常生活動作に特化した基本動作練習をすることが非常に大切であったと考えられた．本人に理解のできない練習をしようとしても失行が強く実施できない，またはセラピストが意図した動きとは違う動きとなってしまう場合が多く見られた．そのためプログラムは，頸部のコントロールやストレッチングなど座位・立位保持，歩行に必要なコンディショニングと起居移乗練習などの日常生活動作を中心に，手すりやベッドサイド，トイレなど何をするべきか本人がわかりやすい場所や状況をつくりながら時には家族を交えて実施していくこととなった．

3．自宅退院の方針決定と課題への対策

入院約1カ月後（130病日目）にリハ担当

課題① 患者の現状・今後についての家族の理解
- 医師からの面談などでの説明
- 病棟生活やリハの見学などでイメージを持っていただく

課題② 退院時の介助量が大きいと予測されること
- 可能な限りの日常生活動作能力の向上
- 家族(妻・子ども)への介助方法の指導

課題③ 家屋改修が必要と思われること
- スタッフによる家屋訪問の実施
- 介護保険などを利用し,特に2,3階への移動方法の検討

課題④ 妻が日中仕事のため不在となること
- デイサービスなどの利用
- 職場で日中過ごすことが可能か検討

課題⑤ 退院後のリハ継続の体制づくり
- 介護保険制度などを利用する.特に岩手県沿岸地域で言語のリハを受けられるか?

図5 自宅退院に向けた課題と対策(入院1カ月時点)

者会議が行われた.退院後も介助量がかなり多いことが見込まれ,日中仕事をしている妻の事情などを考えると一般的には施設入所の検討も必要と思われるケースであったが,家族の希望は自宅退院だった.介護負担が大きいことは妻もかなり理解していたようであるが,3人の子どもとの生活に夫がいることが大切であること,自宅での回復に期待したいこと,各スタッフなどから介助方法,介護保険などのサービス利用について説明があり,施設入所せずとも生活できるイメージをある程度持てたことが,自宅退院を希望する背景として考えられた.

その希望を踏まえ,自宅退院に向けた課題と対策が話し合われた(図5).

4.理学療法経過

1)入院初期(転院から1カ月程度:発症から約102〜132病日)

廃用の影響が考えられたため,まず積極的に座位を取った.看護師や作業療法士と協力し車いすに座る時間を長くし,自力での食事摂取を図った.ぼんやりとしていることに加え,失語や半側空間無視などの高次脳機能障害の各種症状が出現しており,入院している場所に慣れるための関わりが必要であった.

座位時は,頸部が下に向いた姿勢となり,頸部の筋緊張が非常に強く他動的に動かすことが困難であり,さらに身体の右側をうまく認識できず,右上肢を左手で探すが触れないなど半側空間無視や失行の症状も顕著だった.そのため頭頸部を自分で動かして視覚を利用した周囲の状況把握ができる身体コンディションとすることが必要と考えられた.理学療法士は背臥位で頸部のリラクセーションやマッサージを行いながら,自分で頸部をコントロールできる座位姿勢がとれるよう関わった.

入院初期は,以上のような自分で動けるための身体的・精神的な準備をするためのプログラムを行う段階が必要であった.起居移乗は入院時は麻痺側に倒れる傾向が強く,移乗は介助者2人で行っていたが,この期間内で,脇を支える程度の軽介助レベルへと改善した.また,入院時は排尿は失禁状態であったが,10日目頃から促しで尿器への排尿ができたこともあり,看護師,作業療法士と共にタイミングを図りながらトイレでの排尿練習を開始した.

2)入院中期(転院1カ月頃〜3カ月頃:発症から約133〜193病日)

座位は頸部が左に傾くものの下を向かなくなり,安定して動かせる状態にまで改善があった.起居動作はベッド柵につかまり起き上がることが可能となっており,移乗動作も麻痺側のブレーキ忘れは最後まで残存したが立ち上がりなどの介助量は軽減した.

一方で立位は,右半身の緊張が強く,右足関節背屈の可動域制限(−10°〜−20°程度)のため踵が浮いてしまい右足部に荷重できない状況であり,本人用長下肢装具(発症164

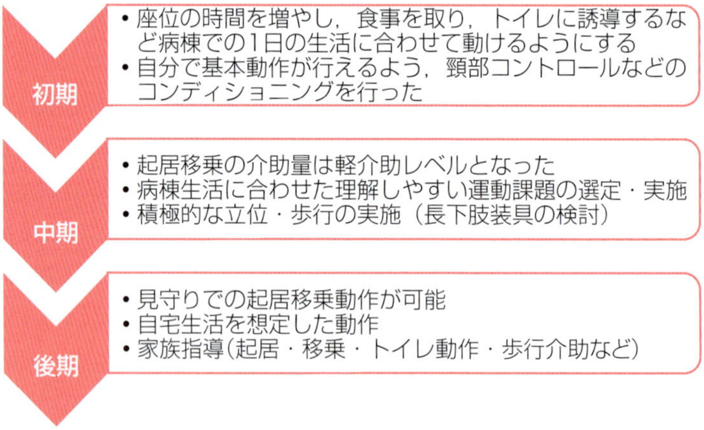

初期	• 座位の時間を増やし，食事を取り，トイレに誘導するなど病棟での1日の生活に合わせて動けるようにする • 自分で基本動作が行えるよう，頸部コントロールなどのコンディショニングを行った	
中期	• 起居移乗の介助量は軽介助レベルとなった • 病棟生活に合わせた理解しやすい運動課題の選定・実施 • 積極的な立位・歩行の実施（長下肢装具の検討）	
後期	• 見守りでの起居移乗動作が可能 • 自宅生活を想定した動作 • 家族指導（起居・移乗・トイレ動作・歩行介助など）	

図6　理学療法経過

表2　退院時評価のまとめ

①	意識レベル	JCS3（ぼんやりした印象は軽減したが残存）
②	コミュニケーション	失語症（全失語）Yes/No はある程度理解可．ある程度周囲の状況を理解して反応できた
③	筋緊張	頸部・体幹・四肢とも非常に高い状態が残存
④	関節可動域	頸部，背部，右肩甲帯・上肢に制限．両足関節の背屈制限
⑤	随意運動	頸部のコントロール可．麻痺側上下肢はわずかに動かすこと可
⑥	麻痺側筋力	筋力増強あり．立ち上がりなどの動作が力強くできるようになる
⑦	Brunnstrom Stage	右：上肢Ⅱ，手指Ⅱ，下肢Ⅱ
⑧	感覚	表在・深部ともに重度鈍麻（観察上）
⑨	疼痛	特に苦痛の訴えなくなる
⑩	基本動作	起居移乗はほぼ見守りで可能（手順などの確認が必要）
⑪	動作能力	MOA 8カ月（座位保持可，つかまり立ち可）
⑫	ADL	BI 20点（食事・移乗・車いす移動で加点）
⑬	高次脳機能障害	全失語，失行，注意障害，半側空間無視（正面の物体について認識できてきた）

日に作製，両側支柱付きダブルクレンザック，膝はステップロックで膝当て付き・踵補高）を作製した．

歩行練習は長下肢装具を使用し，ウォーカーケインや4点杖で実施した．右上下肢の筋緊張が非常に強く，随意運動が困難で，左への重心移動もしにくく，右下肢の振り出しに介助を要していた．ただ，歩行練習は本人にとって理解しやすい課題であり，休みを入れながら積極的に実施した．

3）入院後期（3カ月頃～退院時：発症から約193病日以降）

起居移乗動作はブレーキ・フットレストの忘れがあるなど，危険に配慮できない部分が残存し見守りが必要であるが，動作自体はほぼ自分で行えるようになってきていた．

一方で右上下肢は非常に緊張が強い状態が続いていた．うまく自分の身体がイメージできていない様子もあり，随意的な運動は時々見られるが，実用的でない状態が続いていた．

立位は足関節の可動域制限があり麻痺側にほとんど荷重できないが，手放しで可能となった．歩行は長下肢装具を使用し，自分で麻痺側を振り出せることもあるが，緊張が強く下肢が出にくい状態は残存していた．しかし，家族（妻，子どもたち）とも歩行介助の練習を行うことが可能となった．自宅を想定して階段練習も手すりを使用して数段程度実施したが，右下肢の振り出しを介助する必要があり，介助者が2人必要な状態で実用的な

状況とはならなかった（**図6**，**表2**）．

5．リスクについて

1）てんかんの発作

脳出血後にてんかんのリスクは高まるが，特に発生関連因子のうち最も重要なことは，病巣が皮質に波及することである[7]．本症例では皮質を含む広範な出血があり，入院中計5回てんかん発作が起きた．発作当日はリハ中止の指示が出たり，酸素吸入を行うなどして数日間積極的なリハが行えないなどの出来事が退院直前まであった．そのため，入院中，抗けいれん薬のコントロールを続けた．副作用として眠気やふらつきが起こる可能性もあったが，症状を観察し，適宜休息をとるなどし，トレーニングは大きな支障なく経過した．実際には理学療法中に発作は起きなかったが，発作時にはすぐに対応できる体制を取っていた．退院後，発作が起きた際の対応については医師より家族に対して半うつぶせ位を取る，場合によっては救急要請をするなどの指導があった．

2）危険行動

自分でベッド柵を外す，ベッドからの転落などがあり，家族の了承を得て離床センサー・センサーマットを退院時まで使用していた．

6．他職種のアプローチと協業

作業療法では車いすのポジショニング・調整，食事・トイレ・入浴など生活動作への介入，仕事に関連した趣味でもあるカメラを使用した撮影練習，自宅環境の設定などを行った．

言語療法は入院当初あった嚥下障害への対応も含めた食事場面の介入や言語関連の練習を行った．心理療法では，カメラの使用など病前の仕事や趣味などを通しての意欲の向上，パズルなど机上の課題を行いながら高次脳機能障害の評価と治療を行った．

病棟看護師は，日常生活動作の実施や空き時間を利用した立位練習などのトレーニングを各職種と相談して計画を立案し実施した．

退院に向けて各職種が分担して家族への介助指導を行い，特にトイレ動作については，タイミングがつかみにくかったことや介助量が多かったことから，看護師・作業療法士と連絡を取り合い，臨機応変にトイレ動作の練習を繰り返した．理学療法士は起居移乗動作，歩行・階段練習（装具の装着を含む）を主に実施した．

患者に対し，どのような対応がよいかわかりにくかったことや体調が安定しないことも多かったため，病棟生活の様子や指示理解の程度，トレーニングについての反応や声かけの方法，家族指導の内容など日々の変化を頻繁に伝え合い，情報共有をした．特に失行や保続といった症状が強く，物品の操作などが非常に困難な場面が多かったため，本人にとって比較的理解しやすい道具と思われたカメラを使用するトレーニングを多職種協働で行うこともあった．車いすに乗車し，病院内各所での写真撮影を試みた．左手で操作しやすいカメラが存在せず介助が必要ではあったが，入院中うまくシャッターを押せる場面もあった．各職種からソーシャルワーカーに現状を伝え，退院後のサービスのイメージをつくっていった．

7．自宅訪問・家族指導・退院調整

> **ターニングポイント❷**
> 退院後の生活の検討
> ・エレベーターか階段昇降機か？
> ・寝室は1階にすべきか？
> ・日中は職場で過ごせるか？

1）自宅訪問（患者，医師・看護師・理学療法士・作業療法士・ソーシャルワーカー）

自宅は当センターから自動車で2時間以上

かかる太平洋沿岸部であり，てんかん発作などのリスクもあり，リハスタッフ・ソーシャルワーカーが訪問する通常の自宅訪問ではなく医師・看護師も同行する訪問となった．さらに自宅には，家族のほか，地元のケアマネジャー（介護認定調査を行うため），建築士，福祉用具会社担当者も集まった．

退院時の移動方法として歩行は実用的なものでなく，車いすでの生活を想定し，玄関・トイレなどでの動作確認を行った．また，**通常は外出などの利便性を考えベッドを1階に置くことを提案したが，家族の希望で，日中過ごす場所が2階で寝室が3階となることから**，自宅内エレベーターの設置検討を行った．自宅新築時にエレベーター設置スペースを見込んだ設計をしていたとのことで設置可能と思われたが，後にスペースがわずかに足りないことが判明し，階段昇降機の導入を図ることとなった．

2）職場訪問

妻（と本人）の職場に実際に訪問した．日中を妻や従業員の見守りのなか車いすで過ごすことを想定し，エレベーターやトイレの使用など環境の確認を行った．

3）家族指導・外泊

食事・起居・移乗・自動車への乗り降り，トイレ・入浴動作などの指導を行った．入院中，病棟内の個室に妻も泊まり，その際に各職種がスケジュールを組み，集中的な指導を受けた．その後，自宅への外泊も実施した．

4）退院後想定した生活

要介護4の判定となり，通所・訪問リハと当センターでの外来リハを当面併用の予定とした．家族（特に妻）の負担を減らすため，デイサービス・ショートステイなどを利用していくこととした．また，退院後の生活に慣れた時点で日中は職場で過ごすことも検討した．

8．退院後の経過

退院後の自宅生活の環境調整（改修・通院，通所・訪問リハなど）を行い，発症から289日目（当センターに187日間入院）に自宅退院となった．家族の支え，年齢的に若いこと，比較的楽天的な性格の部分もよい方向に働き，退院後，長期にわたって回復が続いた．家族の見守りのもと，日常生活動作を行っていたこと，主に介護保険サービスを利用したリハを実施していたこともあり，歩行能力は向上していった．退院時はほとんどできなかった右上下肢の随意運動が可能となってきたことから短下肢装具を再作製し，退院して1年後には4点杖での見守り歩行が短距離であるが可能となった．また，自宅内の移動も階段昇降機を使わず，家族の介助で手すりを使って昇降するようになった．

東日本大震災時は，自宅は2階まで浸水し（大規模半壊），階段昇降機も使用不可能となった．本人はデイサービス通所中で無事であったが，津波を避けるため，より高いところへの避難を繰り返すうち，介助者と離れてしまい，しかも失語症のため自分の名前を話せないこともあり，一時行方不明になるという事態も発生した．そのことを聞き，緊急時にどのような避難体制をとるのかあらかじめ決めておく必要を痛感した．発症から8年ほどたった現在，自宅内は杖歩行などでほぼ自立しているが，上下肢の痙性が強くいわゆるウェルニッケマン肢位となっているため，当センターに短期入院してボトックス治療を行うなど，さらなる機能向上を図っている．現在も言語面は理解や発話が困難であるが，Yes/No反応はかなり明確となり，家庭内では父親としての役割を果たし，家族とも良好な関係で過ごしている．また，3人の子どもたちもそれぞれ進学し，将来的には，父親の病気の経験をしたこともあり，さまざまなハンディキャップを持つ人の役に立ちたいとい

う思いで勉学に励んでいるとお聞きしている．

9．症例を振り返って

入院中は廃用や失語，失行の影響が大きく，運動麻痺についても日常の様子からは潜在的な能力は残存しているように思われたが，本症例に対し理学療法士としてうまく動きを引き出すことができなかったという思いが強かった．その一方で自宅に帰ってから，長期にわたって回復が続いている．自宅という慣れた環境で動きを引き出せたのは，本人のあまり"気に病まない（担当医談）"性格の部分と妻と子どもたちのサポートが非常に大きかったと思われる．転倒もよくあったとのことだが，危険があることを承知しながらも本人が動作することを妨げず，家族が自然と見守る環境が大きな要因となったのではないかと考えられる．

退院後，時々通院してくる患者と家族の姿（**図7**）を見ながら，関わったスタッフとは「入院中はここまで回復するとは予測できなかった．もし退院先が施設であったらここまでよくならなかっただろう」という見解で一致した．「脳卒中患者・家族に対し，組織された医療チームによる教育を行うと，患者・家族に

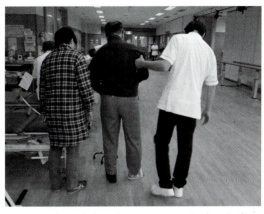

図7　自宅退院後　当センターに来院した際の歩行（4点杖）

対する知識は増加し，それにより満足度や家族としての機能も高まった」[9〜11]，「リハビリテーション入院期間に患者・家族へ行われる指導は，その後の1年間において有効である」[12]といった研究もあるが，重度で発症からの経過の長い患者に対して，長期の回復の可能性を考慮し，たとえ入院中には大きな改善が見られなくとも，ある程度日常生活動作が行える状況まで練習し，家族にも知識や技術を持っていただくなど，回復の可能性のある環境をつくりつなげていくこと，退院後も外来などでフォローしていくことの大切さを学んだ症例であった．

> ### 🔓 Conclusion
>
> 本症例のような脳の損傷範囲が広く，昏睡状態が長いなど重度の患者では，急性期に積極的なリハが行えず，回復期病棟入院までの期間が長くなりがちである．本症例は回復期病棟での環境への適応や日常生活動作の理解など，難渋する部分が多く，入院中大きな改善が見られたとは言いにくい例であった．その一方で，退院先の環境を各職種で考慮し，改善の可能性を残した体制をとることで長期的な改善が起こりうるケースであった．家族の自然なサポートの中に機能改善の大きなヒントが埋まっていると考えられ，今後，重症者の対応をする際に，重視しなければならない部分であると思われた．

文　献

1) 日本脳卒中学会脳卒中ガイドライン委員会（編）：脳卒中治療ガイドライン2015．協和企画，2015，pp281
2) 高階欣晴，他：いわてリハビリテーションセンターにおけるMOA予後予測式作成の試み．第10回岩手県理学療法士学術集会抄録集，2007
3) 照井恵利香，他：いわてリハビリテーションセンターにおける入院3ヶ月後MFS予測式の検証．平成20年岩手県作業療法学会抄録集，2008
4) 前山裕樹，他：いわてリハビリテーションセンターにおけるBI予後予測式作成の試み．第11回岩手県理学療法士学術集会抄録集，2008
5) 道免和久：脳卒中における予後予測．臨床リハ　**7**：347-354，1998
6) 日本脳卒中学会脳卒中ガイドライン委員会（編）：脳卒中治療ガイドライン2015．協和企画，2015，pp275
7) 日本脳卒中学会脳卒中ガイドライン委員会（編）：脳卒中治療ガイドライン2015．協和企画，2015，pp309
8) Bladin CF, et al：Seizures after stroke：a prospective multicenter study. *Arch Neurol* **57**：1617-1622, 2000
9) Lincoln NB, et al：Evaluation of a stroke family support organizer：a randomized controlled trial. *Stroke* **34**：116-121, 2003
10) Forster A, et al：Information provision for stroke patients and their caregivers. *Cochrane Database Syst Rev* 2012 Nov 14
11) Bhogal SK, et al：Community reintegration after stroke. *Top Stroke Rehabil* **10**：107-129, 2003
12) Kalra L, et al：Training carers of stroke patients：randomised controlled trial. *BMJ* **328**：1099, 2004

脳卒中理学療法士に期待すること

4 医療ソーシャルワーカーの立場から

河宮百合恵[*1]

　これまで幾人の脳卒中患者さんと出会ってきただろう．改めて回復期における脳卒中患者さんへの一連の支援を振り返ってみると，重要なポイントがあることに気がついた．回復期においては，特に多職種チームでのアプローチが重要視されるのだが，実は，これから患者さん自身が主体的に生きていけるか否かの鍵を握っている職人が存在するということに気がついた．

　脳卒中の患者さんは，ある日突然に360度の人生の転機に見舞われる．急性期病院のベッドの上で意識が戻ったとき，自分の意思では起き上がることもできず言葉を発することもできない体になっている．何が起こったのか，本人も家族も混乱の中，「早期に専門的なリハビリを継続することが回復への道です」と医師に告げられ，あれよあれよという間に回復期リハビリテーション病院へ転院することになる．医療ソーシャルワーカーとして，回復期リハビリテーションへの受け入れの面談を行ってきて気がかりなことは，患者さん本人と家族が専門的なリハビリテーションを受ければ元の生活に戻れると信じ，万能の神様「リハビリ」に希望を託して転院して来られることである．脳の画像を前に「元どおりには戻りませんよ」と説明されてもなおである．

　重要なポイントは，回復期リハビリテーションを開始するときに誰とともに歩き始めることができるかである．単刀直入に言えば，患者さんが信頼できる理学療法士さんに出会えるかどうかが患者さんの今後を大きく左右する鍵になると思う．周りには同じ症状の患者さんたちが同じようにリハビリテーションを受けており，隣には自分のためにリハビリテーションプログラムを用意し温かく見守ってくれる担当の理学療法士さんがいる．ここに至ってはじめて，患者さんは心を開いて自分の身に起こった状況を認識することができる．患者さん自身が病気を認識し，障害を受容し，回復に立ち向かっていく意欲を持てるか否かが，これから先，主体的に生きていけるかを決定するのだと思う．この役割を誰が担うのか．理学療法士さんでしょ！

　医療ソーシャルワーカーとして理学療法士さんに期待することは，基本動作能力の回復や獲得を目指してリハビリテーションを行う専門家としての技術力に加えて，リハビリテーションを展開していく中で，コミュニケーション力と人間力とそしてプラスアルファの力を駆使して，患者さんがリハビリテーションに立ち向かう力を引き出していただくことである．そして，いつものように「どこまで回復しますか」の質問に，やさしく予後評価をしていただくことである．

　医療ソーシャルワーカーは，患者さんや家族からあれこれとリハビリテーションの進捗状況を報告していただくことも多い．「リハビリの先生がこう言われ，こんなことを工夫してくださって，ここまでできるようになった」などと聞くと，リハビリテーションが順調に進んでいるのだなと感じるし，これから生じる課題についてもきちんと受け止めてくださるだろうと思うのである．

[*1] Yurie Kawamiya／医療法人社団たかし会尾鍋外科病院地域医療連携室

第5章

生活期につなげる
回復期理学療法

　日本の医療制度では病期別に引き継ぎながら理学療法を提供することが主流となっており，生活期を経験したことのない理学療法士も多い．本章では病期間でどのように理学療法をバトンタッチすべきか，回復期・生活期各々の立場からその課題と取り組みについて紹介していく．

1 回復期からの提言

友田秀紀[*1]

> 🔒 **Key Questions**
> 1. 回復期のここを理解してほしい
> 2. 生活期の理学療法士にお願いしたいこと
> 3. 回復期における施設間連絡書のあり方とは

はじめに

2000年4月の診療報酬改定により、特定入院料に「回復期リハビリテーション病棟入院料」が設けられ15年余りが経過し、この間の診療報酬改定とともに回復期リハビリテーションの医療体制が数段に進歩を遂げている。また回復期理学療法においても徐々に体系化されつつあり、疾患の自然治癒過程にある回復期理学療法を実践していく中で、筆者は、

1. いかに早く身体機能、活動レベルを高めることができるか
2. いかに動作のパフォーマンスを高めることができるか
3. 獲得したスキルを「いかに日常生活で活用できるか」

の3つの視点が重要だと考える[1]。

以下に3つの視点について簡潔にまとめ、さらに回復期から生活期につなげるマネジメントについてのポイントを述べる。

[*1] Hidenori Tomoda/医療法人共和会小倉リハビリテーション病院

回復期理学療法の視点

1. いかに早く身体機能、活動レベルを高めることができるか

1) 予後予測

回復期においても、入院早期より予後予測を行い、リハビリテーションプログラムを計画することが重要とされている。理学療法士として移動能力に関する予後予測を行う必要があり、さらに歩行が自立するまでの期間を予測することは、リハビリテーションの治療計画立案において不可欠である。当院の調査では、「退院時の移動手段として歩行が可能になる」とゴール設定している症例に関して、屋内歩行が自立すれば入浴動作を浴室で練習でき、退院前訪問を計画する目安となる。さらに活動レベルが高い症例は、屋内歩行が自立してから3週間後に屋外歩行が自立し、その1週間後に退院となる（図1）。よって歩行に関するゴール設定は、ADLの治療時期・方法、退院前訪問や退院の時期などにも影響を与えるため極めて重要である。

筆者らは、脳卒中患者において屋内歩行が自立するまでの期間を「認知症、深部感覚障

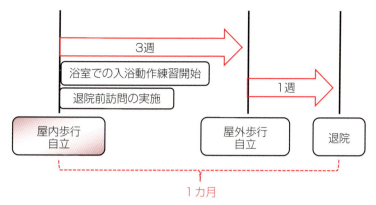

図1 当院での歩行自立者の退院までの流れ
屋内歩行自立後,約1ヵ月で退院となる傾向にある.

表1 歩行自立予測パターン

パターン	深部感覚障害	認知症	座位能力	立位能力	予測日（日）	80％予測区間（日）
1	なし	なし	自立	自立	22.5	3.8～42
2	なし	なし	自立	見守り	50	8.3～98
3	なし	なし	見守り	見守り	87.1	16～162
4	なし	なし	自立	介助	111.4	20～220
5	あり	なし	自立	見守り	72	13～128
6	あり	なし	見守り	見守り	125.3	25～237
7	なし	あり	自立	自立	38.5	7.4～72
8	なし	あり	自立	見守り	85.7	16～164
9	なし	あり	見守り	見守り	149.1	26～278
10	あり	あり	自立	自立	55.4	9～106
11	あり	あり	自立	見守り	123.3	21～229

害の有無,座位能力,立位能力」の4項目から予測できる11パターンからなるモデルを構築した（**表1**）.例えば,パターン1の深部感覚障害の有無（0：なし）,認知症（0：なし）,座位（1：自立）,立位（2：見守り）の場合の屋内歩行が自立するまでの予測日は22.5日,80％予測区間は3.8～42日となる.予測式の予測日はあくまで一般的かつ平均的な経過をたどる症例の予測日であり,患者によってはそれより早く自立する場合もあり,また反対に予測日より遅く自立する場合がある.この予測式ではこれらの個人差を考慮し,対象となる症例の80％が範囲内に収まるように予測式モデルを構成していることも特徴である.予測日はあくまで,最低限の目標であるととらえ,予測日が早まるようなアプローチの工夫を展開していきたい.

2）リハビリテーションプログラム

「いかに早く身体機能,活動レベルを高めることができるか」を実現するために効果的かつ効率的なリハビリテーションプログラムの実践が求められる.脳血管疾患の運動療法では,学習理論を用いたプログラムが展開されることが多い.その中でも動作を段階的に学習していくことが重要であり,動作を分節化した練習（ブリッジ練習,ニーリング・ステップ練習）,装具による運動自由度の調整,連続する動作（階段練習,自転車エルゴメー

タ）など練習課題を調整する．

　ここで重要なことは，プログラム内容の重複を避けることである．具体的には例えば，股関節周囲筋の筋活動の賦活を図るときに分節した練習のパターンを複数行うのではなく，より効果的なプログラムを1つに絞り込む過程が必要であり，このことがプログラムの効果判定につながると考える．また学習の保持効果は6～7割程度で獲得されるとされ，プログラム内容の6～7割が可能となれば次の難易度のプログラムに移行するのが望ましい．

2．いかに動作のパフォーマンスを高めることができるか

　動作が早く改善してもその動作が代償運動を伴った努力性の動作であれば，患者の先々の暮らしを考える中で歩行寿命を縮めるなどさまざまな不利益が生じてくる．

　回復期における運動療法のポイントは，正しい姿勢・運動機能を再学習することである．すなわち，姿勢・運動への誤った介入や不適切な環境により生じる過緊張・痛みなどの二次的症候を予防し，可能な限り神経機能の回復を促すことがポイントとなる．そのためには，正しい姿勢，運動方法を理解しておくべきであり，動作の効率性を高めていくことが重要となる．また，歩容などの動作パフォーマンスは，自然治癒力では改善されない部分であり，理学療法士の技と工夫によって諦めることなく関与することが期待される．

3．獲得したスキルを「いかに日常生活で活用できるか」

1）リハビリテーション室以外でのアプローチ

　実際の生活場面でのアプローチが重要であることが強調されて久しく，早出・遅出勤務を通じて病棟や屋外でアプローチすることが増えている．屋内レベルで歩行が可能でも，屋外になると気温・路面・交通量の変化などの要因から過緊張状態となり，屋内と比べてうまく歩けない患者が多くみられる．

　さらに高次脳機能障害のある患者の場合，公共交通機関の利用練習や買い物練習では，刺激量の多さから注意の分配が行えないために時間を要し，病棟生活だけでは見えない問題点が見えてくることがある．一般的なトレーニングと同様に，特異性，可逆性，過負荷の運動の3原則を考慮し，さまざまな場面で動作能力を評価し，アプローチすることが重要である．

2）チームアプローチ

　獲得した動作を日常生活に定着させるためには，他職種との密な情報交換を欠いてはならない．チームアプローチの原点として，回復に有益な提言を他職種に行い，協働して支援する必要があり，他職種と「場所と時間を共有すること」が重要となってくる．当院でのチームアプローチに関する取り組みを紹介する．

a．早出・遅出勤務

　当院では，早出・遅出勤務を活用して，病棟で実際の生活時間に理学療法士・作業療法士と看護・介護スタッフが一緒に練習しながら，その方法や注意点などを実演的に伝達・提言している．

b．毎朝・昼のミーティング

　回復期リハビリテーションスタッフは，毎朝・昼のミーティング（朝の申し送り，デイリーミーティング）で理学療法士・作業療法士・言語聴覚士がリハビリテーション進行状況とともに，動作能力，コミュニケーション能力などの変化を看護・介護スタッフに伝え，情報の共有に努めている．また，その場で看護・介護スタッフとともに患者の病棟生活におけるADLの安全性や自立度を検討し，ADL自立状況確認表（図2）を用いて主治医

ADL自立状況確認表

氏名_____様

日付	動作内容	時間帯および移動範囲・動作能力	サイン					開始日付
			リハ	主治医		保留コメント	看護・介護	
				了承	保留			

●確認しなければならない動作内容
移乗動作，車いす駆動自立，病棟歩行見守り導入時，歩行能力自立，日中・夜間の排泄動作自立，入浴動作自立，移乗を伴うセルフケアの自立は必ず記載する．

図2 当院の ADL 自立状況確認表

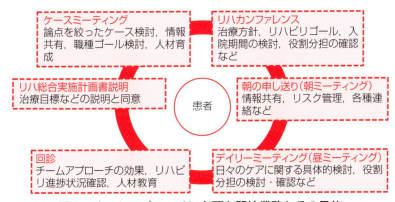

図3 チームアプローチに必要な間接業務とその目的

に相談するシステムをとっている.

c．チームアプローチに必要なその他の間接業務

早出・遅出など勤務形態も単一でない施設が増えており，複数の理学療法士で病棟全体の患者を担当するという施設が多い．人員が多いほど種々の情報などを共有するための間接業務が頻回に必要となる．それに加え，臨床経験年数が少ないリハビリテーションスタッフが多く働いている回復期において，間接業務を通して人材育成を図るような工夫が必要となってくる．図3にチームアプローチに必要な当院での間接業務とその目的を示す[2]．

暮らしにつなげる回復期リハビリテーション

生活期への移行に向けた当院での取り組みの一部を紹介する．

1．退院前・後の関わり

自宅退院を目指している患者においては，できる限り在宅生活を前提とした活動を行うことが原則となる．退院へ向けた関わりとしてまず退院前訪問を実施し，次のステップとして試験外泊を試行している．

1）試験外泊と退院前訪問

試験外泊時に留意することの一つに転倒がある．発症前の生活で可能だった動作・活動を同じように行ってしまい転倒してしまう場合がある．退院前訪問では家屋構造や福祉用具の評価だけでなく，生活に必要な動作・活動の安全性も十分に確認し，残りの入院期間で可能な限り善処しておく必要がある．

2）退院後訪問

当院では，退院後約1～2カ月後を目安に退院後訪問を実施している．入院時に立案した生活プランや住宅改修後の適合状態の評価とともに活動状態の評価を行っている．このことが入院中の援助のあり方を再考する機会となっている．

必要によってはケアマネジャーやサービス事業所と連絡をとり，ケアプラン見直しの提案を行っている．

3）退院後の活動量

退院後に，一過性に活動レベルが下がってしまうケースがある．屋外歩行が自立できていれば退院直後の歩行量が10,000歩を超える場合があり，退院後もこの活動量を維持していくことが必要であると思い込んでいる患者・家族も少なくない．このことから退院直前のリハビリテーションプログラム内容や量を検討するとともに，退院後の活動量について患者・家族へ説明することが重要である．高齢者の場合，退院後の活動量は，1日30分の中強度の3,000～4,000歩の歩行を週に5回継続することを提案している．

2．生活期の安定に必要な要素

当院の調査では，退院後1～3カ月間に退院患者の約4割において生活機能が変化しやすい傾向が示され，生活期への移行期における支援の重要性が確認されている[3]．筆者が行ったソフトランディングに関する調査（表2）では[4]，生活機能の低下群，向上群ともに先述の退院後訪問におけるモニタリングやケアプランの再調整が生活の安定化に寄与することが示唆され，回復期の守備範囲として退院直後のフォローアップにまで責任を持つべきであると考える．

また生活期へのソフトランディングを考える際には，浜村[3]が示すように（表3），それぞれの特徴，役割を理解し引き継ぐことが重要となる．

3．生活期につなぐ施設間連絡書

発症前と比べてADLや手段的日常生活動

表2 退院後の生活機能変化の特徴とソフトランディングに必要な支援

退院後の生活機能	特　徴	必要な支援
維持	・麻痺，高次脳機能障害なし ・基本動作，ADL自立	入院中の外泊練習と外出
低下	・基本動作，ADL介助 ・車いす使用	退院後訪問によるモニタリング
向上	・高次脳機能障害あり ・屋外歩行，入浴動作見守り	退院後訪問によるモニタリング

表3 回復期から生活期へのソフトランディング

1. 回復期が回復期としての役割を果たすこと
   - 機能障害の治療技術
   - 生活リズム獲得への支援
   - ADL〜IADL自立のアプローチ
   - 心を立て直すリハビリテーション
2. 回復期の限界を自認し，生活期へ依頼できること
   - 生活機能安定への道筋の提示
3. 回復期と生活期のつなぎがうまく行われること
   - 支援の要点の相互理解
4. 生活期が引き継いで役割を果たすこと
   - 生活機能安定化プランの確実な実施，目標達成

作（IADL：Instrumental Activities of Daily Living）が低下した患者には，再び生活を営むための準備が重要となる．回復期退院直後より安心，安全に生き生きとした生活を送ってもらうための一手段として施設間連絡書が重要となる．

1）連携パス

連携パスは，それぞれの病期における役割・機能に基づく情報と次のステージで活用できる情報が提供される．

2006年に大腿骨頸部骨折において，2008年には脳卒中における連携パスが診療報酬上で評価されるようになった．さらに2012年には介護報酬での連携の評価が加わり，現在では，連携パスはその意義が共有しやすいことや診療報酬上の後押しもあり，急性期，回復期，生活期の連携を推進するツールとなっている[5]．

2）入院時リハビリテーション要約

先に示した生活期へのソフトランディング（表3）のように生活期へのつなぎがうまく行われるためには，支援の要点の相互理解が必要となる．当院で使用している入院時リハビリテーション要約の中には，既往歴，生活歴，ADL・IADL状況，患者・家族のニーズ，現状の問題点，当面の援助目標など，全体としてのその人の人間像や障害像がイメージできる書式で情報提供している．

3）生活時間様式表

回復期の担当者間で症例の退院後の生活イメージを共有するために生活時間様式を使用している（図4）[2]．担当者間で作成にあたり，まず病院での生活状況をもとに1週間の生活時間様式表を作成する．これをサービス提供者にも提示しながら在宅生活で起こりうる課題をイメージしてもらい在宅復帰につなげている．

生活時間様式を検討する中で，サービスの提供をどのように行うかが焦点となりやすいが，サービスを利用しない日の過ごし方を整理し，意見を交わすことが患者・家族の生活の質の向上につながってくると考える．

4）書面でのやりとりの限界

連携パス，入院時要約などの書面という顔の見えない，一方通行の連携には限界があり，いつの間にか施設に入所していたり，利用サービスを中断していたり，生活機能が著しく低下していたりするケースも少なくないであろう．

		月曜日			火曜日			水曜日			木曜日			金曜日			土曜日			日曜日		
		本人	介護者	副介護者	本人	介護者	副介護者	本人	介護者	副介護者	本人	介護者	副介護者	本人	介護者	副介護者	本人	介護者	副介護者	本人	介護者	副介護者
am	0																					
	1																					
	2																					
	3																					
	4																					
	5																					
	6																					
	7																					
	8																					
	9																					
	10																					
	11																					
pm	12																					
	1																					
	2																					
	3																					
	4																					
	5																					
	6																					
	7																					
	8																					
	9																					
	10																					
	11																					
·本人項目	○起床(着替え·整容·口腔)○食事○排泄(トイレ)○入浴(入浴·保清·清拭)○就寝(着替え·口腔ケア)○通院·リハビリ○その他																					
·介護者項目	○身支度○家事(調理, 洗濯, 掃除, アイロン, ゴミだし)○介護(上記参照)○仕事(通勤, 仕事)○自由(屋内)○自由(屋外)○外出(用事)○教養·社会·交流活動○入浴○睡眠○サービス利用補助																					
·定期活動	○月間·その他の定期的活動(　　　　)																					

図4　生活時間様式表

表4　連携の基本

①連携は互いを知り，尊重すること
　　(パートナーシップの構築)
②連携の基本は信頼づくりにあること
　　(face to face の関係づくり)
③連携は互いの利点・欠点を理解しあうこと
　　(患者のニーズに即した相互扶助)
④連携には目に見えた媒体が重要であること
　　(情報交換の場と方法の工夫，地域ケアカンファレンス，研究会など)
⑤情報は相手に必要なものなどが重要であること

連携の基本について栗原[6]が示すように(**表4**)，連携には目に見える媒体が重要であり，入院時の他職種との連携同様に回復期と生活期の双方の担当者が「場所と時間を共有すること」が必要と考え，以下のような取り組みを実践している.

4．生活期スタッフとの連携

在宅生活に多くの課題が予測される症例については，生活期の担当者にカンファレンスに同席することや，退院前にサービス担当者会議を開催するよう依頼している.そのほか，ADL や IADL に関して自立支援を目的としたヘルパー導入時に自宅でデモンストレーションを行っている.

施設入所者においても在宅生活と同様に問題が生じる可能性がある症例に関しては，施設側の担当者に来院をお願いし，入院中の生

活状況を見てもらったうえで意見交換を行っている．一方で，回復期の担当者も入所先の施設に訪問して移動や移乗などの介助方法に関して技術移譲を行う場合がある．

られる地域包括ケアシステムにおいて，回復期リハビリテーション病棟では患者の機能・能力の改善にとどまらず，在宅復帰後の生活機能の向上，社会参加についても多角的に支援し，「その人らしい暮らしの再構築を支援すること」を指向したい．そのためには退院後に関係する職種と連携をとり，退院直後の暮らしが円滑に過ごせるように送り手として努力すべきであると考える．

おわりに

本稿では，回復期理学療法の介入視点と当院での在宅復帰への実践からいくつかのポイントを概説した．今後2025年を目途に始め

Conclusion

　回復期において生活期との連携は，パスなどを通じて書面上での情報提供はできている．しかし，退院後サービス拠点から回復期への情報提供は少なく，回復期においても退院後の生活に関心を示すことはまだ十分でないと認識している．患者にとって問題となるのは生活期への移行時期であり，この時期に回復期と生活期のスタッフが顔と顔を合わせて密な情報・意見交換を行うことが，退院直後の生活を支えるポイントになると考える．

文　献

1) 奈良　勲（主編）：実学としての理学療法概観．文光堂，2015
2) 小泉幸毅：病期別理学療法モデル　回復期理学療法モデル．PTジャーナル　44：197-204, 2010
3) 國廣和恵，他：医療機関から在宅へつなげるマネジメント．地域リハ　2：211-214, 2007
4) 高橋義和，他：回復期リハ病棟からのソフトランデイングに関する一考察—退院後の生活機能変化に何が関係し，何をすべきか．リハビリテーション・ケア合同研究大会福井抄録集，2008
5) 大田仁史（編）：地域リハビリテーション論 Ver 7．三輪書店，2018
6) 浜村明徳：地域リハとは—現状と展望．地域リハビリテーション白書3．三輪書店，2013

2 生活期からの提言

飯島弥生[*1]

> **Key Questions**
> 1. リハビリテーションの流れでみる昨今の生活期リハとは
> 2. 生活期リハにはどんなものがあるか
> 3. 回復期の理学療法士は次を踏まえて何をするか

はじめに

筆者が理学療法士として働き始めた2000年は，介護保険制度の施行，回復期リハビリテーション（以下，リハ）病棟入院料新設，一般病床と療養病床の区分導入など，病期別にリハが導入された．この頃の理学療法，作業療法，言語聴覚療法は，1人の患者に対して行うものを「複雑なもの（40分以上）」複数の患者に対して行うものを「簡単なもの（15分以上）」として1日1回に限り算定していた．この運動療法の算定方法については1974年から開始されているので，長い間大きな変化なく続いていたことがわかる．この頃は急性期に担当した患者を退院後も外来で担当し，改善の過程や退院後の生活を含めた課題など一連の経過を自分自身で経験することができた．その後2002年に，適切な訓練時間を評価するなどの目的で20分を1単位とした「個別療法」「集団療法」へ名称を変更した．また早期リハや病棟における日常生活動作（Activities of Daily Living）向上を重視した加算項目の充実が図られ，必要なときに必要な人に必要な量の理学療法などを提供できるようになった．リハビリテーション（全人的復権）の実現に向けて取り組むべく制度は変化を続け（**表1**），今日の超高齢・少子化社会に至る．制度の変化に伴いリハ専門職の数も急増し，病期別に人員配置基準が設定され，1人の患者に複数のリハ専門職が関わることが常となった．さらには，医療機関自体が病期別に専門化し，患者は転院して治療を継続することも増えた．そのような背景から，以前に比べ退院後の患者がどのような経過をたどっているか，発症時にどのような治療をして現状に至っているかが見えづらくなっているように感じる．

急性期，回復期あってこその生活期リハ

脳卒中後の脳には再組織化の可能性を十分に示す研究報告が多数あり，脳卒中発症直後から，急性期，回復期，生活期（維持期）にわたって一貫した流れでリハを行うことが勧

[*1] Yayoi Iijima／一般社団法人茨城県リハビリテーション専門職協議会地域包括ケア推進室

表1 制度の変遷（リハ関連項目の主たるもののみ抜粋）

	医療保険	介護保険	障害福祉
1974年	「複雑」「簡単」算定開始		
2000年	回復期リハ病棟入院料新設	介護保険制度施行	
2002年	1単位20分・ADL加算導入・リハ実施計画書		
2003年		訪問・通所リハに個別リハ加算導入	支援費制度導入
2006年	疾患別リハ導入・維持期リハの見直し	予防給付の導入・短期集中個別リハ加算導入・リハマネジメント加算導入	障害者自立支援法施行
2008年	早期リハ加算新設・維持期リハ13単位制限		
2009年		短期集中リハ加算見直し，短時間通所系リハ開始	
2010年	介護支援連携指導料導入		
2012年	維持期から介護保険への移行を評価，回復期リハ病棟の体制をより充実	訪問リハと訪問介護の連携を評価	
2013年			障害者総合支援法施行
2014年	回復期リハ病棟に入院時訪問指導加算を新設		
2015年		リハマネジメントを評価	
2016年	回復期リハ病棟のアウトカム評価		

められている．『脳卒中治療ガイドライン2015』[1]では発症早期からの積極的なリハが強く勧められており（グレードA），急性期における脳卒中の理学療法は活動低下に伴う廃用予防（二次的合併症予防）と早期離床を目的に行われる．その後の回復期では予後予測に基づき失われた機能をしっかりと向上させ，また残存する身体機能を十二分に発揮させながらADLの自立を最大限に図り，ソフトランディングな退院に向けて理学療法を実施する．そして生活期は，早期の社会復帰を目指して施設や自宅で理学療法が継続して行われる．『脳卒中治療ガイドライン2015』によると，回復期リハ終了後の慢性期脳卒中患者に対して，筋力，体力，歩行能力などを維持・向上させることが勧められている（グレードA）．また，そのために訪問リハや外来リハ，地域リハについての適応を考慮するよう強く勧められている（グレードA）．

急性期において二次的合併症の予防，早期離床をめざすことで，回復期ではより身体機能の向上を図ることができる．そして回復期での身体機能向上を受けて，生活期では実際の生活に合致するよう理学療法を実施することができる．つまりそれぞれの病期が単独ではなく一連の流れとなってリハビリテーションは行われる．先に述べたように，一昔前はこの一連の流れを担当の理学療法士が実施していたが，現在では理学療法士も分極化しているためこの一連の流れをいかに実施するか困難かつ重要となっている．

また脳卒中を発症した患者は身体機能のみでなく心理状況も一変する．心理学者の南雲直二[2]は，「障害者は2つの苦しみに苦しむ」とし，1つは「他人に苦しめられる苦しみ」，もう1つは「自分の中から出てくる苦しみ」とした．その後者をさらに大田仁史[3]は，①生活感覚のとまどい，②社会的孤立と孤独感，

表2 脳卒中の生活期を理解するポイント
・生活のしづらさに直面する
・1人で動く不安
・孤独感，喪失感
・リハ量は激減する
・家族は介護負担を感じ始める

③獲得された無力感，④役割感の喪失，⑤目標の変更ないしは喪失，⑥可能性がわからない，⑦障害の悪化や再発の不安という「7つの心」に整理している．患者は個々の生活が再開すると生活の中で「できない」を痛感し，より孤独感を感じている．このように生活期の脳卒中患者は身体機能だけでなく，精神的苦痛にもさらされていることを理解してリハに関わることが求められる（**表2**）．

一方で，脳卒中における生活期リハの特徴は，診療報酬，介護報酬など制度の影響があり，急性期や回復期に比べてリハの提供量が極端に少なくなる時期である．そのため生活期の理学療法士は残された機能改善や生活動作の再獲得，社会参加までを達成するための個別プログラムの立案だけでなく，残存機能を使った生活の仕方や過ごし方，広くは家族を含めた周囲の関わり方にまで視点を持ったリハマネジメント力が求められている．

生活期におけるリハの種類

回復期リハからつなぐことのできる生活期のリハ（理学療法士が所属している）の1例を示す（**表3，図1**）．超高齢社会であることやサービス資源の量的格差が影響してその結果，介護保険サービスの利用につながることが大多数を占めるが，表に示すようにそれだけではないことがわかる．

介護保険ではリハ強化型通所介護（デイサービス），通所リハ（デイケア），訪問リハなどがある．2005年度老人保健健康増進等事業では，退院後の約3カ月間に集中的な訪問リハを投入することが退院から安定した在宅生活への移行に効果的であるとしている．特にデイケアや訪問リハでは，患者が退院・退所直後や一時的な機能低下に対して集中的な理学療法を提供することができるサービスであり，次のステップに向けた通過点という役割に変化してきている．介護保険のサービスは医師の意見書と認定調査により市町村から要介護度認定を受け，居宅介護支援専門員（ケアマネジャー）の介護サービス計画（ケアプラン）のもと医師の指示書に基づいてサービスを利用することができる．

医療保険では通院リハや訪問リハがある．通院リハは回復期リハを退院してなお十分な量の個別リハが必要とされる場合やその機能向上が著しく改善している場合に選択されることが多い．通院リハや訪問リハは，原則当該医療機関の医師の定期的な受診および指示が必要となる．

障害者総合支援法では自立訓練（機能訓練）がある．ここではおおむね1年半という期間の中で，患者は自立した日常生活または社会生活ができるよう，身体機能向上のために必要な訓練が実施される．サービス利用にあたっては，市町村職員による調査と，指定特定相談支援事業者によるサービス等利用計画案により利用が検討され，支給決定後利用することができる．障害者総合支援法では2013年よりこれまでの身体障害者・精神障害者・知的障害者に加え難病者も対象となり，現在では358疾病が認められている（2017年4月時点）．

そのほか，民間のフィットネスや市町村が実施する介護予防・日常生活支援総合事業も昨今，理学療法士などのリハ専門職が配置されており，生活期の機能維持や自己管理能力の向上，社会参加への役割を担っている．

このように生活期リハのあり方はさまざまで，サービス資源に量や質の格差があること

表3 生活期におけるリハサービスの1例

	施設系サービス	在宅系サービス
医療保険法	療養病床	通院（外来）リハ 訪問リハ
介護保険法	介護老人保健施設 介護老人福祉施設	通所リハ 訪問リハ 訪問看護Ⅰ5 リハ強化型通所介護
障害者総合支援法	施設入所支援	自立訓練（機能訓練）
民間/行政		健康増進施設などでのメディカルフィットネス 介護予防・日常生活支援総合事業

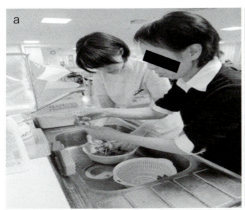
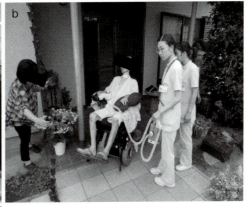
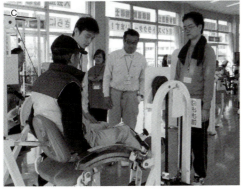

図1 生活期のリハサービス
a：通所リハでの家事練習
b：訪問リハでの外出練習
c：メディカルフィットネスでの運動指導

も事実だが，回復期から生活期へつなげる際に考えなければならないことは，サービス導入やサービス自体ではない．患者の生活や個人背景，社会背景，生活課題を整理して，患者のニーズに合わせたリハサービスにつなぐことが重要である．

回復期の理学療法士に期待すること（図2）

上田敏[4]は医学的リハの進め方を**表4**のとおり分類している．医学的リハは，心身機能の回復訓練に終始するのではなく，常に予後を意識し，残存機能を活かした活動，参加を念頭に置きながら進めることが推奨されている．また，患者の予測される予後などから「参

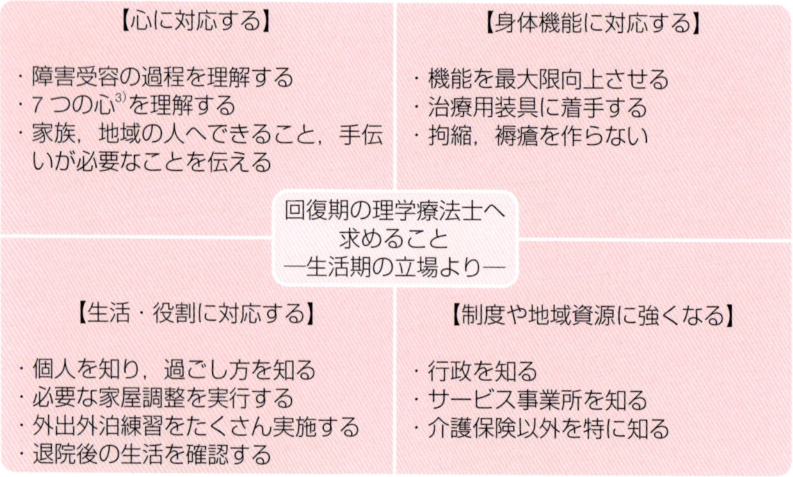

図2 回復期の理学療法士へ求めること―生活期の立場より―

【心に対応する】
- 障害受容の過程を理解する
- 7つの心[3]を理解する
- 家族，地域の人へできること，手伝いが必要なことを伝える

【身体機能に対応する】
- 機能を最大限向上させる
- 治療用装具に着手する
- 拘縮，褥瘡を作らない

【生活・役割に対応する】
- 個人を知り，過ごし方を知る
- 必要な家屋調整を実行する
- 外出外泊練習をたくさん実施する
- 退院後の生活を確認する

【制度や地域資源に強くなる】
- 行政を知る
- サービス事業所を知る
- 介護保険以外を特に知る

表4 医学的リハの進め方の分類[4]

0.	心身機能の回復訓練に終始する場合 ・リハビリテーションとは呼べない．
1.	段階論的アプローチ ・まず心身機能の回復に努め，それが頭打ちになったらADL訓練などの「活動」に対する働きかけに移り，それが限界に達してはじめて「参加」について考える．目標は具体的ではなく「ADL自立性向上」「自宅復帰」など一般的にとどまる．
2.	同時並行的アプローチ ・理学療法，作業療法，言語聴覚療法，ソーシャルワークなどを並行して開始し同時に進めていくが，その間の連携は不十分で，分立・分業的であり，目標すら「理学療法の目標」「作業療法の目標」などとバラバラで統一したものはない．
3.	目標指向的アプローチ（最も望ましい） ・心身機能，活動，参加の「予後」を総合し，患者の環境因子，個人因子をも十分考慮して「参加レベルの目標」の候補を最低3つ作って患者に提示する．この選択肢はチームの知恵を集めて作る． ・患者が熟慮し，家族とも相談して，3つの内1つを選べばそこで「参加の目標」が決まり，そこから逆に「活動の目標」「心身機能の目標」が決まる．この共通の目標を目指して，各分野が緊密に協業してプログラムを進める．

加」レベルの目標を設定し，そこから逆算して患者の活動の目標，心身機能の目標を定め，各職種は共通認識としてリハを進めることが望ましい．この目標指向的アプローチを原則としたうえで回復期理学療法において特に下記について期待する．

1．身体機能を最大限まで引き出す

患者に対しては拘縮や褥瘡などの二次的合併症を発生させないことはもちろんのこと，医学的治療が落ち着く回復期では積極的に患者の身体機能に関わっていくことが必要である．積極的に関わるものの一つとして下肢装具がある．医療保険で作製できる治療用装具は，症状固定後に作製できる障害者総合支援法による更生装具とは役割が異なる．治療用装具は"治療"に使うものであり，更生装具は"生活上"必要となるものである．そのため，治療用装具とされる下肢装具については正しい身体機能を促すためにも積極的に早期から作製し，起立・移乗・歩行練習などに活用すべきである．

2．個人の生活や役割を知る

回復期リハ入院中に退院前訪問指導として家屋調査に出かけ，指導書（報告書）として必要な福祉用具の導入や家屋改修の提案をすることが多いが，いざ退院をしてみると指導書のように家屋改修していることは多くはない．その理由としてさまざま考えられるが患者をよく知る介護士などからみると「その人に合っていない」のだと言う．身体状況に合わせることはもちろんだが，個人のライフスタイルに合うものかについても吟味が必要である．またそのためには退院前訪問指導だけでなく入院時訪問指導を活用してほしい．さらには，退院後1カ月以内に自宅を訪問し，入院中に立てた課題や視点が活かされているか，再指導する点がないかを自分自身にフィードバックすることは，その後の糧になると考えており実践されることを切に願う．

3．心をみる

先に述べたように，突然脳卒中などを発症し障害が残ると生活は一変し，患者は心理的不安や孤立感を感じる．同様にその家族も心理的不安を募らせ，生活の変化に戸惑っている．入院中は本人だけでなく，家族とも密に話をし，その双方の不安を和らげる支援が必要である．何ができて，何のどこに介助が必要なのかを具体的に伝える．家族や本人は「できない」ことに目を向けがちである．その中で理学療法士は「できること」をたくさん伝えることのできる唯一の専門職である．

4．地域資源を知る

患者が退院する先の地域資源をどれくらい知っているだろうか．単に"退院⇒介護保険"となっていないだろうか．地域資源は介護保険サービスにとどまらない．回復期リハ病棟内で自立して歩行しているからといって，退院後の生活でも歩き回れるわけではない．生活期リハに関わっていると，退院後1〜3カ月経過した頃機能低下を理由にサービスが導入されるケースを多く経験する．在宅生活を開始する際は，どの機能レベルの患者も十分すぎるほど次（生活期）に引き継ぎをしてもよいと筆者は考える．そして引き継いだ生活期を担う専門職がソフトランディング後に必要性を再検討しながらサービスの再構築をしていけばよい．そのためにはその地域情勢の理解と，フォーマル，インフォーマルともに地域資源をより知っている理学療法士が求められる．さらにそれぞれのサービスがどのような職員体制で，どのような取り組みをしているのか，足を運んで情報収集し目で理解することが理想と考える．

情報をつなぐ

筆者の所属する介護老人保健施設では，回復期リハ病棟などからの引き継ぎに際しサマリーのほかに「申し送り」という時間を送り手，受け手のスタッフ間でとっている．その際受け手側として留意していることは，送り手から一方的に情報を受けるのではなく，受け手の方から必要な情報を収集し受け身の姿勢にならないことである．その情報収集を標準化するために「情報取得のポイント」として，下記を情報収集シートへ記載してある．

- 基本情報（氏名，年齢，診断名，診療科，主治医）
- 現病歴（入院までの経過），既往歴/併存疾患など
- 入院中の治療経過と今後の治療方針（家族・本人への説明の程度）・服薬情報・検査データなど
- 入院前情報〔生活状況（ADL・IADL・1日の過ごし方・認知状態など），サービス利用状況（入院前の主治医・ケアマネジャーの氏名や事業所名・介護度）など〕

- 入所目的・方向性
- 安静度,リハ中止基準
- 家族構成(家族の年齢,仕事,健康,協力態勢,理解度,面会頻度,経済状況など)
- 対応注意点(本人・家族との共有情報,非共有情報など)
- 家屋調査,外出・外泊状況
- 個人史(生活歴,職業歴,性格,人生観,趣味,役割,社会参加状況など)
- 入院中のリハの経過(能力の変化,生活リズム,計画書内容)
- 本人,家族の希望する生活など
- 退所後の本人の役割
- 身体機能・能力レベル
- 現在のADL状況,福祉用具(歩行補助具,オーバーテーブル,L字柵)などの使用状況
- ベッド,車いすポジショニング
- 短期目標,最終目標,問題点,実施プログラムなど
- 服薬状況

病期が経過するにつれて医療情報が不足していると感じる.担当者が入れ替わるからこそ,診断に至った病態とその医療処置,治療方針,インフォームドコンセントの状況などを詳細に生活期へ伝える必要がある.

Conclusion

脳卒中における回復期理学療法は,医学的リハの流れをよく理解し,機能,動作の予後予測に基づき,多方面の評価から個々の生活課題を抽出し,段階的に目標達成,自宅退院を目指し実施されることが望まれる.ほとんどの事例が回復期のみでは完結しないことが多い.その後を引き継ぐ生活期リハを有効に活用するためにも,集中して関わることのできる回復期リハで行うべきことは多く,地域リハを念頭に理学療法を実施していただきたい.

文献

1) 日本脳卒中学会脳卒中ガイドライン委員会(編):脳卒中治療ガイドライン2015.協和企画,2015,pp277,pp282
2) 南雲直二:社会受容―障害受容の本質.荘道社,2002,pp22-28
3) 大田仁史:新・芯から支える―実践リハビリテーション心理.荘道社,2006,pp29-30
4) 上田 敏(監):標準リハビリテーション医学(第3版).医学書院,2012,pp27-28

●脳卒中理学療法士に期待すること

5 ケアマネジャーの立場から

能本守康[*1]

　ケアマネジメントは，要介護という状況に陥った方が今後どのような生活を送りたいのか（望む暮らし＝目標）を把握し，そのためには何を解決しなければならないのか（生活課題＝ニーズ）を明確にし，そのために必要な支援（サービス）は何かを判断するプロセスである．その中で，多くのケースで必要になる支援がリハビリテーションである．特に要介護の原因疾患第一位である脳卒中のケースには，ほとんどリハビリテーションの支援が求められる．

　ケアマネジャーが利用者と関わるタイミングとしては，急性期から回復期または生活期に移行する時期が多く，おそらくは幾多のリハビリテーションを経ていることであろう．しかし，これから始まる生活に向け，どのような生活を送っていきたいのかを確認しようとしても，本人がなかなか具体的な生活をイメージできない．

　この原因の一つとして考えられることは，急性期や回復期においては所在の場が病院や施設であり，本来の生活の場でのリハビリテーションではないことにある．理学療法士が介入し設備が整った場でのリハビリテーションはおそらく一定の効果を示すであろう．しかし，これから自宅という生活の場に復帰するにあたって，獲得したことがどこまで実行できるのか，不安にさせるのかもしれない．さらに，心理面への支援も考慮しなければならない．急性期や回復期においてはその状態にもよるが，おそらくは移動，起居動作，食事や排泄などの日常生活動作の訓練が中心かと思われる．そのことは最も重要な動作であるが，生活には動機づけが求められる．

　高齢になってからの受障は，ともすると楽なほうへの心理に傾きがちである．寝ているほうが，やってもらったほうが楽である．それを乗り越えて，自分で行うようにするためには，その先にある動機が必要なのだろう．自分で食べることの意味，トイレで排泄することの意味，そして歩くことの意味．それはおそらく，社会性なのであろう．人との関わりにおいて存在する自分．それがあれば，誰かとどこかで食事をする，そのときにトイレにも行く，そしてそこには歩いて行く．それがすなわち望む暮らしである．

　希死念慮の多くは役割（参加）の喪失だと考えられる．人の世話になって生きていくしかない，自分は消費するだけの存在に陥ってしまったときに「死にたい」と言うのだろう．しかし，そうではない．諦めるのは早い．役割を取り戻し，望む暮らしを獲得する．そのためにリハビリテーションをするのだ，という動機づけがあれば，生活に直結する効果（すなわち意欲）をもたらすことができるのではないか．

　ケアマネジャーは動機づけを相談を通して支援する．理学療法士の方々には，その心理を理解したうえでのチームアプローチでの実践を期待している．

[*1] Moriyasu Nomoto／株式会社ケアファクトリー

理学療法 MOOK 23
回復期・生活期の脳卒中理学療法

発　　　行	2018年9月30日　第1版第1刷
シリーズ編集	福井　勉・神津　玲・大畑光司・甲田宗嗣
責任編集	甲田宗嗣・手塚純一・斉藤秀之
発行者	青山　智
発行所	株式会社 三輪書店

〒113-0033　東京都文京区本郷6-17-9　本郷綱ビル
☎ 03-3816-7796　FAX 03-3816-7756
http://www.miwapubl.com

印　刷　所　三報社印刷 株式会社

本書の無断複写・複製・転載は，著作権・出版権の侵害となることがありますのでご注意ください．

ISBN 978-4-89590-642-5　C 3047

JCOPY ＜（社）出版者著作権管理機構 委託出版物＞

本書の無断複製は著作権法上での例外を除き禁じられています．複製される場合は，そのつど事前に，（社）出版者著作権管理機構（電話 03-3513-6969，FAX 03-3513-6979，e-mail: info@jcopy.or.jp）の許諾を得てください．

■ 脳機能、運動学習を用いた効果的なトレーニングの"いま"がわかる！

理学療法MOOK 19
ニューロリハと理学療法

シリーズ編集 福井 勉（文京学院大学大学院 保健医療科学研究科）
　　　　　　　　神津 玲（長崎大学大学院 医歯薬学総合研究科 医療科学専攻）
　　　　　　　　大畑 光司（京都大学大学院 医学研究科 人間健康科学系専攻）
　　　　　　　　甲田 宗嗣（広島都市学園大学 健康科学部 リハビリテーション学科）

責任編集 大畑 光司（京都大学大学院 医学研究科 人間健康科学系専攻）

● 定価（本体 3,600 円+税）
　B5 150頁 2016年 ISBN 978-4-89590-550-3

　ニューロリハビリテーションの分野は、これまでのリハビリテーションの考え方を大きく変える可能性をもっており、神経学的な背景に立脚した手法と医学的根拠を両立させることを念頭にさまざまな可能性が議論されている。
　第1章では、Spasticity Control、Neural Modulation、運動学習、ロボティクスリハビリテーションの分野の第一人者により中枢神経疾患に対する日進月歩のリハビリテーションのあり方を解説した。
　第2章では、近年明らかになってきた脳機能や運動学習、痙性麻痺やさまざまなトレーニング手法について、生理学的背景も踏まえ、より効果的な活用方法を提示した。
　新たな高みを目指し、よりよい理学療法を提供するための必須の一冊である。

■ **主な内容** ■

第1章　ニューロリハビリテーションの原理と実際
1. ニューロリハビリテーションの運動学習について
2. 脳卒中リハビリテーションにおける痙縮とボツリヌス治療
3. rTMSと半球間抑制
4. 経頭蓋直流電気刺激（tDCS）を用いたニューロモデュレーション
5. CI療法と運動学習
6. HANDS therapy
7. リハビリテーション・ロボティクス

第2章　ニューロリハビリテーションにおける理学療法の役割
1. 半球間抑制の概念を考慮した理学療法
2. 運動学習課題と理学療法
3. 痙性麻痺が運動に及ぼす影響とそれを考慮した理学療法
4. 脳卒中者に対する体重免荷トレッドミルを用いた理学療法
5. 機能的電気刺激を使った理学療法
6. 筋電図バイオフィードバックを使った理学療法
7. リハビリテーション・ロボティクスを用いた理学療法の考え方
8. 脳血管障害後疼痛のニューロリハビリテーション

好評既刊　理学療法MOOK

- 理学療法MOOK 1　脳損傷の理学療法①【第2版】超早期から急性期のリハビリテーション
- 理学療法MOOK 2　脳損傷の理学療法②【第2版】回復期から維持期のリハビリテーション
- 理学療法MOOK 3　疼痛の理学療法【第2版】
- 理学療法MOOK 4　呼吸理学療法【第2版】
- 理学療法MOOK 5　物理療法
- 理学療法MOOK 6　運動分析
- 理学療法MOOK 7　義肢装具
- 理学療法MOOK 8　下肢関節疾患の理学療法
- 理学療法MOOK 9　スポーツ傷害の理学療法【第2版】
- 理学療法MOOK 10　高齢者の理学療法【第2版】
- 理学療法MOOK 11　健康増進と介護予防【増補版】
- 理学療法MOOK 12　循環器疾患のリハビリテーション
- 理学療法MOOK 13　QOLと理学療法
- 理学療法MOOK 14　腰痛の理学療法
- 理学療法MOOK 15　子どもの理学療法
- 理学療法MOOK 16　脳科学と理学療法
- 理学療法MOOK 17　理学療法技術の再検証　科学的技術の確立に向けて
- 理学療法MOOK 18　ICUの理学療法

お求めの三輪書店の出版物が小売書店にない場合は、その書店にご注文ください．お急ぎの場合は直接小社に．

三輪書店　〒113-0033　東京都文京区本郷6-17-9 本郷綱ビル
編集 ☎03-3816-7796　📠03-3816-7756　販売 ☎03-6801-8357　📠03-6801-8352
ホームページ：https://www.miwapubl.com

■ ウィメンズヘルスに関する知識を実践的な視点で網羅し解説！

理学療法MOOK20
ウィメンズヘルスと理学療法

シリーズ編集 福井 勉 (文京学院大学大学院 保健医療科学研究科)
神津 玲 (長崎大学大学院 医歯薬学総合研究科 医療科学専攻)
大畑 光司 (京都大学大学院 医学研究科 人間健康科学系専攻)
甲田 宗嗣 (広島都市学園大学 健康科学部 リハビリテーション学科)

責任編集 石井 美和子 (Physiolink)
福井 勉 (文京学院大学大学院 保健医療科学研究科)

● 定価（本体 4,000 円+税）
B5 230頁 2016年 ISBN 978-4-89590-553-4

　これまでウィメンズヘルスの分野に関する情報は国外のものに頼らざるをえないことが多かったが、本書では国内でウィメンズヘルスを実践している理学療法士によって集積された臨床の実践経験・知識を余すことなく紹介した。「腹直筋離開」や「メンズヘルス」など、一部については十分な専門技能と実践という点から海外の経験豊富な理学療法士に解説を依頼した。

　ウィメンズヘルス分野の理学療法は、他の分野と同様に、解剖学・生理学・運動学といった知識とそれに基づく技術が必要である。そこで女性のライフステージや女性特有のがん、更年期以降の疾患や排泄・骨盤機能など基礎的な内容から、内科や整形外科における性差への考慮、運動機能障害のある患者の性行為への対応方法、地域コミュニティでの取り組みなど一歩進んだ活動を紹介した。本分野に興味をもつ理学療法士の明日の臨床につながる実践的な1冊である。

■ 主な内容 ■

第1章 女性のライフステージと心身の変化
1. 女性のライフステージと内分泌動態
2. 各ライフステージにおける身体的変化

第2章 月経周期との関連性を考える
1. 運動器障害と月経周期
2. 月経異常に対する理学療法士の関わり

第3章 妊娠・出産と理学療法
1. 妊娠・出産に伴う身体変化と理学療法評価のポイント
2. 出産と理学療法
3. 産後女性の機能健診
4. 腹直筋離開と産後女性の体幹―その形状と機能の関係

第4章 女性のがんと理学療法
1. 乳がん術後と理学療法
2. 婦人科系がんと理学療法
3. リンパ浮腫の理解に必要な基礎知識

第5章 骨盤底の障害と理学療法
1. 排尿機能障害（尿失禁）と理学療法
2. 排便機能の障害（直腸脱・直腸性便秘・便失禁）と理学療法
3. 骨盤臓器脱と理学療法
4. 女性性機能障害と理学療法

第6章 更年期以降の代謝性疾患と理学療法
1. 骨粗鬆症と理学療法
2. 更年期以降の予防的運動療法

第7章 その他の女性の健康サポートに対する取り組み
1. 妊娠に向けた身体づくりへの取り組み
2. 月経随伴症状への取り組み
3. 地域コミュニティでの理学療法士の取り組み

〔特別寄稿 理学療法における新しい展望〕
・メンズヘルスと理学療法

〔理学療法士へのメッセージ〕
1. ウィメンズヘルスを考える
2. 整形外科における性差の考慮
3. 内科における性差の考慮
4. 乳がん自己検診の啓発活動
5. 運動機能障害と性行為①―理学療法士の関わり
6. 運動機能障害と性行為②―THA患者への関わり

■ 好評既刊　理学療法MOOK ■

理学療法MOOK 1 **脳損傷の理学療法①** [第2版]　超早期から急性期のリハビリテーション	理学療法MOOK 10 **高齢者の理学療法** [第2版]
理学療法MOOK 2 **脳損傷の理学療法②** [第2版]　回復期から維持期のリハビリテーション	理学療法MOOK 11 **健康増進と介護予防** [増補版]
理学療法MOOK 3 **疼痛の理学療法** [第2版]	理学療法MOOK 12 **循環器疾患のリハビリテーション**
理学療法MOOK 4 **呼吸理学療法** [第2版]	理学療法MOOK 13 **QOLと理学療法**
理学療法MOOK 5 **物理療法**	理学療法MOOK 14 **腰痛の理学療法**
理学療法MOOK 6 **運動分析**	理学療法MOOK 15 **子どもの理学療法**
理学療法MOOK 7 **義肢装具**	理学療法MOOK 16 **脳科学と理学療法**
理学療法MOOK 8 **下肢関節疾患の理学療法**	理学療法MOOK 17 **理学療法技術の再検証**
理学療法MOOK 9 **スポーツ傷害の理学療法** [第2版]	理学療法MOOK 18 **ICUの理学療法**
	理学療法MOOK 19 **ニューロリハと理学療法**

お求めの三輪書店の出版物が小売書店にない場合は、その書店にご注文ください。お急ぎの場合は直接小社に．

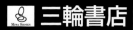 三輪書店
〒113-0033 東京都文京区本郷6-17-9 本郷綱ビル
編集 ☎03-3816-7796 FAX 03-3816-7756　販売 ☎03-6801-8357 FAX 03-6801-8352
ホームページ：https://www.miwapubl.com

■ 本邦初、理学療法士が知っておくべきがんの知識がこの一冊でわかる！

理学療法MOOK21

がんの理学療法

責任編集　井上 順一朗（神戸大学医学部附属病院 リハビリテーション部）
　　　　　　神津 玲（長崎大学大学院 医歯薬学総合研究科 医療科学専攻）

シリーズ編集　福井 勉（文京学院大学大学院 保健医療科学研究科）
　　　　　　　神津 玲（長崎大学大学院 医歯薬学総合研究科 医療科学専攻）
　　　　　　　大畑 光司（京都大学大学院 医学研究科 人間健康科学系専攻）
　　　　　　　甲田 宗嗣（広島都市学園大学 健康科学部 リハビリテーション学科）

● 定価（本体 4,200 円＋税）
B5　280頁　2017年　ISBN 978-4-89590-601-2

　1981年以降、がんはわが国における死亡原因の1位を占めており、現在では、男性の2人に1人、女性の2.5人に1人ががんに罹患すると推計されている。一方、近年の診断技術や治療方法の進歩によりがん患者の生存率は向上し、長期生存者も大幅に増える中、患者のADL・QOLをいかに高めていくかについては非常に重要な問題であるといえる。
　本書では理学療法士が理解しておくべきがん患者の病態理解、診断・治療・管理方法、リスク管理、理学療法評価法、理学療法治療法など、基本的な知識や技術をわかりやすく解説。
　さらにがんのリハビリテーションについての最新トピックスを紹介し、国内にとどまらず米国における現状についても提示した。
　がん患者に対して理学療法を行う際、がんの種類や部位、進行度を考慮し、原疾患の進行にともなう機能障害の増悪、二次障害を予測しながら適切に対応することが必要とされる。
　本書を是非手の届くところに置き、何度でも見返し活用してほしい。

■ 主な内容 ■

第1章　がんの理学療法の概要
1. がんの理学療法の概要

第2章　病態と治療各論
1. 脳腫瘍の病態と治療
2. 頭頸部がんの病態と治療
3. 乳がんの病態と治療
4. 肺がんの病態と治療
5. 消化器がんの病態と治療
6. 肝胆膵がんの病態と治療
7. 運動器がん（骨軟部腫瘍・転移性骨腫瘍）の病態と治療
8. 造血器悪性腫瘍の病態と治療
9-1. 小児がんの病態と治療―血液腫瘍
9-2. 小児がんの病態と治療―骨軟部腫瘍

10. 緩和医療の実際
11. がん患者在宅医療の実際

第3章　理学療法各論
1. 化学療法・放射線療法施行患者に対する理学療法
2. 周術期の理学療法 ―総論
3. 造血幹細胞移植施行患者に対する理学療法
4. 脳腫瘍患者に対する理学療法
　―片麻痺, 高次脳機能障害, 摂食・嚥下障害
5. 頭頸部がん患者に対する理学療法
6. 乳がん・婦人科がんの手術・リンパ浮腫患者に対する理学療法
7. 肺がん手術患者に対する理学療法
8. 消化器がん手術患者に対する理学療法
9. 骨軟部腫瘍・転移性骨腫瘍・脊椎腫瘍患者に対する理学療法

10. 小児・AYA世代がん患者に対する理学療法
11. 緩和ケアにおける理学療法
12. 在宅がん患者に対する理学療法
13. がん患者に対する物理療法
　―電気刺激療法を中心に

第4章　がんの理学療法関連のトピックス
1. 高齢がん患者のフレイル・サルコペニア
2. がん患者の心のケア
3. がんサバイバーシップとフィジカルフィットネス
4. がん患者が利用できる社会資源・社会復帰

特別寄稿　がんのリハビリテーション最前線
・米国におけるがんのリハビリテーションの現状

好評既刊　理学療法MOOK

- 理学療法MOOK 1　**脳損傷の理学療法①【第2版】**　超早期から急性期のリハビリテーション
- 理学療法MOOK 2　**脳損傷の理学療法②【第2版】**　回復期から維持期のリハビリテーション
- 理学療法MOOK 3　**疼痛の理学療法【第2版】**
- 理学療法MOOK 4　**呼吸理学療法【第2版】**
- 理学療法MOOK 5　**物理療法**
- 理学療法MOOK 6　**運動分析**
- 理学療法MOOK 7　**義肢装具**
- 理学療法MOOK 8　**下肢関節疾患の理学療法**
- 理学療法MOOK 9　**スポーツ傷害の理学療法【第2版】**
- 理学療法MOOK 10　**高齢者の理学療法【第2版】**
- 理学療法MOOK 11　**健康増進と介護予防【増補版】**
- 理学療法MOOK 12　**循環器疾患のリハビリテーション**
- 理学療法MOOK 13　**QOLと理学療法**
- 理学療法MOOK 14　**腰痛の理学療法**
- 理学療法MOOK 15　**子どもの理学療法**
- 理学療法MOOK 16　**脳科学と理学療法**
- 理学療法MOOK 17　**理学療法技術の再検証**
- 理学療法MOOK 18　**ICUの理学療法**
- 理学療法MOOK 19　**ニューロリハと理学療法**
- 理学療法MOOK 20　**ウィメンズヘルスと理学療法**

お求めの三輪書店の出版物が小売書店にない場合は，その書店にご注文ください．お急ぎの場合は直接小社に．

三輪書店

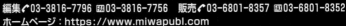〒113-0033 東京都文京区本郷6-17-9 本郷綱ビル
編集 ☎03-3816-7796 ☎03-3816-7756　販売 ☎03-6801-8357 FAX 03-6801-8352
ホームページ：https://www.miwapubl.com